TRAITÉ
DE LA GOUTTE

ET DES

MALADIES GOUTTEUSES,

PAR

S. A. TURCK,

Docteur en médecine de la faculté de Strasbourg, Membre de la Société d'émulation des Vosges, Ancien Professeur de chimie industrielle.

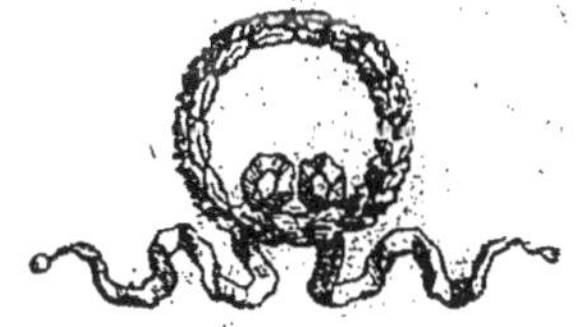

PARIS,
CHEZ BÉCHET JEUNE, LIBRAIRE,
PLACE DE L'ÉCOLE-DE-MÉDECINE, N° 4.

NANCY,
CHEZ VIDARD, JEUNE, LIBRAIRE-ÉDITEUR,
RUE DU PONT-MOUJA.

TRAITÉ
DE LA GOUTTE

ET DES

MALADIES GOUTTEUSES.

Nous considérerons comme contrefait tout exemplaire
qui ne portera pas la signature suivante :

Pour l'Auteur et l'Éditeur,

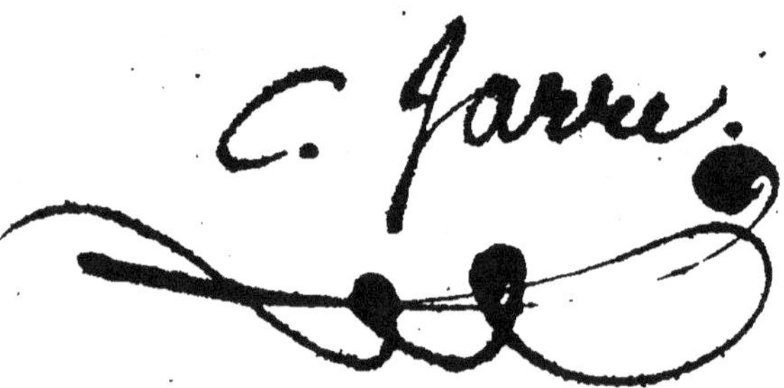

Paris, imprimerie de Paul Dupont et Comp.,
rue de Grenelle-St-Honoré, n. 55.

TRAITÉ
DE LA GOUTTE

ET DES

MALADIES GOUTTEUSES,

PAR

S. A. TURCK,

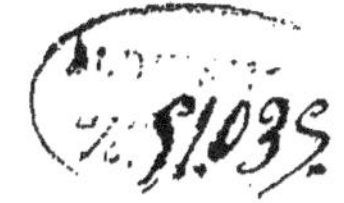

Docteur en médecine de la faculté de Strasbourg, Membre de la Société
d'émulation des Vosges ; Ancien Professeur de chimie industrielle,

.... Quæque ipse miserrima vidi,
Et quorum pars magna fui ....

PARIS,

CHEZ **BÉCHET** JEUNE, PLACE DE L'ÉCOLE DE MÉDECINE, 4.

NANCY,

CHEZ **VIDARD**, JEUNE, LIBRAIRE-ÉDITEUR,
RUE DU PONT-MOUJA.
1837.

À Monsieur de Haldat,

Docteur en Médecine,

Inspecteur honoraire de l'Académie de Nancy, directeur de l'École secondaire de médecine de la même ville, membre de plusieurs Sociétés savantes, etc.

ET

à Monsieur Simonin, père,

Docteur en Médecine,

Chirurgien en chef des hospices civils de Nancy, professeur à l'École secondaire de la même ville, etc.

———◆———

MESSIEURS,

Je vous dois mes premières connaissances en médecine et le goût que j'ai contracté pour l'étude de la nature. Vingt ans de confraternité n'ont point effacé le souvenir des bontés que vous avez eues pour moi dans ma jeunesse, ni affaibli ma reconnaissance. Quand j'ai été privé de vos savantes leçons, la manière noble et consciencieuse dont vous pratiquez la médecine a été pour moi un modèle que je me suis constamment efforcé de suivre. Je vous dois à bien des titres l'hommage de ce travail : puissiez-vous éprouver en le recevant une partie du plaisir que j'ai à vous l'offrir.

J'ai l'honneur d'être,

Messieurs,

Votre très humble

Et très respectueux serviteur,

A. TURCK.

INTRODUCTION.

Parmi les sciences d'observation, la médecine est sans contredit la moins avancée ; un esprit exact et sévère trouverait même une foule de raisons pour prouver qu'elle n'est point encore une science. Si l'on examine l'étude de la nature dans ses différentes branches, on la trouve enrichie d'une multitude de faits incontestés qui se lient les uns aux autres, se prêtent un mutuel appui et lui donnent une base large et solide. L'astronomie, l'histoire naturelle, la chimie et la physique sont, comparativement à la médecine, des sciences d'une exactitude presque rigoureuse ; on y trouve, à la vérité, bien des lacunes ; il y a des phénomènes complétement inconnus ou mal observés ; mais les faits inattaquables sont en plus grand nombre : ils se soutiennent, s'enchaînent, s'expliquent les uns par les autres, et forment un corps de doctrine sur lequel tous les savans sont d'accord. Ici, la discussion n'a pour champ de bataille que des points isolés, éloignés entre eux et qui sont, pour la plupart, d'une médiocre importance. Combien la médecine est loin d'être aussi avancée qu'elles, malgré la hauteur de son sujet et les besoins urgens de l'humanité ! Dans cette science, il n'y a rien de fixe, rien d'évident, rien qui doive exister dans l'avenir. Là, les croyances, les argumens, les doctrines qui semblent être le plus fondées, qui comptent le plus de partisans, changent, passent, disparaissent et s'oublient, comme les objets de mode, comme les caprices du goût le plus frivole : et cependant la vie des hommes dépend de ces opinions si fugitives !

A part les études d'anatomie, études d'ailleurs encore incomplètes et mal dirigées; à part un petit nombre de faits
physiologiques et quelques observations utiles sur le caractère, le siége et la classification des principales maladies,
tout, en médecine, n'est jusqu'à présent qu'une ébauche; ce
n'est qu'un essai malheureux auquel il faudra renoncer, après
plus de deux mille ans de travaux, après des études profondes, après des efforts immenses, qui, sans être d'une grande
utilité, sont loin cependant, sont bien loin d'être sans
gloire.

Qu'est-ce donc en effet que la classification d'un certain
nombre de maladies, la connaissance de leur marche, la détermination de l'organe qui trouble, en souffrant, toute l'économie animale et qui lui fait partager ses souffrances, si
on ignore la nature intime de l'altération qu'il subit, si
on ne sait comment il vit pendant la maladie, et comment
il vivait pendant la santé? On va me répondre sans doute
que l'on ne peut tout connaître, que la curiosité humaine,
tout infatigable, tout ingénieuse qu'elle est, a des barrières
qu'elle ne saurait franchir : d'accord; mais la chimie, la
physique et les autres sciences naturelles sont, comme la
médecine, des sciences d'observation; elles sont, comme
elle, enfermées dans les limites de l'intelligence humaine,
et cependant ce sont de véritables sciences, dont les points
principaux se déduisent de lois communes, se prêtent un
mutuel appui et forment un corps de doctrine à l'abri des
vacillations de l'opinion.

Si l'on doute de la vanité de la médecine, que l'on examine ce qui se passe dans tout le corps médical, héritier de
plus de quatre-vingts doctrines différentes qui se sont succédé depuis Hippocrate jusqu'à nos jours : nous avons eu et
nous avons toujours des écoles, des facultés, des académies
chargées d'enseigner la médecine et d'en conserver les saines doctrines dans toute leur pureté; mais si nous cherchons
quelle est la science enseignée dans nos écoles et dans nos
facultés, quelles sont les saines doctrines conservées dans
les académies, nous ne trouvons rien; il n'y a pas une doctrine pour tous ces corps savans; il n'y en a même pas une

qui puisse réunir la majorité dans une société quelconque de médecins : là chacun a son opinion, quand chacun a une capacité intellectuelle assez grande pour en avoir une : *Tot capita tot sensus.*

Si les académies de médecine ont la prétention de conserver les bonnes doctrines, il faudrait, pour remplir leur mission, qu'elles donnassent une déclaration de principes, un symbole ; qu'elles nous indiquassent, parmi les doctrines existantes, celle que nous devons considérer comme la bonne, celle que nous devons adopter. Si elles ne remplissent pas cette tâche, elles sont inutiles; elles ne servent qu'à satisfaire quelques amours-propres et à donner de l'importance à un certain nombre de médecins qui paradent sur des fauteuils : car il n'en est pas d'une académie de médecine comme d'une académie des sciences, par exemple : dans cette dernière, les opinions générales varient peu, et leurs variations d'ailleurs ont une importance fort secondaire ; il n'est pas nécessaire, en effet, que tous les mathématiciens se servent de telle ou telle formule pour arriver à la solution d'un théorème et que tous les physiciens s'accordent sur l'existence de un ou de deux fluides électriques ; il n'est pas indispensable que tous les naturalistes adoptent les mêmes classifications, que tous les chimistes aient absolument la même nomenclature et qu'ils s'entendent sur tous les points de la philosophie de leur science. Mais en médecine, la divergence entre les différentes opinions peut aller jusqu'à traiter la même maladie par des moyens tout-à-fait opposés : ainsi les uns emploieront les saignées, la diète ou une alimentation végétale, quand les autres auront recours au quinquina, aux toniques, aux consommés et aux viandes noires. Certains praticiens prescriront les vomitifs ou les purgatifs pour une maladie que les médecins d'une autre école croiront devoir combattre par des sudorifiques et des diurétiques; ici on fera une application chaude, brûlante, sur un mal qu'ailleurs on traitera par un topique glacé : il est évident que si d'un côté on fait bien, de l'autre on fait mal ; il n'y a pas d'alternative possible. C'est donc aux académies de médecine à se prononcer : car entre ces opinions diverses, il y a. bien souvent une question de vie ou de mort.

Pourquoi ces académies jusqu'à présent n'ont-elles pas rempli ce devoir? C'est que leurs membres n'ont pas les mêmes doctrines : bien plus, ils n'ont pas le même langage; ils dissertent sans se comprendre, ils veulent arriver à des conclusions sans s'être accordés d'abord sur les prémisses. Dans toutes ces sociétés, les doctrines se heurtent, se renversent et se relèvent sans cesse; il y a un tourbillon d'idées qui entraîne tout ce qui est dans son sein et qui repousse avec violence tout ce qui s'en écarte; on y discute peu et on y dispute beaucoup : une académie de médecine est un chaos où la lumière est toujours confondue avec les ténèbres; c'est un tohu-bohu dans lequel une voix puissante et créatrice n'a pas fait retentir encore le *fiat lux*.

Si à cela on joint l'intérêt de doctrine, l'intérêt personnel, le besoin de s'élever, celui non moins impérieux d'abaisser les autres, l'amour des distinctions et des honneurs et l'amour moins noble du lucre, on comprendra, ce que j'ai compris trop tard, les raisons qui font que les académies privilégiées de médecine, loin de concourir à l'avancement de la science, le retardent au contraire, en lui opposant des entraves ; on comprendra pourquoi les grandes découvertes qui ont, à plusieurs reprises, changé la face de la médecine, comme celle de la circulation du sang, du quinquina, de l'inoculation et de la vaccine, n'ont pas rencontré d'ennemis plus acharnés que ces académies qui, en France, ont appelé souvent la puissance des parlemens, et par conséquent les persécutions au secours de leur mauvais vouloir.

Dans nos facultés de médecine, nous trouvons encore d'autres inconvéniens : nous n'avons là que les professeurs d'anatomie qui soient toujours à peu près d'accord entre eux et qui n'aient à subir aucune récrimination de la part de leurs collègues. Hors de cette exception, tous les autres professeurs sont sans cesse en dissentimens, en discussions, en querelles qui se montrent, qui percent, qui éclatent à tous propos: heureux quand ces puissances médicales se contentent d'une guerre sourde, de quelques escarmouches, et quand elles ne s'envoient pas réciproquement, du haut de la chaire, des expressions haineuses, des démentis et des injures. Dans ces débats de mauvais ton, condamnables à cause de l'auditoire qui en est le témoin et qu'on voudrait en faire le juge ; dans ces débats où la science est pour peu de chose et où l'amour-propre est pour beaucoup, les plus savans sont loin d'être les plus calmes: ce sont au contraire presque toujours eux qui montrent le plus d'aigreur et d'emportement. Je le demande aux hommes de bonne foi, une science que l'on professe ainsi offre-t-elle le caractère de la vérité? Évidemment non ! Certes, si la vérité existait au milieu de ce conflit d'opinions, si elle appartenait à l'une de ces nombreuses doctrines pour lesquelles les médecins discutent avec tant d'aigreur, elle éteindrait bientôt les dissentimens: car elle sait, malgré tous les obstacles, éclairer, convaincre et réunir les hommes ; que son flambeau brille quelque part, et l'erreur se dissipe, quelle que soit son ancienneté, quel que soit le respect qui l'environne, quels que soient le nombre et la puissance de ses défenseurs !

La médecine est intolérante, parce qu'elle repose sur de faux principes ; elle est comme les autres sciences qui n'ont rien de fixe et de certain, elle est comme la métaphysique et la théologie : là aussi on se dispute sans cesse, et l'on cherche à déguiser la faiblesse et la vanité de la science sous des mots bizarres et pédantesques ; là aussi chaque auteur annonce à ses lecteurs une science nouvelle ; là aussi on lutte pour savoir qui aura plus ou moins l'apparence de la raison dans des choses où réellement la raison manque tout-à-fait. Qu'on examine au contraire les études qui ont une base certaine ; chaque ouvrage qui se publie ne vient pas changer la nomenclature et l'état de la science ; on ne croit pas y faire une grande découverte en inventant un terme nouveau, et l'on ne s'y dispute pas sans cesse avec une violence qui va quelquefois jusqu'à la persécution.

Au sein du chaos scientifique d'où la médecine n'est point encore sortie, au milieu de ces luttes où les professeurs, du haut de la chaire, s'acharnent pour une erreur ou pour une autre, les étudians, troublés par le choc des doctrines qu'on leur enseigne, ne savent à laquelle ils doivent accorder leur

confiance; ils hésitent, ils balancent; ils finissent par s'en-
rôler sous les drapeaux du maître qui a l'air d'être le plus
sûr de sa théorie ou qui affecte le plus de mépris pour celle
de ses collègues. Mais quand, devenus praticiens à leur tour;
quand, livrés à eux-mêmes, ils veulent appliquer la science
pour laquelle ils sont si pleins de foi, quelle déception ils
éprouvent ! combien alors ces préceptes si sûrs et si beaux en
tombant de la chaire du professeur, deviennent faux, inutiles,
souvent dangereux au lit du malade ! Le doute s'empare
d'abord du jeune médecin, l'incrédulité et le dégoût arrivent
ensuite : sur les bancs de l'école, on a eu, dans les remèdes,
la confiance la plus illimitée ; dans la pratique médicale,
au contraire, on nie leur puissance ou l'on redoute leur action ; les médecins habiles n'en donnent presque plus, et
les plus habiles cessent tout-à-fait d'en donner : spectateurs
stoïques des luttes de la nature, ils voient la vie aux
prises avec la destruction ; ils semblent seconder la première de leurs savans efforts ; mais en réalité, craignant
de devenir des auxiliaires dangereux, ils se trouvent réduits
à des vœux stériles et à de vaines démonstrations.

Rien de plus commun que d'entendre déclarer, même par
les médecins, que la théorie et la pratique médicales sont
deux choses tout-à-fait différentes : tout le monde l'a en-
tendu dire, tout le monde l'a répété, chacun le croit ferme-
ment; mais cette incontestable vérité ne prouve-t-elle pas,
de la manière la plus évidente, que la théorie et la pratique
de la médecine sont également mauvaises? On ne peut en
douter ; car, si nous avions une bonne théorie médicale,
évidemment la pratique se modifierait rapidement : elle s'a-
méliorerait et s'accorderait bien vite avec cette théorie, dont
elle serait la dernière conséquence ; et si au contraire la
pratique seule était bonne, elle changerait la théorie, qui finirait, peu à peu, par arriver au niveau de la pratique.

Qu'on ne croie pas en lisant ce qui précède que j'aime à
dénigrer un art que je professe, et que je me fasse un cruel
plaisir de porter le désespoir dans l'ame de ceux qui se con-
fient en lui, qui le contemplent comme un phare tutélaire
élevé au milieu des écueils dont la vie est semée, qui comp-

tent sur sa puissance pour calmer leurs douleurs ou pour prolonger leur vie chancelante. Non, je ne suis pas un sceptique désespérant ; je n'éprouve pas une secrète joie en jetant à l'humanité une vérité cruelle : au contraire, je suis de ceux qui aiment mieux la bercer d'une douce illusion que de lui dévoiler un mal pour lequel il n'y a point de remède. Et certes, si la médecine devait rester dans l'état d'imperfection et d'incertitude où elle est plongée, je n'en signalerais pas les vices irrémédiables ; je tâcherais de les cacher à tout le monde ; je ferais des efforts pour me les cacher à moi-même.

Mais heureusement la médecine peut s'améliorer ; en changeant sa marche, elle peut arriver à la certitude des autres sciences d'observation ; pour y parvenir, au lieu de faire des suppositions qui varient dix fois dans un siècle, et de bâtir, sur de pareils fondemens, des théories qui s'écroulent avec leurs bases, il faut accumuler un plus grand nombre d'observations, tâcher de lier plus intimement qu'on ne l'a fait l'étude de la vie à l'étude de la nature tout entière. Quand les faits seront assez nombreux, qu'on les aura étudiés avec des soins suffisans, ils s'uniront peu à peu, ils se grouperont d'eux-mêmes, ils formeront un faisceau, une doctrine, une science qui pourra bien se perfectionner encore, mais qui ne changera plus complétement d'aspect et qui ne sera plus désormais exposée à être bouleversée par chaque novateur.

Choisissons hors de la médecine des exemples qui puissent nous servir de modèle et nous montrer comment doivent marcher les sciences. Les anciens avaient remarqué qu'un morceau d'ambre jaune, frotté avec la main, acquiert la propriété singulière d'attirer à lui les corps légers. Ce fait, considéré d'abord comme une chose seulement curieuse et inexpliquée, étant le fruit d'une observation exacte que chacun peut répéter, reste dès lors acquis à la science, et désormais aucune théorie, aucun système ne peut le révoquer en doute ; soumis ensuite à l'investigation des savans, à leur ardente curiosité, il s'agrandit, s'unit à d'autres faits qui semblaient d'abord en être fort éloignés ; il les rattache successivement les uns aux autres ; il groupe ensemble une foule d'observations isolées; il sert de base principale à deux sciences et nous montre la cause évidente des phénomènes les plus imposans de la nature. La médecine n'acquerra de certitude qu'autant qu'elle s'avancera, d'observation en observation, jusqu'à ce fait, d'abord si petit, qui a grandi, s'est développé et qui est immense aujourd'hui.

Mais contemplons, pour nous servir de modèle, cette marche admirable, si digne d'attirer l'attention des médecins. Dans le dix-septième siècle, Gilbert et Boyle voient que plusieurs corps jouissent des mêmes propriétés que l'ambre. Otto de Guericke, s'appuyant sur leurs observations, invente la première machine électrique, consistant alors en un globe de soufre, auquel on imprimait un mouvement de rotation en même temps qu'on le frottait avec la main. Dans le dix-huitième siècle, Stephen Grey, membre de la Société royale de Londres, reconnaît que s'il est des corps, comme le verre, la résine, le soufre, la soie, qui acquièrent la propriété de devenir électriques par le frottement, il en est d'autres, comme les métaux, qui ne jouissent pas de cette propriété; il fait voir, en outre, que ces derniers, mis en contact, sous de certaines conditions, avec les corps électriques, ont la propriété singulière de pouvoir se charger de l'électricité et de la propager au loin. Un peu plus tard Dufays, physicien français, non moins célèbre que ceux que je viens de citer, observe que les corps légers, après avoir été attirés par les substances électriques, en sont repoussés, et peuvent, quand ils ont communiqué avec la terre, être attirés de nouveau; c'est lui qui nous a démontré l'existence de deux électricités différentes: l'une vitrée et l'autre résineuse. Cette découverte est de la plus haute importance: c'est la base de la science électrique. Muschenbroëck, quelque temps après, nous montre les effets surprenans de l'électricité dissimulée, en imaginant l'appareil célèbre connu sous le nom de bouteille de Leyde.

La découverte de la propriété que l'ambre acquiert par le frottement donne lieu déjà, comme on le voit, à une science fort étendue dont je n'ai fait qu'indiquer les points principaux. Tous les résultats que l'observation amène suc-

cessivement, loin de se nuire et de se renverser les uns les
autres, comme il arrive trop souvent en médecine, se lient
au contraire, s'unissent, se corroborent, se soutiennent réciproquement et forment un ensemble scientifique qui devient
la croyance de tous les savans. Ce qui frappe cette doctrine
du sceau de la vérité, c'est que les découvertes postérieures
viennent naturellement se grouper autour d'elle et la fortifier encore; à mesure que les faits nouveaux arriveront,
nous allons la voir étendre ses limites; elle va s'élever, grandir sans perdre de sa force et de sa certitude; bientôt elle en-
vahira toute la science, elle embrassera, dans toute son étendue, l'immense domaine de la nature.

Francklin, en Amérique, l'immortel Benjamin Francklin,
à la fois philosophe aimable, patriote ardent, physicien profond et politique consommé, démontre que les phénomènes
électriques, développés par nos ingénieux appareils, sont
tout-à-fait analogues à ceux que la nature produit au sein
des nues dans de gigantesques proportions : ce que Wall d'ailleurs avait déjà soupçonné. La cause qui fait que l'ambre,
dans de certaines circonstances, attire les corps légers et les
repousse ensuite, est aussi celle qui excite la lumière rapide,
éblouissante des éclairs, et qui fait retentir les longs roule-
mens et les éclats de la foudre.

Un peu plus tard, Galvani nous montre que l'électricité
qui joue déjà un rôle si imposant, est aussi l'excitateur très
probable des contractions musculaires et la cause, par conséquent, du mouvement des animaux. En voulant attaquer les conclusions de Galvani, Volta découvre une nouvelle source du fluide électrique, et cette source va féconder
encore le champ de la science. Davy et Berzélius viennent y
puiser, pour nous montrer l'agent secret des affinités chimiques, tandis qu'OErsted démontre que le fait qui a donné lieu
à des travaux si longs et si importants se lie d'une manière
intime à une observation qui date aussi de la plus haute antiquité, et qui nous a dévoilé la propriété dont jouit l'aimant
d'attirer le fer à lui, et de diriger, lorsqu'il est librement
suspendu, ses pôles vers les pôles de la terre. Cette découverte d'OErsted sert de lien à deux branches importantes de la

physique qui semblaient tout-à-fait isolées l'une de l'autre ; elle ouvre à la science une carrière toute nouvelle, dans laquelle nous portons nos regards aussi loin qu'ils peuvent atteindre, sans cependant apercevoir de limites.

Que les médecins examinent cette marche lente, progressive, assurée, imposante de la physique ; qu'ils étudient en détail les travaux qui ont amené ces immenses résulats ; qu'ils voient la minutieuse attention que les physiciens ont apportée dans leurs observations et dans leurs expériences pour arriver à des conclusions rigoureuses, et qu'ils jugent à la fois leurs propres travaux, leurs observations, leurs expériences et la valeur des conclusions qu'ils en ont tirées. Si nous voulons avoir d'autres modèles de la marche que doivent suivre les sciences d'observation, empruntons-en aussi à la chimie : voyons comment cette science si importante est arrivée, de progrès en progrès, au degré de perfection où nous la trouvons aujourd'hui.

En 1677, Mayow, dans son célèbre traité *de Salnitro et spiritu nitro aereo*, démontra que les élémens des corps ne se détruisent pas en se combinant, comme le supposaient les chimistes qui l'ont précédé ; il fit voir, au contraire, que ces élémens existent tout entiers dans la combinaison où ils sont engagés ; qu'on peut les séparer de nouveau et les ramener à l'état où ils étaient avant d'être unis ; il découvrit les premières lois de l'affinité chimique. Après lui, Geoffroi l'aîné s'occupa de la même question, ajouta de nouveaux faits à ceux qui étaient déjà connus, et dressa la première table des affinités, table célèbre dans l'histoire de la chimie, où elle est connue sous le nom de table de Geoffroi. Gellert, Limbourg, Bergman ajoutèrent successivement à ces premiers travaux, et donnèrent des tables d'affinités de plus en plus complètes. Berthollet vient ensuite ; il fait voir que des circonstances nombreuses dont jusqu'alors on n'avait pas soupçonné l'influence modifient considérablement les affinités. Dès lors les faits se multiplient trop ; ils sont trop variés pour pouvoir être rangés dans une table synoptique. Les travaux si remarquables de Berthollet sur la statique chimique lui font présumer que l'affinité tient aux mêmes causes que le phénomène de l'attraction qui joue un si grand rôle dans la nature. Ainsi, d'après ce savant, la puissance qui fait que toutes les molécules de la matière s'attirent réciproquement, que les corps pondérables tendent avec une force égale vers le centre de la terre et que les planètes parcourent éternellement leurs vastes orbites, fait aussi que les élémens des corps ont de la tendance à se combiner les uns aux autres et à se neutraliser.

Après les savans que je viens de nommer, Richter et Dalton s'occupent encore d'une question qui semblait être épuisée par tant de travaux; ils donnent la loi des équivalens chimiques et la théorie atomistique. Enfin Davy, Berzelius et Hinsinger font voir que l'électricité spéciale des différens corps est la cause de leur affinité les uns pour les autres. Ces expérimentateurs si distingués sont parvenus, au moyen de l'électricité, à modifier à leur gré les affinités chimiques, et à décomposer des corps dont les élémens semblaient être unis de la manière la plus puissante. Ainsi voilà le phénomène de l'affinité qui se rattache aussi à ce fait, d'abord isolé, de l'attraction des corps légers par l'ambre; fait qui paraissait à son origine d'une importance si médiocre et qui plus tard a fécondé la science entière.

Ce que je viens d'exposer nous montre, d'une manière bien évidente, les avantages immenses de l'observation débarrassée de tout esprit de système. Cela nous fait voir comment les différentes sciences, bien conduites, arrivent à un fait unique qui leur est commun, s'appuient réciproquement et se servent mutuellement de preuve. Nous voyons par là combien sont vaines ces théories enfantées par l'imagination, auprès de celles qui surgissent pour ainsi dire d'elles-mêmes, à la suite d'un grand nombre d'observations faites avec soin et continuées pendant un espace de temps suffisant. Certes, les hommes ont toujours connu le phénomène de la foudre : elle grondait sans doute dans les nues bien long-temps avant qu'il y eût des hommes. Dès la plus haute antiquité, on avait remarqué les propriétés de l'aimant et de l'ambre. Newton avait rendu très probable l'attraction planétaire. Mayow avait démontré que les élémens des corps s'unissent sans se dé-

truire. Voilà certainement des faits bien différens et bien isolés les uns des autres. Dans l'origine ils semblent n'avoir entre eux rien de commun; mais, observés avec soin, ils gran-
dissent à part, ils se rapprochent, s'unissent et embrassent
la plus grande partie du domaine de la science; de leur
union naissent d'autres faits, qui forment eux-mêmes des
sciences nouvelles. Enfin cette étude, en s'étendant, envahit
toute la nature, et nous dévoile la cause de ses principaux
phénomènes.

Avant de quitter ce sujet, cherchons à prouver encore,
par un exemple, combien les observations suivies avec ténacité ont de puissance pour grouper les faits et pour faire surgir des théories que rien ne faisait prévoir et que rien ne saurait renverser. Les anciens chimistes, avant Paracelse, avaient
remarqué qu'il se dégage, pendant la combustion, la fermentation, les distillations sèches et l'effervescence, une
substance aériforme à laquelle ils avaient donné le nom
d'esprit Sylvestre : *spiritus sylvestris*. Van Helmont est le
premier qui se soit fait une idée assez juste de la nature de
cette substance, à laquelle il imposa le nom de gaz, nom
qui, dans la suite, est devenu générique pour toutes les
substances aériformes. Quelque temps après, en 1694 et
1695, Averani et Targioni, de l'académie del Cimento, ex-
posèrent devant Cosme III de Médicis, grand duc de Toscane, des diamans au foyer d'une lentille de Tschirnhausen;
on vit alors, avec étonnement, des corps si durs, soumis à la
température brûlante produite par cet instrument, devenir
opaques au bout d'une demi-minute, se diviser ensuite en
éclats et finir par disparaître sans laisser de résidu. Certainement, si, à cette époque, les savans avaient interrogé leur
imagination pour trouver un lien entre les travaux de Van
Helmont et l'expérience des académiciens del Cimento, ils
auraient pu rencontrer cent fois l'erreur sans apercevoir
jamais la vérité. Mais, si au lieu d'être abandonnés à la verve
des faiseurs de théories, ces deux phénomènes primitifs,
savoir, le dégagement du gaz de Van Helmont et la disparition du diamant, sont livrés à la sagacité et à la patience des
observateurs, ils se lieront ensemble avec facilité, et offri-

ront à la chimie une base solide, inébranlable, à l'abri des
objections et du temps. Examinons !

D'un côté Boyle, Halès, Boerhaave, Venel, Black; Mac-
bride, Jacquin, Cavendish, Priestley, Kair, Rouelle,
Bucquet, Beaumé et une foule d'autres étudient successivement le gaz de Van Helmont, qui prend tour à tour le
nom d'air fixe, d'air pesant, d'air méphitique, d'acide aé-
rien et d'acide crayeux. Cette suite de travaux est admirable; c'est à peine si nous pouvons aujourd'hui nous douter
des difficultés immenses qu'elle présentait alors. Lavoisier
vint après ces savans, et, reprenant ce sujet avec sa précision
accoutumée, il fit voir que ce gaz, véritablement acide,
comme Kair l'avait annoncé le premier, est formé d'oxigène et de carbone, et qu'il offre, avec exactitude, un poids
égal au poids de ses élémens réunis.

Auparavant François Etienne de Lorraine, qui fut aussi duc
de Toscane, étant devenu empereur d'Autriche, sous le nom
de François Ier, voulut vérifier et étendre les expériences faites
sur les diamans en présence de Cosme III. Il vit que la
puissante chaleur des verres ardens n'était point nécessaire
pour faire disparaître ces corps si durs; il montra que la
température des fourneaux de fusion est suffisante; ses expériences sont devenues célèbres dans la science sous le nom
d'*expérience de l'empereur* ; Darcet le père crut devoir les
répéter, et fit voir que le diamant se dissipe, à une haute
température, lors même qu'il est complétement enveloppé
d'une pâte de porcelaine. Ce fait semblait prouver que le
diamant disparaît sous l'influence du calorique par une véritable distillation; mais Macquer, peu de temps après, vit
le diamant exposé à la chaleur, *tout enveloppé d'une petite flamme légère et comme phosphorique*: il la fit remarquer à plusieurs personnes présentes à son expérience et
notamment à Darcet et à Rouelle, ce qui mit hors de
doute la combustibilité du diamant. Cette combustibilité
fut d'ailleurs confirmée par de nouveaux essais faits par
Macquer, dans son laboratoire, avec plusieurs joailliers.

Enfin, Lavoisier, qui avait déjà démontré la nature des
produits de la combustion du charbon et qui avait donné la

composition de l'acide carbonique, fit voir que le diamant, brûlé dans l'air ou dans l'oxigène, se combine, en totalité, avec ce dernier gaz et le convertit aussi en acide carbonique, représentant avec exactitude le poids de l'oxigène et du diamant. Guyton-Morveau, Smithson, Tennant, Clouet, Mackenzie, Allen et Pepys confirmèrent cette conclusion. Ces travaux ont donc démontré, jusqu'à l'évidence, que le diamant n'est autre chose que le carbone à l'état de pureté, et que le gaz observé par Van Helmont est une combinaison de carbone avec la partie vitale de l'air atmosphérique. On voit, dès lors, la liaison intime qui existe entre les deux faits primitifs exposés précédemment.

Ce n'est pas là tout. Lavoisier ne s'est pas borné à ce travail déjà d'une si haute importance ; il découvrit encore l'azote dans l'air atmosphérique et en décrivit les principales propriétés; il fit aussi connaître les propriétés de l'acide sulfurique et de l'acide phosphorique. Réunissant ensuite ses propres travaux aux découvertes contemporaines de Priestley, Scheele, Cavendish, il posa la science chimique sur les bases où elle s'élève encore aujourd'hui; et ces bases résultant d'expériences nombreuses, bien faites, confirmées les unes par les autres, paraissent être inébranlables et à l'épreuve des siècles.

Maintenant que nous avons vu, d'une manière rapide, incomplète, mais pourtant suffisante, comment doivent procéder les sciences qui s'occupent de l'histoire de la nature, cherchons les causes qui ont retardé les progrès de la médecine.

La première de ces causes tient évidemment à la prétention qu'ont eue les médecins de se séparer des savans et de se créer une langue particulière qui isole complétement leur science de toutes les autres. Au lieu de s'appuyer sur les travaux des physiciens et des chimistes, travaux importans, qui pouvaient jeter un grand jour sur les ténèbres de l'organisation, ils ont affecté la plupart du temps un vaniteux mépris pour les secours qu'ils pouvaient en tirer; ils ont proclamé l'existence d'un principe vital dont ils se sont dits les seuls appréciateurs; principe qui est, suivant eux, l'unique moteur des actes de l'économie vivante ; principe qui, disent-ils, modifie complétement, dans la matière organisée , les lois de la matière inorganique : ce qui les dispense d'étudier ces dernières. Je comprends la croyance en ce principe, chez les médecins spiritualistes qui ont adopté le dogme d'une ame immatérielle ; mais chez les autres, chez les médecins matérialistes, et ils sont en grand nombre , cette prétention ne saurait se concevoir : car, s'il n'y a que de la matière dans un corps vivant, on ne peut évidemment trouver dans les lois de la vie que les seules lois de la matière. Que serait-ce, en effet, qu'un principe, un être, une chose, que je ne sais comment nommer, différant de la matière, de ses propriétés, de ses lois, pour un homme qui se proclame matérialiste ? Dans ce sens, ce principe serait évidemment une chose plus spiritualisée, si j'ose m'exprimer ainsi, que l'ame des théologiens. Je puis donc dire aux matérialistes , s'il n'y a dans le corps vivant que de la matière, les lois de la vie , les propriétés vitales, le principe vital, ne peuvent être que le résultat des propriétés et des lois de la matière arrangée, dans les corps vivans, d'une certaine façon ; si ces lois sont difficiles à reconnaître , c'est que les phénomènes qu'elles engendrent sont nombreux et compliqués ; c'est qu'ils se modifient, c'est qu'ils se voilent les uns par les autres ; c'est que là les causes se cachent derrière les faits multipliés , étonnans, admirables, qu'elles produisent. Malgré les difficultés qui s'y opposent, il faut étudier ces lois ; il faut les connaître, les comprendre dans leurs détails et dans leur ensemble ; il faut surtout, pour entreprendre cette étude , repousser les vaines suppositions qui, à chaque page, encombrent les livres de médecine, ou bien cette science sera éternellement inutile et souvent dangereuse.

A ceux qui considèrent la vie comme le fruit d'un principe immatériel, d'une archée, d'une ame, comme on le voudra , je dirai : démontrez l'existence de votre principe, non par de vains raisonnemens et par des déclamations souvent furibondes , mais par des expériences exactes , nettes , précises, incontestables ; démontrez-le-moi comme les physiciens démontrent l'existence de l'électricité ét du magnétisme dont ils ne connaissent pas cependant la nature; démontrez-le comme les chimistes démontrent l'affinité, qui est insaisissable par elle-même et ne se manifeste que par les effets qu'elle produit ; tout le monde se contentera de pareilles démonstrations, surtout si vous parvenez à faire voir comme le principe immatériel modifie la matière et en change les lois. Mais si vous n'y parvenez pas, toutes vos suppositions , toutes vos explications seront sans aucune valeur scientifique; votre médecine, comme la médecine de nos jours, ne sera qu'un amas de conjectures gratuites qui varieront continuellement ; vous ne saurez modifier la vie d'une manière utile, parce que vous ne la connaîtrez pas et que vous ne saurez user convenablement des moyens qui sont à votre disposition. L'histoire entière des sciences naturelles est là pour vous dire que les hypothèses les plus ingénieuses n'ont servi qu'à égarer les savans ; ces sciences ne peuvent faire de progrès que par des expériences exactes : pour elles un fait, un seul fait bien prouvé vaut mieux que cent mille suppositions toutes excessivement probables. Laissons donc encore une fois les hypothèses, ou la médecine sera constamment une science conjecturale, comme elle est, comme elle l'a été de tout temps, depuis qu'on fait de la médecine.

Je sais bien qu'on va crier au scandale : un médecin dira-t-on peut-il parler de la médecine d'une façon aussi irrévérente ? c'est cependant parce que j'aime la médecine, c'est parce que je crois qu'elle peut s'améliorer et s'avancer sur le terrain des sciences exactes que je tâche de sonder le sol fangeux où elle croupit depuis si longtemps. Si chaque médecin , qui l'a entrevue, avait eu le courage de signaler la vérité et de montrer à découvert les pauvretés et les vices de sa science , elle ne serait pas restée dans l'état d'imperfection où nous la voyons aujourd'hui. Je ne nie pas que la médecine n'ait fait des efforts d'une haute utilité et qu'il n'y ait dans ses archives des travaux de la plus grande importance ; mais ils n'ont pas de lien commun : les médecins, dans leurs recherches, n'ont pas fouillé assez profondément; ils se sont arrêtés justement au point qu'il importait le plus de franchir. Ainsi on connaît des maladies, leurs causes éloignées, leurs symptômes, leur marche, souvent leur terminaison; dans beaucoup de cas, la sagacité du médecin va jusqu'à indiquer quel est le principal organe souffrant; mais on ignore complétement ce qu'est la maladie, quelle est sa nature, sa cause prochaine, et c'est précisément ce qu'il importe le plus de savoir. Un médecin peut dire à son malade, vous avez une inflammation du poumon, de l'œil, de l'estomac; mais il ne peut pas lui dire ce que c'est qu'une inflammation, quel est le mécanisme d'un phénomène si commun, qui est l'élément principal de la plupart de nos maladies.

On le croirait à peine; depuis plus de deux mille ans, on fait de la médecine et l'on ne sait pas encore quelle est la cause intime, quelle est la nature de l'inflammation. On citera souvent l'épine de Vic d'Azyr, et le vieil apophthegme : *Tumor rubor, dolor et calor;* soit : mais pourquoi cette épine ou tout autre cause détermine-t-elle de la douleur? Pourquoi le sang arrive-t-il de tout le pourtour du point enflammé? Pourquoi y a-t-il de la chaleur produite? Comment se forme le pus? Par quelle raison ne se forme-t-il pas toujours? quelle cause secrète fait quelquefois cesser subitement l'inflammation sur un point, pour la transporter sur un autre presque immédiatement après, avec toute son intensité et son appareil de douleurs? Quelle raison a-t-on eue pour classer parmi les inflammations des maladies si différentes les unes des autres : l'érysipèle, par exemple, et les dartres; l'arthritis aiguë et les tumeurs blanches; la phthisie et l'inflammation aiguë du poumon, etc? Toutes ces questions il faut absolument les résoudre pour que la médecine soit véritablement une science; et c'est parce qu'elles n'ont point été résolues jusqu'à présent qu'on a soigné alternativement l'inflammation aiguë par des topiques chauds et par des applications de glace; par des sangsues, des saignées et du quinquina; par de l'opium, du mercure, des préparations de plomb, des purgatifs, des vomitifs, des sudorifiques, etc.

Une science qui vacille entre tant de moyens opposés, qui les préconise tour à tour, qui trouve des raisonnemens pour prouver alternativement la supériorité de chacun d'eux, est-elle une véritable science? Et ceux qui la pratiquent, savent-ils bien réellement ce qu'ils disent? Savent-ils ce qu'ils font? Est-il bien sûr que leur secours ait été plus souvent utile que nuisible à l'humanité souffrante? La main sur la conscience, qui oserait le jurer?

Ces questions sur l'inflammation, nous pourrions les faire sur toute autre classe de maladies. Les médecins savent quand leurs malades ont des spasmes, des névralgies; mais ils ne savent pas ce que c'est qu'une névralgie et qu'un spasme; ils ne connaissent pas la nature de la fièvre: cette maladie ou plutôt ce symptôme de maladies qu'on retrouve si souvent dans la pratique médicale. Ils ont ignoré jusqu'à présent, ce que c'est que la goutte, le rhumatisme, le choléra, l'hydropisie, etc., etc. Certes, si l'on faisait un livre sur ce qui est vague, incertain ou complétement ignoré en médecine, on ferait un gros livre.

La manière d'agir des remèdes est encore moins connue, s'il est possible, que la nature intime des maladies. Le quinquina est un stimulant, un tonique, comme les médecins le disent: comment, en excitant la muqueuse de l'estomac, relève-t-il les forces de tout le système, et parvient-il à arrêter les paroxismes de certaines maladies intermittentes? Comment, en stimulant la même membrane, l'ipécacuanha, l'émétique et d'autres substances végétales ou minérales font-elles vomir? Comment, en stimulant toujours, les purgatifs salins, sucrés ou résineux, provoquent-ils des évacuations alvines? Comment l'opium, en déterminant encore une irritation à la muqueuse, cause-t-il secondairement de la sueur, de la constipation, du sommeil et du calme dans les douleurs? Pour quelle raison le soufre, stimulant toujours la muqueuse, purge-t-il, au contraire, en augmentant aussi la transpiration cutanée? Comment, en produisant le même effet primitif, les térébenthines réagissent-elles sur le système urinaire? les cantharides sur la vessie et les organes génitaux? la strychnine et la brucine sur l'appareil locomoteur?

C'est ce que nous ignorons aussi , et c'est cependant ce qu'il faut absolument savoir , si l'on veut que la médecine devienne une science philosophique et qu'elle remplace ses incertitudes, ses tâtonnemens actuels, par de l'assurance et de l'exactitude dans ses procédés.

Si, au lieu de considérer la médecine dans ses détails , je jetais un coup d'œil sur son ensemble, je trouverais une incertitude aussi déplorable : les préceptes généraux de cette science, ceux qui en forment la base, sont aussi faux et aussi vacillans que le reste. Quel est le but de la médecine? c'est évidemment de guérir; eh bien! interrogez nos docteurs ; demandez-leur comment les maladies se guérissent ; les uns vous diront : *contraria contrariis sanantur;* et les autres *similia similibus curantur.* Il n'y a plus de nos jours que cette différence entre les doctrines médicales! il n'y a plus que l'infini qui les sépare! quand les uns proposent un remède , les autres déclarent à l'instant que c'est le remède justement opposé qu'il faut; encore une fois, est-ce donc là une science?

Je sais bien que les partisans de la doctrine hippocratique vont m'accuser de mauvaise foi, et me diront que ce n'est pas leur faute si des médecins viennent à l'encontre d'un précepte sanctionné par le temps. Je n'ai qu'une chose à répondre : c'est que si leurs doctrines étaient vraies, on ne viendrait pas à côté d'elles en établir une contraire. Personne ne va dire aux mathématiciens que le carré élevé sur l'hypothénuse d'un triangle rectangle est plus grand ou plus petit que la somme des carrés élevés sur les deux autres côtés. Qui soutiendrait aujourd'hui aux physiciens que les corps tombent dans le vide avec une rapidité inégale? qui oserait dire aux chimistes que les élémens des corps se détruisent en se combinant? non personne ne le ferait , parce qu'il faudrait aller contre l'évidence et contre les faits les mieux démontrés. Mais où est l'évidence en médecine? où sont les faits bien démontrés? je le cherche en vain.

Une des raisons qui a contribué le plus puissamment à retarder les progrès de la médecine, c'est ce langage bizarre,

affecté, pédantesque, que les médecins ont adopté ; sous prétexte de se cacher du vulgaire , ils se sont isolés des savans ;
et en cela ils ont eu d oublement tort : car , d'un côté , plusieurs sciences pouvaient apporter à la médecine des tributs
importans et de notables secours ; et de l'autre la raison , la
philosophie et l'humanité imposent à tous ceux qui savent,
le devoir impérieux de vulgariser la science. Si les hommes
peuvent abuser de quelques connaissances incomplètes , ils
peuvent en retirer aussi d'immenses avantages ; et , sous ce
rapport, il importe beaucoup de ne point rendre méconnais-
sable, par un nom spécial, les choses qui sont connues de
tout le monde et nommées, d'une manière correcte, par le
langage commun.

Il est digne de remarque que certaines sciences, qui
sont le sujet et l'occasion d'éternelles disputes comme l'al-
chimie , la théologie et la métaphysique, devenue la psycho-
logie de nos jours sans en être plus avancée pour cela , ont,
comme la médecine, une malheureuse tendance à exprimer
les choses les plus vulgaires par des noms prétendus savans.
Cette similitude n'a rien de bien flatteur pour notre art ;
elle est loin d'offrir une garantie d'exactitude et de fixité.
Dans toutes ces sciences , la pompe des mots est destinée à
déguiser la nullité des choses ; aussi ces termes prétentieux
n'ont-ils qu'une vogue éphémère comme les vagues théories
auxquelles ils se rattachent : un auteur les crée ; peu de temps
après un autre les blâme ; il ne les trouve plus suffisans pour
les besoins actuels ; il en invente de nouveaux qui auront
bientôt le même sort ; mais en attendant le vulgaire applau-
dit, il admire, il trouve que la science fait des pas de géant.

Ce n'est point ainsi que procèdent les connaissances vraiment utiles, les connaissances qui recherchent plutôt la vérité que l'admiration des ignorans ; elles emploient les termes
ordinaires du langage, quand elles ont à nommer les choses
auxquelles ces termes s'appliquent ; elles ne se servent d'expressions scientifiques que quand il faut donner, au discours,
une précision plus grande que n'en a la langue commune,
ou bien , quand il s'agit d'exprimer des choses nouvelles que
le vulgaire ne connaît pas et que, par conséquent, il n'a pu

nommer dans son langage. Ainsi , par exemple , les mathématiques parlent de chiffres , de nombres , de règles , de lignes , de triangles, de plans , comme tout le monde. Si elles ne disent point un rond , comme on le dit dans le langage ordinaire, comme le disait Pascal , quand il devinait la science , c'est parce que dans un rond il y a deux choses : la ligne qui en détermine la limite , ligne dont tous les points sont également distans du centre et qu'on nomme la circonférence , et ensuite la surface enfermée dans cette ligne qu'on nomme le cercle. On voit donc que le mot rond n'a été abandonné par le langage scientifique des mathématiciens que parce qu'il n'a pas la précision que leurs travaux exigent. Quand ils parlent de parallélogrammes, de parallélipipèdes, de sinus, de tangentes, de logarithmes, ils se servent de termes scientifiques , à la vérité , mais ces termes ne sont point faits pour cacher la science ou pour en relever l'importance aux yeux des ignorans : ils sont faits pour nommer des choses qui lui sont propres, et qui , étant inconnues par ceux qui ne la cultivent pas, n'ont point de noms dans la langue vulgaire.

La chimie , à la vérité , possède une langue scientifique toute particulière, elle s'en sert pour exprimer les choses les plus communes : ainsi , elle nomme le sel de cuisine du chlorure de sodium , le sel de nitre du nitrate de potasse. Pour la rouille , elle dit du sous-carbonate de protoxide de fer , du sous-acétate de cuivre au lieu de vert-de-gris , etc.; mais tout le monde connaît le but éminemment utile que se sont proposé les savans auteurs de cette nomenclature. Leur intention n'était pas de rendre la science plus difficile, ils voulaient d'un seul mot désigner les choses et en faire connaître la nature ; empressons-nous de l'avouer, ils y sont parvenus avec un rare bonheur.

La physique n'ayant pas les mêmes besoins, en s'occupant principalement du mouvement des corps et de leur repos , s'est servie, autant qu'elle a pu , du langage commun pour désigner les objets de ses études : ainsi, elle parle de poulies, de cordes , de coins , de vis , de tuyaux , de balances , de pompes, comme l'ouvrier le plus vulgaire ; elle n'a pas

cherché par des mots extraordinaires à rehausser l'éclat de
ses travaux ; quand elle a découvert des choses nouvelles,
il a bien fallu leur imposer un nom scientifique, puisqu'elle
n'en avait point d'autres; et les noms qu'elle a choisis, n'ayant
rien d'inutile et de prétentieux, sont devenus usuels, la plupart du temps ; ainsi chacun connaît le microscope , le baromètre , etc. Faisons remarquer qu'en physique on s'est
garé d'un ridicule que les médecins ont eu de tout temps
et qu'ils ont encore de nos jours ; là on n'a point changé à
tous momens les noms anciens sous prétexte qu'ils ne conviennent point , et que leur étymologie n'est pas justement
en rapport avec la chose qu'ils doivent exprimer. Ainsi le
mot baromètre peut tout aussi bien s'appliquer à un aréomètre , à un volumètre , à une balance, qu'au tube de Tori-
celli : cependant les physiciens n'ont pas changé ce nom qui
ne donne lieu à aucune confusion , que tout le monde comprend et qui est fort bon pour cela seul.

Les médecins sont bien loin de cette sagesse. Au lieu d'un
langage clair, à la portée de tout le monde, ils se sont fait,
comme les auteurs des sciences occultes, une langue d'une
obscurité d'autant plus absurde, que cette obscurité n'est pas
compensée par de la netteté, de la précision, ni par une plus
grande facilité d'expressions. Beaucoup de médecins rougi-
raient de dire la physionomie : ils disent le *faciès*. L'encé-
phale leur paraît de beaucoup préférable à la *cervelle*, quoique le mot encéphale, pouvant s'appliquer à tout ce que
renferme la tête, soit bien moins exact que le terme ordinaire. La figure, le visage sont des expressions triviales en
médecine ; on dit la *face* ; je ne vois pas cependant que cette
expression soit ni plus claire ni plus harmonieuse. Nous di-
sons les *fosses nasales* pour les narines , la *pupille* pour
la prunelle. L'échine, mot très clair et compris de tout le
monde, ne convient pas aux médecins : ils disent le rachis,
la *colonne épinière* ou l'*épine du dos* ; quoique l'échine ne
ressemble guère à une colonne, et encore moins à une épine.
Pour peu que nous sentions notre dignité médicale, nous
dirons le *thorax* pour la poitrine , l'*abdomen* pour le ventre, les *intestins* pour les boyaux. Et remarquons de nouveau

que beaucoup d'expressions médicales ont bien moins de précision que les termes communs. Très peu de médecins se permettront de dire les membres : ils disent les *extrémités*; le creux du jarret, on l'appelle *l'espace poplité*. En médecine, une évacuation s'appelle une *déjection;* un saignement, une *hémorragie*. Tout le monde sait ce que c'est qu'un gonflement, aussi un médecin qui ne veut pas parler comme tout le monde dira une *tuméfaction;* j'en connais même un qui commence à dire une *voussure;* quand la médecine aura adopté cette expression, elle aura certes fait un bien grand pas !

Si je voulais rappeler ici toutes les expressions pédantesques en usage dans la médecine, je ne finirais point : il faudrait un volume considérable pour exposer cette nomenclature et en faire ressortir l'inutilité et le ridicule ; il faudrait commenter mot à mot tout le vocabulaire de la science. Ce que j'ai dit est suffisant, du moins je l'espère, pour faire sentir l'inutilité et les graves inconvéniens d'un langage dont l'obscurité n'est pas rachetée par la précision.

La première réforme à faire, dans notre science, est donc sans contredit celle de la langue. Il ne faut pas que des hommes graves comme des médecins soient exposés à prendre pour des choses, des expressions vides de sens, privées d'harmonie et condamnées par le bon goût ; il ne faut pas que les étudians perdent un temps précieux à apprendre des mots nouveaux, rien que des mots, quand il y en a qui peuvent leur servir dans le vocabulaire habituel, et qu'ils ont tant de choses à savoir. Il est de la plus grande importance que tout le monde comprenne le langage médical, et surtout les savans qui s'occupent des sciences naturelles : ils peuvent nous apporter le tribut de leurs lumières, ajouter aux travaux des médecins et même, dans beaucoup de cas, les contrôler avantageusement pour la science et pour l'humanité ; on les repousse évidemment en les obligeant à apprendre une langue nouvelle, aussi bizarre qu'elle est inutile. Un motif s'opposera long-temps à la réforme, je le sais : un amour-propre condamnable autant que déplacé rougira de laisser voir à tout le monde l'état misérable de la science

médicale, dépouillée de ces mots qui peuvent jusqu'à un
certain point cacher des vides et faire quelque illusion ; mais
cependant il faut à toutes forces nettoyer les étables d'Augias,
si l'on veut s'en servir utilement.

Depuis long-temps les vices de la médecine, les obstacles
qui s'opposent à ses progrès ont frappé tous les bons esprits.
Le grand nombre de doctrines médicales qui se sont succédé
depuis les Asclépiades jusqu'à nous sont là pour prouver ce
que j'avance. C'est parce qu'on n'était point content de la
science qu'on a fait constamment des efforts pour la changer ; mais ces efforts ont été constamment infructueux : parce
qu'on a long-temps manqué des connaissances accessoires
nécessaires pour les rendre utiles : parce qu'en quittant une
direction vicieuse, on en prenait une autre qui l'était également : parce qu'en sacrifiant les anciennes erreurs, on
était arrêté par la grandeur des sacrifices à faire. Personne
n'a eu le courage d'abandonner une carrière péniblement
poursuivie pour la recommencer presque tout entière ; il
faut pourtant bien que quelques uns en aient la force, si
l'on ne veut pas que la médecine soit condamnée à rouler à
perpétuité dans le cercle d'hypothèses et d'erreurs où elle
s'agite déjà depuis plus de vingt siècles.

Pour sortir la médecine de l'ornière où elle est engagée ;
pour la placer sur le terrain des sciences exactes, ce n'est pas
la poudre des vieux livres qu'il faut secouer, ce sont les préjugés, ce sont les erreurs et les faux systèmes ; c'est la nature
tout entière qu'il faut contempler. Rejetons ces prismes
trompeurs avec lesquels on a si long-temps fasciné nos
yeux. Renonçons à toutes ces hypothèses qui, enfantées chaque jour par l'imagination , se heurtent, se renversent les
unes les autres ou viennent se briser contre l'expérience. Il
faut étudier la vie dans l'homme, et dans les animaux, surtout dans les plus simples ; c'est là qu'elle est le plus à nu :
elle se complique de moins de phénomènes : elle n'est point
cachée, pour ainsi dire, sous la multiplicité de ses merveilles. Pour découvrir les mystères de notre organisation,
on doit s'aider de toutes les sciences qui étudient, non seulement la matière organisée, mais aussi la matière inorga-

nique: car, je le répète encore, partout où l'on trouve de la matière, on doit en retrouver les lois, ou chercher à découvrir les causes qui les modifient ou qui les suspendent. Il n'est pas du tout démontré que la chimie vivante, que la physique vivante soient autre chose que de la physique et de la chimie. Du reste, quelles que soient les difficultés, il faut bien connaître la vie ; il faut en saisir les modifications nombreuses, modifications qui constituent les maladies différentes. C'est seulement à ce prix que la médecine pourra devenir une science de quelque exactitude, et, je le dis dans la sincérité de mon âme, de quelque utilité.

Pour établir ma doctrine de la goutte, j'ai été privé de ces travaux importans que je réclame et dont je sens la nécessité. Méditant profondément sur la nature d'un mal qui empoisonnait mon existence et qui menaçait de me l'enlever, abandonné à mes propres forces, il a fallu quitter la route battue, sur laquelle ont échoué tant de tentatives, pour arriver à la connaissance de ma maladie. Je me suis jeté dans une direction nouvelle sans boussole et sans guide. J'ai cherché à me conduire au moyen des lumières que la physique et la chimie ne jettent encore que de loin en loin sur les mystères de la nature vivante. J'ai atteint le but que je me suis proposé, du moins sous le rapport de la pratique : car j'ai fait disparaître presque entièrement le mal qui m'accablait depuis quelques années ; et en soumettant plusieurs centaines de goutteux au même traitement que le mien, j'ai obtenu plusieurs centaines de fois le même succès. Il ne s'est pas trouvé un malade sur vingt qui n'ait été soulagé : par conséquent la théorie d'où mon traitement dérive ne peut être bien loin de la bonne direction ; et si elle l'a prise, elle doit pouvoir, de corollaire en corollaire, s'appliquer à toute la médecine.

Je vais ici exposer ma doctrine avec tous les détails qui sont nécessaires pour la bien comprendre. Observateur avant tout, je décrirai les principales formes de la goutte, telles qu'elles ont été vues par les meilleurs praticiens et par moi. Je rappellerai les causes patentes de cette affection ; je discuterai leur influence sur l'organisation hu-

maine ; j'arriverai par cette discussion à la cause prochaine, à la nature intime de la maladie, et je déduirai de
tout ce travail une méthode de traitement qui a toujours
réussi, non seulement à moi, mais à tous les médecins à
qui je l'ai déjà fait connaître. Mon travail ne se bornera pas
là : je ferai voir, en passant, qu'une foule de maladies ont
avec la goutte une analogie qu'on est bien loin de soupçonner, qu'elles cèdent avec une égale facilité au traitement
qui lui est applicable, tandis que d'autres affections ont une
origine tout-à-fait différente, sont d'une nature diamétralement opposée et doivent par conséquent céder à une médication contraire.

J'aurais voulu pouvoir retarder encore la publication de
cet ouvrage pour le revoir à loisir et pour terminer quelques recherches qui en seront le complément; mais je me
suis déterminé à le faire paraître actuellement, parce qu'il
sera déjà d'une haute utilité. La goutte, attirée toujours
vers l'extérieur, ne se portera plus sur les organes essentiels
à la vie, et les goutteux entre les mains d'un médecin habile
ne seront plus sujets aux maux qu'ils redoutent le plus et
qui terminent si souvent leur carrière ; leurs articulations
ne seront plus douloureuses dans l'intervalle des accès et
ces derniers seront bien moins fréquens, bien moins douloureux et réduits, la plupart du temps, au quart ou au
sixième de la durée ordinaire. En outre, mes recherches
sur l'influence des organes sécréteurs et surtout sur celle
de la peau donneront des moyens sûrs et rationnels pour
guérir une foule d'affections dont on a jusqu'à présent complétement méconnu la nature.

TRAITÉ
DE LA GOUTTE.

CHAPITRE PREMIER.

Description de la goutte aiguë.

La forme la plus ordinaire de la maladie qui va nous occuper est appelée goutte aiguë par les auteurs. Sydenham nous en a laissé un tableau trop connu pour que je le reproduise ici. Tourmenté pendant un grand nombre d'années par ce mal cruel, qui fut la cause de sa mort, ce célèbre médecin anglais a cherché dans ses propres douleurs les traits principaux de la description qu'il nous en a laissée. Pour ne pas l'imiter d'une manière servile, je ne décrirai point ses souffrances, comme tant d'auteurs l'ont fait ; je décrirai surtout les miennes ; il est convenable d'avoir plusieurs types, car la goutte diffère sur chacun des sujets où on l'observe ; plus on l'étudiera sur un grand nombre d'individus, plus on s'en fera une idée convenable.

La goutte aiguë, dont nous nous occuperons d'abord, est une maladie intermittente dont les accès plus ou moins douloureux, plus ou moins éloignés l'un de l'autre, d'une durée plus ou moins longue, s'aggravent tous les ans, se rapprochent sans cesse à mesure qu'ils se répètent, portent leurs ravages sur un plus grand nombre de parties, et finissent par amener une autre forme de l'affection que l'on nomme la goutte chronique.

Quelquefois le premier accès de goutte n'est annoncé par aucun symptôme précurseur. Il est rare que les suivans arrivent sans quelques troubles dans les fonctions générales, ou sans qu'une sensation pénible dans la partie qui doit être affectée n'avertisse de leur approche. Les symptômes précurseurs de la goutte diffèrent d'ailleurs dans chaque individu, et par cela même il est impossible de les énumérer et d'en donner la description; cependant, nous devons le dire, il arrive très fréquemment alors des dérangemens dans l'excrétion des urines. Souvent on éprouve avant l'accès une pesanteur dans les reins, ou une ardeur dans la région vésicale ressemblant à un besoin constant d'uriner. Le canal de l'urètre est assez ordinairement irrité; dans ce cas, l'émission des urines y produit une sensation de chaleur douloureuse; quelquefois même il y a strangurie. Les urines tantôt sont abondantes, tantôt elles sont rares, selon la disposition des différens sujets; mais chez le même individu, la même disposition existe presque toujours au début de chaque accès. D'ordinaire les urines sont rouges; alors elles déposent souvent, lorsqu'elles se refroidissent, un sédiment de couleur briquetée qui tapisse les parois du vase où elles sé-

journent, et y adhère assez fortement ; d'autres fois
ce symptôme ne se présente que pendant la durée
de l'accès ; mais presque toujours, répétons-le bien,
les attaques de goutte sont précédées par une irritation plus ou moins forte du système urinaire. La
plupart des goutteux peuvent prédire l'approche
de leur accès quand ils ont des besoins d'uriner
plus vifs et plus fréquens , ce symptôme précurseur est remarquable , il manque bien rarement ; il est important à connaître et à observer , parce qu'il est assez facile , dans la plupart
des cas, d'empêcher l'accès qui menace de se développer. Plusieurs malades éprouvent avant la
goutte, et même à son début, des désirs vénériens
fort impérieux.

D'autres fois, c'est dans le système digestif qu'il
existe du trouble à l'approche d'un accès : tantôt
le malade ressent un appétit insolite et tantôt, au
contraire, il se plaint d'inappétence. La digestion
alors devient difficile, elle est accompagnée d'éructations et d'aigreurs ; des alimens qui d'habitude se
digèrent avec facilité deviennent peu à peu d'une
digestion difficile et laborieuse ; ils causent des ren-
vois plus ou moins désagréables au goutteux
menacé d'une attaque prochaine. Les intestins
souvent sont gonflés aussi par des gaz qui s'échappent de temps en temps, en donnant une odeur très
prononcée d'acide hydro-sulfurique. Un jour ou
deux avant l'attaque, il peut arriver que le malade
soit triste et abattu : il a des bâillemens, de la tendance à s'assoupir, son sommeil est troublé par
des rêves ; pendant la nuit sa peau est aride et brû-

lante, il est dans un état d'agitation continuelle, et cherche dans son lit les places qui ne sont point encore échauffées ; parfois il est tourmenté de crampes fréquentes et douloureuses, et quand il s'endort, il est subitement réveillé par des soubresauts, par des secousses ayant de la ressemblance avec les commotions électriques.

Souvent la partie qui doit être le siége du mal est affaiblie, elle se gonfle après l'exercice ; la peau dont elle est recouverte paraît plus colorée ; les veines qui rampent dans le tissu cellulaire sous-jacent sont plus grosses et plus saillantes que d'habitude. En général, l'articulation prête à devenir la proie du mal est plus raide, son extension et sa flexion sont plus bornées ; quelques uns de ses mouvemens commencent à être douloureux ; il y a des malades cependant qui, la veille d'un accès, se sentent plus forts et plus lestes que dans les temps ordinaires. Quelques mois avant d'éprouver ma première attaque de goutte, j'ai ressenti au dessous de l'articulation de la phalangine et de la phalangette du gros orteil une sensation de gêne très pénible par sa continuité ; sensation qui ressemblait beaucoup à la douleur que cause une contusion légère.

Que ces symptômes précurseurs existent ou n'existent pas, avant d'être pris par son accès, le malade s'endort d'un sommeil profond ; mais ordinairement entre minuit et trois heures du matin, il est reveillé par une douleur violente, fixée, dans les cas les plus ordinaires, sur la base du gros orteil. Cette douleur varie chez les goutteux, car chacun d'eux a des expressions différentes pour exprimer ce qu'il ressent. Les uns se plaignent d'éprouver une violente constriction, les autres une cuisson dévorante : il en est qui comparent leur mal à celui d'une morsure, au déchirement des chairs, à la douleur causée par le broiement ou la dislocation des os. Pour moi, je trouve que ma souffrance avait de l'analogie avec celle que l'on éprouve quand on a le pied gonflé et sensible serré dans une chaussure extrêmement étroite. Quelque violentes que soient les douleurs de la goutte, je crois que les goutteux ont encore de la tendance à les exagérer dans leurs plaintes, car ils ont peu de patience ; ils sont fatigués par un mal qui ne s'arrête pas et qui les condamne à l'immobilité en leur faisant éprouver le désir impérieux de se mouvoir ; et d'ailleurs, ils ressentent, comme tous les malades, le besoin d'exciter la compassion de ceux qui les environnent. Pour comparer un mal à un autre, il faut de toute nécessité les avoir éprouvés tous les deux : or il faudrait avoir eu les chairs déchirées, les os disloqués ou broyés pour pouvoir comparer les douleurs de la goutte à celles que produisent ces accidens. Il me semble que cette maladie, du moins à son premier accès, doit causer des souffrances analogues à celle de l'entorse, puisque les mêmes organes sont enflammés, et que d'ailleurs les médecins et les malades eux-mêmes, qui avaient déjà eu des entorses, ont très souvent confondu les premiers accès de goutte avec cette dernière affection.

Quoi qu'il en soit, le malade éveillé par la douleur ne peut plus se rendormir ; son mal, qui n'a point d'intermittence, le tourmente sans cesse, et va en augmentant jusqu'au lever du soleil. Le goutteux éprouve continuellement le besoin de remuer le pied malade, quoiqu'il ne puisse le mouvoir qu'avec une difficulté extrême et dans une étendue très bornée; il tâtonne, il cherche une position moins douloureuse que celle qu'il a; il ne la trouve point; indépendamment du désir qu'il éprouve de se remuer, il a besoin de se mettre tantôt sur un côté, tantôt sur l'autre, pour soulager le pied malade, en l'appuyant dans toute sa longueur; enfin, quelque temps après le lever du soleil, il obtient un peu de repos; ses douleurs sont moins aiguës; fatigué par l'agitation et les souffrances de la nuit, il s'endort pendant quelques instans, et quand il se réveille sa peau est humectée par une légère moiteur.

Si le malade regarde alors le pied qui lui a rendu la nuit si pénible, il trouve du gonflement et de la rougeur, fixés le plus ordinairement au dessus de l'articulation du gros orteil avec le premier os du métatarse; cette articulation peut à peine se mouvoir; elle est enchaînée autant par la douleur que par une faiblesse insurmontable: souvent même elle est tout-à-fait immobile; on ne saurait la toucher; on ne saurait lui imprimer avec la main le moindre mouvement sans arracher des cris au malade; il ne peut poser son pied à terre; il ne peut même le laisser pendre au bord du lit pour l'exposer à l'air frais qui semble devoir le soulager: car dans cette position la douleur tensive augmente; le pied se gonfle davantage; il devient plus rouge et plus douloureux.

J'ai dit qu'au lever du soleil le malade s'endort, et qu'en se réveillant il se trouve soulagé; cependant la plupart des auteurs, en décrivant la goutte aiguë, disent positivement que la douleur ne diminue pas le premier jour, qu'elle persiste au contraire jusqu'au lendemain, durant ainsi trente-six à quarante heures sans le moindre allégement. Mais je crois avoir observé que ce n'est que dans les accès suivans que la goutte se présente avec autant de ténacité. Dans la plupart des cas, il y a constamment pendant le jour une rémission de la douleur et une exacerbation pendant la nuit. La rémission peut être moins forte le premier jour; néanmoins elle existe, elle est évidente, et l'amélioration obtenue se continue pendant toute la journée; un gonflement œdémateux envahit peu à peu le dos du pied; il est plus considérable au dessus de l'articulation qui est le principal siége du mal; les veines, d'abord très gonflées et très apparentes, sont alors noyées dans l'œdème; on ne les aperçoit plus.

Le soir, le malade, fatigué de la dernière nuit, fatigué d'une journée qui n'a pas été non plus sans agitation et sans souffrances, s'endort assez promptement; mais, à la même heure que la veille, il est réveillé par la même douleur : elle lui semble être plus forte; elle suit absolument la même marche, elle lui cause la même agitation; elle le condamne aux mêmes tortures. Le matin, il trouve encore plus de gonflement que le jour précédent: il y a plus de rougeur; le malaise et l'accablement général sont plus considérables; mais après un léger sommeil accompagné de moiteur, il retrouve de nouveau un peu d'allégement à ses souffrances. Ces alternatives d'exacerbation pendant la nuit et de relâche pendant la journée durent ordinairement quatre à cinq jours, et se prolongent souvent au delà. Quand le mal est près de cesser, il diminue graduellement; la rougeur disparaît peu à peu; mais le gonflement persiste encore pendant quelque temps. La douleur est assoupie, elle ne se réveille que dans certains mouvemens et dans les efforts que fait le malade pour se servir de son pied.

Il est digne de remarque que la goutte, qui présente au plus haut degré le caractère des maladies inflammatoires, ne se termine jamais par la suppuration ; le phénomène critique de cette inflammation, souvent si violente, est ordinairement une desquammation de l'épiderme qui recouvre la partie malade; souvent aussi cette inflammation se termine par l'exsudation d'une matière épaisse et blanche, ayant la consistance de la crème; cette matière paraît être formée des mêmes élémens que les concrétions arthritiques. D'autres fois, l'épiderme se recouvre d'une poussière blanchâtre, qui paraît aussi d'une nature analogue à celles de ces concrétions. Il est des circonstances où la maladie est suivie d'une transpiration dont l'odeur acide n'a point échappé à Selles : d'après la remarque de Coste, elle donne quelquefois à l'argent une couleur noire : l'acide caractérisant cette transpiration ne peut être que l'acide chlorhydrique ou l'acide sulphydrique ; mais la présence de ce dernier est moins probable. Enfin, il est une foule de cas dans lesquels la goutte se termine sans qu'il y ait une crise locale appréciable.

Les phénomènes que je viens de décrire sont accompagnés de symptômes généraux qu'il est très important d'étudier ; car l'ensemble de ces symptômes concourt puissamment à nous éclairer sur les causes prochaines de la goutte et sur le genre de cette cruelle maladie. Pendant l'accès, le goutteux est triste, inquiet, disposé à l'impatience, et même à la colère ; quoique tourmenté par l'impuissance où il est de se livrer à ses occupations habituelles, il a cependant de la tendance à s'abuser sur la gravité de son mal et sur sa durée ; il espère toujours que le lendemain amènera une diminution à ses maux ; il ne dort pas, ou bien, le peu de sommeil dont il jouit est troublé par l'agitation et par la douleur ; souvent au moment où il est près de s'endormir, il est réveillé par les crampes et par les secousses électriques qui l'ont déjà fatigué avant l'invasion du mal ; mais alors ces symptômes sont bien plus douloureux ; car ils augmentent les souffrances souvent atroces des membres auxquels ils impriment des secousses.

La bouche ordinairement est pâteuse ; la langue est blanche. Il y a de la soif, peu ou point d'appétit. Quand la goutte est ancienne et violente, le malade est souvent tourmenté par des nausées, et même par des vomissemens d'un mucus aigre et limpide. Les goutteux, en général, ont le ventre très libre dans l'intervalle de leurs accès, ils éprouvent au contraire pendant leur durée une constipation énergique, qui est bien loin d'être fâcheuse comme pourrait le croire le vulgaire , et comme le pensent bien des médecins.

Cet ensemble de symptômes gastriques a fait croire que la goutte est le produit d'embarras ou de saburres qui encombrent les premières voies; Scudamore est de cet avis : aussi fait-il un grand usage des purgatifs; toute sa thérapeutique roule sur l'emploi de ces moyens. M. Broussais voit dans les mêmes symptômes une irritation du tube digestif et surtout de l'estomac, irritation qu'il considère comme la cause immédiate des symptômes locaux, et qu'il combat par les antiphlogistiques, et principalement par des applications de sangsues à l'épigastre et à l'anus ; mais, dans mon opinion, Scudamore et M. Broussais se sont trompés : les phénomènes gastriques ne sont point la cause, mais bien l'effet de la goutte ou plutôt c'est le même mal agissant à la fois sur plusieurs points de l'économie. En développant plus tard la théorie de cette affection, je donnerai des preuves de ce que j'avance ici ; elles suffiront, je l'espère, pour convaincre les médecins qui, à cet égard, pourraient conserver quelques doutes ; mais dès à présent je puis signaler un fait que chacun a été à même d'observer, c'est que , dans les premiers accès de goutte, il n'existe aucun symptôme d'irritation et d'embarras gastriques; c'est seulement chez les anciens goutteux et dans les violens accès qu'on commence à les remarquer.

Au moment de l'invasion du mal, et pendant

la période d'accroissement la peau est sèche et presque toujours brûlante. Quelquefois, il survient, pour de courts momens, un froid glacial accompagné d'horripilation ; ce dernier symptôme arrive ordinairement quand l'accès de goutte est à son plus haut point d'intensité, au moment où il va décroître. Quand le mal diminue, la peau devient halitueuse, la transpiration insensible est augmentée, souvent même la sueur survient et ruisselle sur toute la surface de la peau : elle commence d'habitude par les extrémités qui sont le siége du mal. En général, la sueur est un symptôme d'autant plus favorable qu'elle est plus acide, et qu'elle rougit par conséquent davantage le papier de tournesol. La circulation est ordinairement accélérée pendant les accès de goutte ; le pouls est plus fréquent, plus dur et plus plein ; quand les douleurs sont très violentes, qu'un grand nombre d'articulations sont envahies, il donne souvent plus de cent pulsations par minute ; il présente alors tous les caractères du pouls appelé pléthorique par les auteurs. Dans ce cas, beaucoup de médecins, ne s'attachant qu'aux phénomènes extérieurs de la vie, sans rien apercevoir dans les mystères secrets de l'organisation, pensent que la saignée générale ou locale est indispensable, et qu'on ne saurait ouvrir trop tôt les veines pour diminuer l'abondance ou la trop grande richesse du sang.

La respiration, dans les premiers accès de goutte, et tant que cette maladie est légère, n'offre aucun dérangement appréciable, soit à l'investigation du médecin , soit à la sensibilité des malades. Mais dès que la goutte est ancienne, et que les symptômes en deviennent violens, la respiration est embarrassée par diverses causes : tantôt elle est gênée par l'obstacle mécanique que les articulations des côtes et de la clavicule envahies par la goutte apportent aux mouvemens de la poitrine; il y a alors une sorte de dyspnée douloureuse; la respiration est presque entièrement diaphragmatique ; d'autres fois, il y a une affection particulière aux poumons; c'est une espèce de catarrhe qui produit une toux sèche et fréquente. Beaucoup de goutteux sont aussi sujets à l'asthme.

Les organes de la génération offrent peu de symptômes particuliers dans les attaques de goutte ; en général, il y a de l'éréthisme, des désirs vénériens avant l'accès, et même immédiatement après son début; ce phénomène cesse bientôt quand la douleur a acquis quelque intensité.

La convalescence du premier accès de goutte se prolonge ordinairement pendant huit jours; elle va quelquefois au delà. Le pied qui a été malade conserve alors de la sensibilité et de la faiblesse; il se gonfle encore le soir; il éprouve une augmentation de chaleur percevable même au toucher.

Le premier accès de goutte, tout en conservant la forme et la marche que je viens de décrire, ne sévit pas toujours cependant sur l'articulation du gros orteil; il peut fixer son siége sur d'autres parties du pied : tantôt ce sont les petits orteils qui sont malades, souvent les malléoles, quelquefois les ligamens articulaires qui unissent les différens

os du tarse ou ceux du métatarse ; le talon , le tendon d'Achille et les gaînes tendineuses du pied peuvent devenir aussi le siége d'un premier accès de
goutte ; dans des cas rares, il attaque l'aponévrose
qui recouvre la partie postérieure des muscles
jumeaux ; néanmoins, c'est ordinairement dans
les gouttes anciennes que cette partie est attaquée.
Il est des cas graves et heureusement peu fréquens où même, dès le premier accès, la goutte se
fixe successivement ou simultanément sur les différentes parties du pied que je viens d'indiquer,
et de là passe ensuite sur l'autre pied, où elle fait
sentir dé semblables douleurs ; elle peut même envahir toutes les articulations du corps.

La goutte peut débuter aussi par les mains, et même
par les grandes articulations, mais c'est plus rarement ; en général cette affection a d'autant plus de tendance à se porter vers les différentes parties qu'elles
sont plus éloignées du centre ; eependant elle commence quelquefois ses ravages en se fixant sur les
organes splanchniques ; elle est alors infiniment
plus difficile à reconnaître, surtout quand elle n'est
point héréditaire ; je n'ai pas besoin de dire qu'elle
est aussi bien plus dangereuse.

On voit des inflammations de la vessie, des intestins, des viscères thorachiques, des yeux, de
l'encéphale qui ne sont autre chose qu'une première attaque d'arthritis ; ces affections compro-
mettent fréquemment la vie ou l'intégrité des organes d'une manière plus ou moins imminente.
Mais souvent quand le mal est arrivé à son dernier période, que le malade semble être près de

succomber, l'inflammation se déplace d'une manière subite, elle vient se fixer sur une articulation ; le danger est alors passé : il n'y a plus qu'une simple attaque de goutte.

Quand le premier accès est terminé, que la convalescence a eu son cours, le malade n'éprouve plus aucune sensibilité, aucune faiblesse dans la partie qui était le siége du mal; cela arrive du moins le plus fréquemment ; il reste ainsi dix-huit mois, quelquefois deux ans, dans un état qui paraît être celui de la santé la plus complète; il oublie son mal, il s'en croit à l'abri pour toujours; mais tout à coup, pour une cause souvent légère, que la plupart du temps il ne peut apprécier, la goutte revient avec tout l'appareil de symptômes précédemment décrits; seulement elle revient presque toujours plus violente, la rougeur est plus vive et plus étendue, la douleur plus intense, le gonflement plus considérable; un plus grand nombre d'articulations sont envahies, l'accès a plus de durée, la convalescence est plus longue. Après le retour de quelques accès, le malade conserve continuellement pendant leur intervalle un peu de sensibilité et de raideur aux articulations qui ont le plus souffert; cette sensibilité augmente après chaque accès nouveau et s'exalte tellement pendant le repos de la nuit que le goutteux se croit tous les matins dans l'impossibilité de faire usage de ses membres ; cependant, après les premiers efforts, après les premiers mouvemens, la sensibilité morbide se dissipe peu à peu, les membres reprennent autant de force qu'ils en avaient les jours précédens. En général, plus la goutte revient fréquemment, plus les symptômes en sont aggravés, plus l'intervalle des accès est court, moins aussi le retour à la santé est complet.

Quand la goutte est revenue depuis un certain nombre d'années, ses accès durent quinze jours à trois semaines; souvent même ils sont beaucoup plus longs. Dans ce cas, la goutte commence encore dans le gros orteil, mais elle est toujours plus violente. Le gonflement inflammatoire est alors quelquefois si intense qu'on voit la capsule articulaire former un bourrelet considérable qui soulève la peau et forme sur l'articulation une tumeur chaude, rouge, luisante et très douloureuse. Mais la goutte ne borne pas là ses ravages ; après quelques jours de torture, elle vient se fixer le plus souvent sur les parties ligamenteuses du bord interne du pied, et les tourmenter à leur tour ; puis elle s'attache aux environs de la malléole interne, à la partie antérieure de l'articulation tibio-tarsienne; glisse ensuite sur les gaînes tendineuses et les ligamens de la voûte du pied; après avoir envahi les articulations des os du tarse et du métatarse, elle arrive à la malléole externe, au tendon d'Achille, aux différentes parties de la plante, souvent même aux petits orteils; quand elle a parcouru toutes ces parties pendant huit ou quinze jours, elle passe à l'autre pied en laissant de la sensibilité, de la faiblesse et du gonflement dans celui qui vient d'être malade; elle exerce dans ce second pied les mêmes ravages que dans l'autre, quoique avec moins d'intensité ; ensuite elle passe aux genoux, aux mains, aux poignets, aux coudes, aux épaules, aux hanches, et quelquefois même aux articulations de la colonne épinière et du thorax. J'ai à peine besoin de dire que l'ordre dans lequel les différentes parties sont successivement prises varie considérablement.

Il est des malheureux chez lesquels la goutte met quatre, cinq, six, huit mois et plus encore à parcourir ce long circuit de douleurs. Chez d'autres malades, la goutte dure seulement quinze jours à trois semaines ; mais elle revient plusieurs fois pendant le cours d'une année ; dans ces deux cas, comme nous l'avons déja dit, elle laisse toujours après son départ une sensibilité morbide, une raideur, une faiblesse et souvent une douleur permanente, dans les articulations qu'elle a tourmentées. C'est alors la goutte chronique que nous allons décrire dans le chapitre suivant.

CHAPITRE II.

Des autres variétés de la goutte.

Nous venons de dire que la goutte aiguë, après avoir long-temps tourmenté les malades, dégénère et prend peu à peu une nouvelle forme connue des médecins sous le nom de goutte chronique ; cette seconde variété n'est point séparée de la première par une nuance bien tranchée ; on ne peut dire au juste quand la goutte aiguë des auteurs a cessé et quand la goutte chronique commence. On passe de l'une à l'autre par une suite de dégradations insensibles. C'est surtout chez les vieillards que la seconde forme de l'arthritis peut être observée, principalement chez ceux qui, depuis de longues années, ont eu leurs articulations affligées par de nombreux et de douloureux accès. Alors les capsules articulaires, les ligamens, les tendons et leurs gaînes, sont affaiblis par la souffrance ; les tissus en sont altérés ; ils sont gonflés et enraidis par des changemens de structure, et souvent par des épanchemens de même nature que ceux que l'on rencontre dans les concrétions arthritiques. Cette altération des tissus articulaires entretient une phlogose lente et continuelle ; mais elle s'oppose en même temps à la force et à la rapidité des mouvemens vitaux nécessaires pour constituer une inflammation aiguë.

Aussi la goutte, sous sa forme chronique, est-elle bien moins douloureuse que celle que nous venons de décrire ; mais les accès en sont bien plus longs ; ils durent presque continuellement. Alors on ne remarque plus sur les articulations malades cette rougeur écarlate et luisante dont nous avons parlé ; la peau y est presque pâle ; si elle s'y colore, elle prend une teinte de lie de vin. Quelquefois on y remarque des plaques violettes produites par un lacis de petites veines cutanées. Le gonflement est considérable, étendu, mais sans rénitence. L'élévation de la température est peu sensible pour l'observateur. L'articulation malade est enraidie ; les mouvemens en sont nuls ou fort bornés ; elle est sans forces. Les veines qui partent de la partie souffrante sont distendues, nouées, comme variqueuses. Le malade est souvent tourmenté par des crampes ou par des soubresauts au moment où il va s'endormir. C'est aussi pendant la nuit, comme dans la goutte aiguë, qu'arrivent les plus grandes douleurs.

Cette espèce de goutte n'est pas toujours la suite de la précédente ; elle est quelquefois primitive et n'abandonne jamais complétement le malade ; elle laisse toujours dans l'intervalle des accès les articulations gonflées, enraidies et douées d'une sensibilité que la moindre fatigue exalte jusqu'au ton de la douleur. Souvent on entend dans les mouvemens une crépitation très remarquable

qui semblerait indiquer des rugosités sur les extrémités articulaires des os, ou du moins ferait supposer que les articulations ne sont plus lubréfiées
par la synovie.

L'été seul rend l'état de ces goutteux plus supportable, et apporte à leurs mouvemens quelque
peu de liberté ; leur constitution d'ailleurs est plus
profondément altérée que dans la goutte aiguë.
L'appétit, dans ces affections, est en général irré-
gulier ; la digestion est lente et pénible ; le ventre
est ballonné par des gaz ; il y a de la constipation,
et quand il arrive de la diarrhée, l'état du malade
s'aggrave encore. Ces goutteux sont tourmentés
d'hémorrhoïdes qui sont quelquefois fluentes ;
leurs urines sont très colorées, et déposent ordinairement beaucoup d'acide urique. La gravelle
est plus fréquente dans cette maladie que dans la
goutte aiguë. La pierre vient souvent ajouter les
douleurs dont elle est la cause à toutes les douleurs que produit la goutte chronique. Cette affection est accompagnée quelquefois de toux, de
dyspnée et même d'asthme. Dans beaucoup de circonstances, les membres sont amaigris, comme
desséchés. J'ai vu la peau des pieds colorée par une
véritable cyanose, et conservant les plis comme
la peau d'un cholérique.

Le malade affecté de goutte chronique est im-
patient, souvent fort triste ; il a de temps en temps
des exacerbations qui rappellent un peu les accidens de la goutte aiguë, et viennent augmenter
encore ses souffrances habituelles. On trouve des
goutteux dont les articulations enraidies et les

membres faibles et grêles ne se prêtent plus à aucun mouvement depuis un grand nombre d'années.

La goutte chronique ne borne point là ses désordres ; elle change les rapports des parties articulaires ; elle déforme les membres. C'est cette espèce de goutte qui contourne les doigts et les orteils ; elle dépose dans le tissu cellulaire environnant les articulations un fluide visqueux ; ce fluide, lentement absorbé, laisse en disparaissant un dépôt de matières d'une consistance pâteuse qui se durcissent avec le temps, et dont la masse augmente à chaque accès successif ; c'est là l'origine de ces tumeurs remarquables appelées nodosités ou concrétions goutteuses, tufs, tophus, calculs arthritiques. La matière qui remplit ces tumeurs, pour la forme et la consistance, ressemble assez à du plâtre : elle est friable, d'un gris blanchâtre et rougeâtre ; elle est quelquefois tout-à-fait blanche ; sa cassure est terreuse ; en l'examinant de près, on voit que le dépôt s'en est formé dans les mailles du tissu cellulaire : car on trouve des lames de ce tissu dans l'intérieur des concrétions. La tranche de ces masses est brillante lorsqu'on la coupe avec un couteau. Rivière parle de concrétions arthritiques de la grosseur d'un pois et d'une telle dureté, qu'en les frappant avec un marteau, elles ne se brisaient pas sous le choc ; j'en ai vu de semblables.

La goutte chronique produit encore d'autres accidens que nous allons énumérer ; ils concourent tous plus ou moins à la déformation des membres goutteux. Ces altérations sont tellement remarquables, surtout dans la main, que Sydenham disait qu'elle ressemble quelquefois à une botte de panais; ces accidens sont la rigidité des muscles et des tendons, l'œdème, le gonflement des ligamens, des capsules articulaires, des tendons et de leurs gaînes; ce gonflement est causé par une altération des tissus épaissis et imprégnés de la matière des concrétions arthritiques. Les articulations goutteuses sont aussi fréquemment ankylosées dans différentes positions. Enfin les pieds et les mains sont desséchés et frappés d'une véritable atrophie : c'est surtout dans ces cas que la peau est cyanosée; des phalanges ont disparu en partie ou en totalité. Il est aisé de se figurer les déformations et les accidens divers produits par ces altérations, surtout dans les pieds et dans les mains, qui sont composés de petits os plus ou moins mobiles; on peut aussi se faire une idée de la gêne et des entraves qu'elles doivent apporter aux mouvemens; ce sont elles surtout qui ont donné lieu à cet adage d'une vérité si désespérante pour les goutteux : il faut manger, ils n'ont point de mains; il faut marcher, ils n'ont point de pieds; il faut souffrir, ils ont des pieds et des mains. *Cibus capiendus est, manus non habeo ; incedendum est, desunt mihi pedes. At dolendum est, sunt et pedes mihi et manus.*

Ces dernières variétés de la goutte chronique ont été souvent appelées par les auteurs goutte nouée à cause de la forme des parties malades, et, goutte fixe, parce que, une fois arrivée à ce point, le mal n'abandonne plus les articulations qu'il a envahies. Cette espèce d'arthritis est quelquefois primitive ; elle est alors peu douloureuse ; c'est elle qui paraît avoir affecté dans les dernières années de sa vie le savant et laborieux naturaliste Daubenton.

La goutte peut se montrer aussi sous la forme de tumeurs blanches. Ce sont principalement le genou, le coude, le poignet, l'articulation de la jambe et du pied qui sont sujets à être affectés par cette variété de l'arthritis. Beaucoup de coxalgies appartiennent à cette forme de la goutte ; c'est ordinairement chez les vieillards, chez les femmes, et en général chez les sujets débiles qu'on trouve cette variété ; elle a été peu observée jusqu'à présent. On la distingue des affections lymphatiques proprement dites par des signes dont cependant elle manque quelquefois ; souvent les malades qui en sont affectés appartiennent à des familles goutteuses ; leurs urines déposent un sédiment briqueté ; ils sont sujets aux crampes, aux hémorrhoïdes, à la gravelle comme les autres goutteux. Les articulations entreprises sont très gonflées chaudes, sillonnées par des veines sous-cutanées d'un diamètre considérable ; elles font peu souffrir pendant le jour ; mais elles deviennent quelquefois fort douloureuses pendant la nuit, et la douleur qu'elles causent est augmentée encore par la flexion involontaire et spasmodique du membre affecté. Je n'ai pas besoin de dire qu'entre cette goutte et la goutte aiguë il y a une foule de nuances qui lient les deux affections l'une à l'autre, et servent à en établir le rapport.

Chez certains sujets, la goutte prend une forme

telle qu'on peut la confondre avec les engelures ; elle y ressemble autant que la goutte aiguë ressemble quelquefois à une entorse. Enfin, cette maladie peut prendre plus qu'une autre des aspects différens ; les jeunes médecins seraient exposés à de graves erreurs, s'ils la croyaient réduite aux seules formes sous lesquelles elle a été décrite. La goutte offre presque autant de variétés qu'il y a de goutteux. Dans les cas difficiles, où la nature du mal est obscure, où les symptômes pathognomoniques ne suffisent pas pour établir le diagnostic, il faut étudier les phénomènes accessoires et s'éclairer par des faits antérieurs, par des signes fugaces, insaisissables pour un médecin peu habile, mais qui échappent rarement à un praticien instruit et observateur.

Cependant je dois dire qu'il est un petit nombre de cas obscurs offrant assez les symptômes de quelques variétés de la goutte chronique pour tromper la sagacité des plus habiles ; néanmoins, ces maux, dans leur essence, diffèrent complétement de la goutte ; ils résistent avec opiniâtreté aux traitemens les plus propres à combattre cette dernière maladie ; ils n'en reçoivent pas même le plus léger soulagement. Ces affections pseudomorphes ont besoin d'être étudiées ; elles sont tout-à-fait inconnues, ne cèdent à aucun traitement, tourmentent beaucoup les malades et entraînent même souvent la perte de leur existence. J'ai remarqué dans quelques unes de ces affections un gonflement des mains qui ne se bornait pas aux articulations, mais s'étendait au loin ; ce gonflement envahissait l'étendue entière de tous les doigts. La plénitude de la peau semblait être le plus grand obstacle à la flexion, qui ne s'opérait que d'une façon très incomplète ; ce gonflement est sans chaleur et sans rougeur. Il y a peut-être quelque analogie entre cette maladie et l'endurcissement du tissu cellulaire des nouveau-nés.

Quelle que soit la forme que prenne la goutte, qu'elle soit aiguë ou chronique, elle ne reste pas toujours sur les parties que nous venons d'indiquer ; elle a chez certains individus une tendance à se porter sur les organes intérieurs, et des causes souvent très légères peuvent déterminer ce transport ; ce déplacement arrive même quelquefois chez des individus qui ne semblaient pas du tout y être disposés. Une des causes les plus puissantes pour transporter un accès de goutte sur les organes intérieurs est principalement l'impression du froid, et surtout du froid humide, pendant qu'une ou plusieurs articulations sont en proie aux douleurs arthritiques.

Dans la même circonstance, les passions et les impressions subites de l'ame, telles que la colère, la crainte, le chagrin, un accès de joie, un bonheur inespéré, souvent même l'étude, la méditation, l'attention soutenue, suffisent pour causer cette dangereuse métastase.

La surcharge de l'estomac, qui peut être causée aussi bien par un repas copieux que par une alimentation très légère quand elle est prise sans être sollicitée par la faim, des mets trop stimulans ou trop difficiles à digérer, l'abus du vin, des liqueurs fortes et spiritueuses, du café et d'autres substances irritantes peuvent dans le courant d'un accès de goutte, même quand il touche à sa fin, ranimer tout d'un coup le mal et le porter à l'intérieur.

Mais, de toutes les causes qui peuvent déterminer ce grave accident, la plus fréquente, sans aucun doute, comme la plus énergique, c'est l'usage des médicamens calmans et sédatifs, quelle que soit leur nature. L'ignorance où l'on a été jusqu'à présent des véritables causes de la goutte et de l'essence de cette maladie, a fait croire à beaucoup de médecins que pour la guérir il suffisait d'en calmer la douleur; dans ce but, ils ont appliqué sur les articulations malades tantôt des sédatifs, comme le sous-acétate de plomb : tantôt des liquides froids et glacés, destinés à soustraire du calorique aux parties rendues brûlantes par le travail inflammatoire; souvent même ils ont appliqué en topique des narcotiques, comme la jusquiame, la morelle, la ciguë, la belladone ou l'opium. Cés moyens de diminuer la douleur et même de la suspendre tout-à-fait sont excessivement dangereux : ils peuvent déterminer instantanément le transport de la goutte sur un des organes internes; les médecins prudens de tous les âges et de toutes les écoles ont renoncé sagement à en faire usage. Ce n'est pas la douleur qu'il faut tâcher d'adoucir et de faire disparaître, c'est la cause qui produit cette douleur qu'il faut attaquer; car tant qu'elle existe, elle peut ranimer le mal, et le transporter, des articulations où il est combattu facilement, sur des parties où il est plus à l'abri des remèdes.

La goutte, portée à l'intérieur, par l'action de l'une ou de l'autre de ces causes, prend, suivant les différens auteurs, le nom de goutte rétrocédée, remontée, répercutée, ou simplement de goutte interne; elle peut se porter sur un grand nombre d'organes; elle offre alors les symptômes particuliers aux inflammations des parties sur lesquelles elle est fixée. Les accidens produits par cette affection sont ordinairement d'une violence extrême, surtout quand la goutte remontée est de nature aiguë. Les phénomènes inflammatoires causés par le déplacement de la goutte sont presque toujours accompagnés de spasmes. Le signe caractéristique de cette affection, celui par lequel on peut la distinguer d'une inflammation proprement dite, c'est la cessation subite de la maladie articulaire, cessation qui précède ou qui accompagne le début de l'affection interne.

Du reste, cette maladie varie suivant les organes qu'elle envahit. On ne saurait décrire toutes les modifications de la goutte interne; je dois dire cependant qu'elle a bien plus de tendance à se porter sur l'estomac et sur les intestins que sur tous les autres viscères. Quand j'aurai fait voir quelle est la cause immédiate, quelle est la nature si long-temps ignorée de cette affection, j'expliquerai d'où vient cette tendance. Lorsq'elle est fixée sur le tube intestinal, la maladie qui nous occupe détermine des coliques violentes et des vomissemens d'autant plus fréquens qu'elle est placée plus près de l'estomac. Le ventre est alors tendu, douloureux, extrêmement sensible au toucher; en

général, il y a constipation énergique ; ces accidens locaux sont accompagnés de fièvre violente ,
d'angoisses, de sueur froide, de lipothymies, d'altération de la face et souvent de délire. Il arrive aux
malades et même aux médecins de confondre ce
mal si grave avec les coliques néphrétiques , suite
de la gravelle, maladie qui se rencontre si fréquemment chez les goutteux qu'on peut justement la croire produite par les mêmes causes.
Indépendamment des douleurs occasionnées par
les coliques néphrétiques, ce mal est souvent accompagné de vomissemens abondans et d'une douleur spasmodique des muscles du ventre. Ces
accidens peuvent faire croire d'autant plus à un
transport de la goutte sur les intestins que la gravelle arrive ordinairement quand l'accès de goutte
se termine.

La goutte peut aussi se porter probablement sur
le système hépatique ; cependant je ne connais
pas de faits bien avérés qui prouvent la possibilité
de ce transport. J'ai souvent rencontré dans ma
pratique des goutteux ayant pendant leur accès
un teint jaune et bilieux ; cette couleur indique dans
le foie une souffrance sympathique ; mais, je n'ai
jamais trouvé la goutte fixée, à proprement parler, sur cet organe. J'ai vu une seule fois un
malade , quelques jours après sa guérison par ma
méthode, éprouver des coliques hépatiques d'abord
faibles, revenant chaque jour pendant dix minutes, et qui, le troisième jour, devinrent assez
violentes, sans avoir cependant plus de durée que
la veille et l'avant-veille ; mais ces coliques n'eu-

rent aucune suite et m'ont paru produites par le passage d'un calcul biliaire a travers le canal cholédoque ; elles ne pouvaient avoir par conséquent aucun rapport avec un accès de goutte dont la durée avait été de six jours.

La goutte a également de la tendance à quitter les articulations pour venir s'arrêter sur quelques uns des organes génito-urinaires : tantôt ce sont les testicules qui sont entrepris et tantôt, ce sont les reins ; mais c'est principalement le col de la vessie qu'elle affecte de préférence. Les accidens produits par cette métastase sans être aussi dangereux que ceux qu'elle cause sur les intestins sont cependant extrêmement douloureux ; il y a de la strangurie ; le besoin d'uriner est très fréquent, très impérieux, et les efforts du malade les plus violens et les plus pénibles n'amènent pour résultats que quelques gouttes d'une urine âcre, brûlante et souvent teinte de sang. Il y a du ténesme et presque toujours des accidens généraux plus ou moins graves.

La goutte envahit quelquefois les attaches du diaphragme ; elle cause alors une douleur, une suffocation qui peuvent devenir promptement mortelles. Cullen dit qu'en se portant sur le poumon, elle détermine des accès d'asthme très dangereux : j'ai deux fois rencontré ce cas. Cependant, il faut le dire, l'asthme est souvent, comme la gravelle, une maladie concomitante de la goutte ; ni l'une ni l'autre ne sont alors produites par la suppression de cette dernière, mais elles sont toutes les trois le résultat des mêmes causes.

La goutte fixée sur le cœur produit des angoisses,

des palpitations violentes, avec une gêne extrême de la respiration. Les yeux sont alors saillans, la face est rouge et tuméfiée, ce qui aide à distinguer cet accident de l'asthme, proprement dit, dans lequel le visage est ordinairement d'une grande pâleur.

La goutte remonte aussi à la gorge, où elle simule toutes les variétés de l'angine ; enfin elle atteint fréquemment l'encéphale et détermine l'apoplexie. L'arthritis a une très grande tendance à produire ce dernier accident, et le médecin doit toujours s'en défier : car un grand nombre de goutteux meurent apoplectiques; nous verrons d'ailleurs plus loin que les causes qui produisent l'apoplexie et celle qui déterminent la goutte sont absolument de même nature.

Il est des malades, ordininairement goutteux depuis très long-temps, qui, dans l'intervalle de leurs accès, ont presque continuellement la goutte sur les différens organes que je viens d'indiquer; mais elle n'y produit pas les accidens graves décrits précédemment; elle ne cause même pas de douleurs : elle se borne à occasionner de la gêne et à troubler plus ou moins les organes sur lesquels elle est fixée. Sous cette forme, la goutte est assez souvent errante, et passe rapidement d'une partie à une autre. Quoique peu dangereuse, cette variété de l'arthritis a été jusqu'à présent aussi rebelle que toutes les autres aux efforts de la médecine : c'est cependant une des formes de la goutte qui cède avec le plus de facilité à mon traitement.

Beaucoup d'auteurs donnent une description de

la goutte bien plus étendue que celle que je viens
de présenter. Ils s'efforcent de peindre cette affection sous toutes les formes, d'en retracer tous les
accidens possibles, d'en classer avec soin toutes les
variétés. Je n'ai pas cru devoir suivre cet exemple.
En donnant le tableau de la goutte aiguë, considérée comme le type du genre, j'ai indiqué som-
mairement les différentes dégradations par lesquelles on arrive aux principales espèces ; plus de
détails seraient inutiles, car, quoi qu'on fasse, il sera
toujours impossible de tout décrire. Je le répète,
il y a autant de variétés de la goutte qu'il y a de
goutteux ; on pourrait même dire, pour être plus
exact, qu'il en existe autant qu'il y a d'accès.

En ouvrant les traités généraux de médecine, et
les différentes monographies de la goutte, on
pourra juger de ce que j'avance ici. On y verra des
descriptions nombreuses et détaillées, des divisions scolastiques établissant des genres et des
espèces ; mais on ne trouvera aucun accord entre
les auteurs, soit pour les descriptions, soit pour les
coupes, soit pour la nomenclature, à moins qu'ils
ne se soient copiés les uns les autres, ce qui, à la
vérité, est arrivé fort souvent. On remarquera surtout une grande différence entre ces descriptions
et les faits qu'on aura soi-même l'occasion d'observer.

Pour se faire une idée de la goutte et de ses
formes nombreuses, le mieux est de l'observer
soigneusement au lit du malade, et ce que je dis
de cette affection, je le dis de toutes les autres.
Pour un certain nombre de maladies, on a voulu

établir des divisions en ordres, en genres, en espèces, divisions qui conviennent bien à l'histoire
naturelle, mais qui ne sauraient s'adapter à la pathologie; là, les différences sont trop nombreuses
pour être enveloppées dans une classification ; les
nuances qui conduisent d'une forme principale à
une autre sont trop insensibles pour qu'on puisse
poser exactement des limites. Les symptômes surtout sont trop irréguliers, trop variables pour se
prêter à des descriptions applicables à tous les cas.
Ce qu'il y a de mieux, c'est de reconnaître le type
principal d'une maladie, d'en étudier la nature,
de voir comment elle se modifie, comment elle
change d'aspect dans les différentes circonstances,
comment elle arrive à se confondre avec d'autres
affections. Le raisonnement et l'expérience feront
bientôt le reste.

CHAPITRE III.

Recherches anatomiques et chimiques faites sur les altérations causées par la goutte.

Pour connaître une maladie, la description de ses symptômes ne saurait suffire. Le médecin ne doit pas se contenter de voir la surface du mal ; il doit tâcher de pénétrer profondément dans son intérieur, pour étudier les changemens que subit l'organisation et tâcher de saisir les causes qui les opèrent. Voyons donc, pour la goutte, dont nous connaissons déjà les symptômes principaux, ce que nous apprendra, en outre, le scalpel de l'anatomiste, les investigations du chimiste et celles du physicien.

La médecine n'est point riche encore en autopsies de goutteux ; ces malades se trouvant rarement dans les hôpitaux, on a peu rencontré d'occasion de suivre sur le cadavre les traces que la goutte y a laissées ; cependant nous devons quelques recherches à Lieutand, à Fernel ; nous en devons à Morgagni, insérées dans ses lettres célèbres (*De sedibus et causis morborum per anatomen indagatis*); à Bonnet, dans son *Sepulchretum*; à Portal, dans son Anatomie médicale ; à Guilbert, dans le savant article GOUTTE du grand *Dictionnaire des sciences médicales*, et à quelques autres médecins encore.

Les lésions que la goutte entraîne sont nombreuses et variées. On remarque d'abord l'injection inflammatoire des capsules et des ligamens articulaires, des tendons et de leurs gaines, du tissu cellulaire qui environne ces organes, et de la peau qui les recouvre; indépendamment de la rougeur qui colore ces parties, on trouve qu'elles sont épaissies et qu'elles ont changé de consistance. On rencontre souvent, entre les fibres des tissus malades, des épanchemens d'une matière saline formant des masses dures, quelquefois considérables ; ces épanchemens dont nous avons déjà parlé sont connus sous le nom de concrétions arthritiques ; nous en étudierons tout à l'heure la nature et la composition.

Le plus souvent ces épanchemens se trouvent au-dessus de la capsule articulaire qu'ils enveloppent d'une manière plus ou moins complète; on les rencontre également au dessus des gaines tendineuses, et dans l'épaisseur même des tendons ; ils déforment ces derniers organes et les privent de leurs mouvemens ainsi que de leur flexibilité. Il est très rare d'observer la matière qui forme ces épanchemens, dans l'intérieur des capsules et des gaines synoviales; cependant Morgagni et d'autres observateurs l'ont découverte dans ces cavités ; ils ont vu les extrémités articulaires des os encroûtés par cette substance qui liait entre elles les différentes parties de l'articulation, et en altérait les rapports.

Ces exemples néanmoins sont rares et semblent n'être qu'une exception. Le plus souvent c'est en dehors des capacités synoviales que se forment les concrétions arthritiques; cette disposition tient à une cause toute physique fort curieuse à étudier, et dont nous nous occuperons dans un autre lieu.

Ces épanchemens durs et comme pierreux sont une suite de la goutte, heureusement assez rare dans notre pays. Il paraît qu'en Belgique, en Hollande et en Angleterre on les rencontre plus fréquemment; du reste, ils sont toujours le résultat de la goutte chronique proprement dite, ou des gonflemens qui suivent quelquefois les accès de la goutte aiguë et qui se prolongent plus ou moins long-temps après que les accidens inflammatoires sont dissipés. En étudiant sur le malade le développement de ces concrétions, on voit d'abord qu'il s'est formé un épanchement considérable de liquide dans le tissu cellulaire; cet épanchement produit une tumeur molle, indolente, comme œdémateuse, conservant l'impression du doigt; elle diminue peu à peu de volume en prenant de la consistance; au bout de quelque temps, il ne reste plus qu'un noyau de matière arthritique, soulevant les parties molles qui le recouvrent : c'est alors une concrétion, un tophus.

Tous les médecins qui ont cherché à se rendre compte du phénomène que nous venons de décrire ont cru que la matière tophacée se trouve en dissolution dans le liquide épanché primitivement; ils pensent que le travail de l'absorption, en enlevant peu à peu les matières fluides, laisse dépo-

ser les sels qui ne trouvent plus assez d'eau pour
les tenir en dissolution ; ce dépôt, suivant eux, s'é-
paissit tous les jours davantage par la dissipation
successive du liquide ; la tonicité des parties rapproche les molécules qui constituent cet épanchement, les resserre dans un plus petit espace, et
finit par en former un noyau concret renfermé
dans quelques mailles de tissu cellulaire. Cette explication est évidemment erronée. Quand on connaît la nature des concrétions arthritiques et le
peu de solubilité de la plupart des sels qui les composent, il ne faut pas un grand effort d'intelligence
pour comprendre qu'ils ne peuvent avoir été en
dissolution dans la quantité de liquide primitivement épanchée : le phénomène est beaucoup plus
compliqué qu'on ne l'a pensé jusqu'à présent; nous
tâcherons de l'étudier dans une autre partie de ce
travail.

Une fois que la concrétion est formée, elle persiste et augmente encore de dureté en perdant un
peu de son volume. Lorsque l'accès suivant survient, il se fait un nouvel épanchement de liquide
dans lequel la concrétion semble se ramollir et
même se dissoudre : le malade s'en croit débarrassé,
mais le phénomène que je viens de décrire se renouvelle. Le liquide récemment épanché disparaît
peu à peu en laissant un résidu solide plus considérable que la première fois, et qui s'augmente
ainsi constamment presque à chaque accès nouveau.

Pour compléter l'histoire de la goutte et pour
pouvoir comprendre l'explication que je donnerai

plus tard de la formation des tophus arthritiques,
il faut connaître d'abord les élémens dont ils sont
composés. Depuis long-temps déjà, les médecins ont
senti combien il importe d'avoir des connaissances
précises sur la composition chimique de ces concrétions ; ils pensaient acquérir, par là, des notions
précises sur la nature intime de la goutte, et trouver un traitement rationnel pour combattre cette
douloureuse maladie. Les recherches que l'on fit
sur cette matière ont été long-temps infructueuses ;
et malheureusement quand elles acquirent quelque
précision, l'importance qu'on leur donna, les
conclusions fausses que l'on en déduisit, loin d'é-
clairer les médecins, ne servirent au contraire qu'à
les égarer en donnant lieu à de fausses théories,
comme nous allons le voir.

Avant qu'ils n'empruntassent quelques secours de
la chimie, les praticiens avaient remarqué déjà
qu'il existe une analogie frappante entre la goutte
et certaines affections du système urinaire. Les calculs qui se forment dans les différentes parties de
ce système, comparés aux concrétions qui se déposent sur les articulations des goutteux, n'étaient
pas encore la partie la plus frappante de ces analogies. Ils voyaient dans les accès de goutte les urines s'altérer : elles se chargent en effet d'un sédiment rouge, briqueté, quelquefois si abondant
qu'il donne aux urines une consistance presque
boueuse. Ces médecins remarquaient en outre que
la gravelle est un accident très fréquent chez les
goutteux ; que souvent un accès de gravelle succède
à une attaque de goutte ; qu'un goutteux a fré-

quemment la pierre; que ces affections différentes alternent les unes avec les autres dans le renouvellement des générations; qu'ainsi les enfans d'un homme qui a la goutte sont sujets à avoir la gravelle et à devenir calculeux, et que les enfans d'un homme qui a eu la gravelle ou la pierre sont sujets aux maladies goutteuses.

Les médecins observateurs avaient également remarqué que la gravelle, après avoir tourmenté des malades pendant de longues années, cessait tout à coup, quand un accès de goutte venait se fixer sur quelques unes de leurs articulations. On avait vu aussi de vieux podagres dont les douleurs s'arrêtaient complétement et pour toujours quand leurs urines charriaient en grande quantité un sédiment blanchâtre. A la tête de ceux qui furent frappés de ces observations importantes, nous devons placer l'illustre Sydenham. Ces remarques de pratique médicale étaient plus que suffisantes pour persuader aux médecins que les calculs vésicaux et les concrétions des goutteux étaient d'une nature identique. On crut alors que leur composition était analogue à celle de la partie solide des os que l'on ne connaissait pas davantage. La découverte de l'acide bézoardique de Scheele, que l'on appela ensuite acide litique et qui est notre acide urique d'aujourd'hui, renversa cette hypothèse, du moins pour les calculs urinaires. Quant aux concrétions arthritiques, on n'en connaissait pas davantage la composition; et on ne pouvait pas se douter alors qu'elles contiennent un des principes immédiats de l'urine. Les travaux tentés antérieurement étaient bien loin de conduire à cette conclusion.

Schenckius avait dit qu'en broyant la matière tophacée avec de l'eau, elle prenait corps, elle devenait solide comme le plâtre. Pinelli, en 1728, a vainement essayé de dissoudre les calculs arthritiques dans les liqueurs ammoniacales; mais il réussit à opérer cette dissolution dans les acides, et même dans l'acide acétique très affaibli : il crut en conséquence que la goutte tient à un principe alcalin que l'on pourrait neutraliser par les acides. Je ne sais si les expériences et la théorie de Pinelli furent connues de Frédéric Hoffman et de Boerhaave, qui conseillèrent, environ dans le même temps, l'usage des alcalis et surtout celui de l'eau de chaux pour combattre la goutte et la gravelle. Ces opinions différentes, et même diamétralement opposées, jetaient les praticiens dans une grande incertitude. Cajetan-Tacconi crut tout concilier en établissant deux genres de goutte: une goutte acide et une goutte alcaline. Sa théorie fut reproduite plus tard avec emphase par Marie de St. Ursins qui l'annonçait, non seulement comme une chose tout-à-fait nouvelle, mais comme une immense découverte qui lui était entièrement due.

Toutes ces théories, basées sur des travaux chimiques très imparfaits, ne pouvaient avoir qu'une durée éphémère. Les analyses nouvelles des concrétions arthritiques, quoique plus exactes, plus complètes, plus en harmonie avec les progrès de la science, ne peuvent même jeter sur la doctrine de la goutte qu'une bien faible lumière; cependant, comme je déduirai de ces analyses quelques considérations pathologiques, je vais indiquer les résultats obtenus sur cette matière par les chimistes modernes.

Le premier travail de quelque valeur sur la composition des concrétions goutteuses est dû à Tennant : il annonça qu'elles sont formées d'acide urique combiné à de la soude. Quelques temps après, Fourcroy répéta les expériences de Tennant et constata qu'indépendamment de l'urate de soude, les tophus arthritiques contiennent une telle quantité de matière animale qu'elle entre pour plus de moitié dans leur composition : cette matière est due en partie aux lames de tissu cellulaire dans lequel les granulations salines se sont déposées. Fourcroy, d'après cette analyse, crut pouvoir conclure que la goutte dépend d'un excès d'acide urique répandue dans la masse de nos humeurs. Wollaston et Pearson, en Angleterre, obtinrent des résultats analogues. Peu après, Vauquelin analysa des calculs composés d'urate de soude, mais aussi d'urate de chaux; il rencontra moins de débris cellulaires que n'en avait rencontré Fourcroy. Vogel trouva aussi de l'urate calcique. Des recherches plus minutieuses y démontrèrent quelque temps après l'existence d'un peu d'urate de potasse et d'une notable quantité de chlorure de sodium. Vauquelin, à la demande de Guilbert, analysa une concrétion goutteuse qui lui donna des résultats différens.

« Le malade qui les avait fournies, dit Guilbert,

« était goutteux d'ancienne date, quoique jeune
« encore. Il vivait depuis long-temps sous les tristes
« influences de l'adversité : il portait l'empreinte
« d'une faiblesse générale, et ne paraissait point
« avoir jamais été d'une forte constitution. Par une
« suite d'expériences intéressantes, M. Vauquelin a
« reconnu qu'elles étaient composées non seule-
« ment: 1° de sururate de soude qui de même en
« formait la plus grande partie; mais encore 2° d'une
« petite quantité d'urate de chaux; 3° de phosphate
« de chaux, 4° et d'une matière fibreuse animale.

En analysant une concrétion goutteuse, Laugier
a obtenu des résultats tout-à-fait opposés, puisqu'au lieu du sururate de soude trouvé par Vauquelin, il y a rencontré l'acide urique, saturé par
un grand excès de bases. Voici le résultat de son
analyse : 8,3 d'eau; 16,7 de matière animale; 16,7
d'acide urique, 16,7 de soude; 8,3 de chaux; 17,7
de chlorure de sodium et 16,7 de perte. Wurzer,
de son côté, a trouvé 20 d'acide urique, 20 de
soude, 10 de chaux, 18 de chlorure de sodium;
2,2 de chlorure de potassium; 19,5 de matière animale; 10,3 d'eau.

« L'accord entre ces deux analyses, dit Berzelius,
« est remarquable, d'autant plus qu'elles indiquent
« entre les bases et l'acide un rapport tel que l'a-
« cide contient plus de quatre fois la quantité de
« base existant dans les sels neutres, sans qu'on
« voie avec quoi ce grand excès de bases aurait
« pu être combiné. »

Je m'étonne, comme Berzélius, du rapport frappant qu'il y a entre ces deux analyses, et je m'en

étonne d'autant plus que j'ai de fortes raisons pour croire qu'il y a peut-être autant de variétés dans les calculs arthritiques que dans les calculs urinaires. En effet, indépendamment des différences qui se remarquent entre les divers travaux que je viens de citer, Wollaston a trouvé sur des individus goutteux des concrétions composées en grande partie d'urate d'ammoniaque. John a examiné un calcul dont la composition est de matière animale avec de la graisse onctueuse et un peu de soude, 73; carbonate de chaux, 10; phosphate de chaux, 17. Un autre tophus contenait, d'après lui, matière animale indéterminée, avec de l'eau et quelque peu d'adipocire, 56,2 ; carbonate, phosphate et hydrochlorate de potasse, 3,2 ; phosphate de chaux, 28,1; carbonate de chaux avec des traces de carbonate de magnésie, 12,5.

Ces recherches, comme on le voit, ne peuvent rien apprendre sur la cause prochaine de la goutte et sur sa nature intime. Les résultats obtenus sont trop différens les uns des autres, et, malgré cela, ils ne sont pas assez nombreux pour établir une bonne théorie de l'affection qui nous occupe ; on ne trouve dans ces analyses aucun lien commun : d'ailleurs l'étude des calculs arthritiques et de leur composition peut d'autant moins servir à établir une théorie de la goutte, que ces corps sont loin d'en être les produits ordinaires , ils n'en sont heureusement qu'un accident assez rare, du moins en France. C'est en étudiant les causes prédisposantes et occasionnelles de la goutte, en recherchant l'influence qu'elles peuvent avoir sur notre organisation, en étudiant cette organisation elle-même d'une manière plus rationnelle qu'on ne l'a fait jusqu'à présent, que nous parviendrons à obtenir des idées précises sur la nature de l'arthritis, et que nous pourrons donner une théorie de cette affection et indiquer un traitement méthodique, simple et à l'abri de tout danger.

CHAPITRE IV.

Des causes prédisposantes et occasionnelles de la goutte.

La goutte attaque d'ordinaire les hommes dans la force de l'âge, jouissant en apparence de la santé la plus complète. On a surnommé assez plaisamment cette affection, la maladie des gens qui se portent bien, quoiqu'elle soit sans contredit une des plus cruelles et des plus dangereuses de celles qui viennent affliger l'humanité. C'est le plus souvent chez les individus âgés de trente à cinquante ans que la goutte commence ses ravages. Cependant je l'ai vue débuter bien plus tôt et bien plus tard. J'ai vu les premiers accès arriver après soixante ans, et je les ai vus aussi frapper des jeunes gens qui n'avaient pas encore atteint leur vingtième année. J'ai donné des soins, à Paris, à un de mes confrères, le docteur Marquand, homme sobre et très actif qui ayant eu son premier accès de goutte à vingt ans, était pris du second seulement à soixante. A Nancy, j'ai traité un malade âgé de cinquante-trois ans qui a passé presque toute sa vie au milieu des souffrances les plus affreuses que la goutte puisse infliger ; il fut atteint de son premier accès à neuf ans ; il eut le second à quatorze ; depuis l'âge de vingt ans, la goutte vint régulièrement au moins une fois par année : elle ne le quittait presque plus lorsque j'ai commencé à lui donner des soins. Ce malade n'avait jamais connu de goutteux dans sa famille.

Schenckius cite des observations semblables. Il a vu plusieurs enfans âgés de quinze ans et même de dix ans tourmentés par la goutte ; il remarque qu'au temps d'Hippocrate les enfans n'étaient point sujets à cette maladie. « Maintenant, dit-il, ils en « sont affligés, soit parce qu'ils ont reçu ce mal de « leurs parens, soit parce que le climat de France « est différent de celui de Cos. J'ai vu, s'écrie-t-il « plus loin, ce que n'ont pas vu Hippocrate et Ga « lien, j'ai vu un enfant noble de sept à huit ans, « né dans le Valais, déjà tourmenté au printemps « et en automne, non seulement de la podagre, « mais encore de l'arthritis. Ce jeune homme était « d'un tempérament bilieux, et la maladie articu- « laire dont il souffrait n'était point héréditaire. « (*Vidi quod Hippocrates et Galenus non viderunt,* « *nobilem videlicet puerum septem aut octo annos* « *natum Vallesium, laborantem non tantum po-* « *dagrá sed arthritide vere et autumno, cui non* « *fuit hereditarius morbus articularis, et satis ille* « *biliosus, erat.*) »

Les goutteux ont eu ordinairement dans leur jeunesse de violentes migraines ; ce mal se prolonge souvent et revient encore dans un âge avancé. Ces malades sont fréquemment issus de parens qui eux-mêmes ont eu la goutte ; très certainement c'est là une maladie héréditaire, quoique plusieurs auteurs l'aient nié formellement : le fils d'un goutteux est disposé à le devenir lui-même; il faut que les médecins le sachent, et qu'ils prennent déjà, dès l'enfance, les précautions nécessaires pour étouffer dans son germe une maladie qui fait le désespoir de la vieillesse. Leurs efforts doivent redoubler surtout quand, dans une famille de goutteux confiés à leurs soins, les enfans sont sujets à la migraine, et paraissent devoir acquérir dans leur développement la constitution particulière aux goutteux : constitution dont nous tracerons tout à l'heure les traits principaux.

Scudamore, en traitant la question de l'hérédité, donne un tableau, d'après lequel on voit que sur cent treize goutteux, il y en avait cinquante-cinq seulement dont les parens avaient été affectés du même mal; il en conclut que les gouttes héréditaires sont aux gouttes acquises, comme cinquante-cinq est à cinquante-huit. Mais je crois que cette appréciation n'est point exacte, du moins pour notre climat: car je dois faire remarquer que Scudamore observait dans un pays où toutes les causes de la goutte semblent accumulées, pays, par conséquent, où il doit y avoir, proportion gardée, beaucoup plus de gouttes acquises. D'un autre côté, bien des goutteux perdent leurs parens de trop bonne heure, pour pouvoir acquérir la certitude que leur mal est héréditaire.

A cette occasion, je signalerai un fait propre à ma famille, et qui doit nécessairement se renouveler dans beaucoup d'autres. Je suis l'aîné de quatre enfans. J'ai eu à trente ans. mon premier accès de goutte. Aucun membre de la famille n'avait encore été atteint de ce mal ; mes aïeux paternels et maternels ne l'avaient point connu. Mon père eut un premier accès de goutte très violent à l'âge de soixante-huit ans; il y en avait déjà quatre que j'étais gravement attaqué de ce mal. D'après cela, il est évident que si je n'avais pas eu le bonheur de conserver mon père jusqu'à un âge déjà avancé, j'aurais considéré ma goutte comme acquise, tandis qu'elle est héréditaire ; et tellement héréditaire que le plus jeune de mes frères eut après moi et après mon père un premier accès de goutte à l'âge de trente-trois ans. Le second de mes frères, âgé de trente-cinq ans, n'a pas encore eu d'accès de goutte proprement dit, mais il est tourmenté par de fortes douleurs des extrémités, douleurs qu'il prend pour des rhumatismes , et qui sont bien certainement d'une nature arthritique.

Les goutteux ont, en général , une conformation du corps qui leur est commune. Ils ont presque tous de l'embonpoint; leur taille le plus souvent est élevée; leur tête est grosse, à quelques exceptions près ; leurs cheveux sont châtains; leur cou est court; ils ont la voix grave et forte, la poitrine large et arrondie ; leur peau est blanche, douce au toucher, épaisse et peu velue. Malgré qu'ils aient de l'embonpoint, les goutteux ont les articulations sèches, de sorte que les capsules articulaires sont peu distantes de la peau qui les recouvre. Ainsi, chez eux, les mains sont sèches. et maigres, les articulations en sont saillantes. Les mêmes dispositions se remarquent au pied, qui en outre est généralement large et court. Les genoux sont petits, les coudes sont saillans. Enfin, sur toutes les articulations susceptibles d'être prises par la goutte, il y a peu de graisse qui vienne en augmenter le volume et éloigner beaucoup la peau de la capsule articulaire. Les veines des goutteux sont dilatées; et leurs chairs sont molles.

Dans leur jeunesse ils ont été capables de grands efforts musculaires : alors ils étaient presque toujours des marcheurs, des sauteurs et des danseurs infatigables. Ils sont affectueux et bons; mais sujets à des accès d'impatience et de colère qui ont peu de durée. La plupart d'entre eux sont spirituels, capables de tous les travaux de tête, excepté de ceux qui exigent de la suite, une grande attention et de la ténacité; ils aiment à varier leurs occupations; et le plaisir bien souvent a plus d'attraits pour eux que le travail.

Beaucoup de médecins ont écrit que le tempérament des goutteux est un mélange du tempérament nerveux et du tempérament sanguin: mais c'est une erreur; les goutteux ne sont sujets à aucun des accidens des individus nerveux; ils n'ont aucune de leurs habitudes. Il faut que leur sensibilité ait été exaltée par la longueur et la violence des douleurs auxquelles ils sont sujets pour que leur tempérament prenne quelque chose du caractère nerveux. Ils supportent, à la vérité, leurs maux avec impatience; mais ils les supportent sans le trouble, sans l'inégalité des mouvemens vitaux qui sont le propre des personnes nerveuses. Le tempérament qu'on retrouve chez presque tous les goutteux est un mélange du tempérament sanguin et du tempérament lymphatique.

Le sexe a aussi une grande importance dans la production de la goutte. Les hommes y sont infiniment plus sujets que les femmes. Beaucoup d'auteurs pensent que cela tient aux habitudes de l'homme, à la violence des passions de toutes espèces qui agitent son ame, aux excès de tous genres auxquels il s'abandonne plus facilement; mais je crois qu'il y a une cause plus profonde inhérente à l'organisation, cause dont nous tâcherons d'étudier la nature. Ma pratique m'a démontré que dans un certain nombre de goutteux, il y a environ un dixième de femmes; parmi elles le plus grand nombre a passé quarante-cinq ans; cependant j'en ai vu de jeunes, j'ai même vu des filles de dix-huit ans atteintes de la goutte; ces affections chez elles étaient héréditaires. Nous verrons d'ailleurs que les maladies laiteuses qui tourmentent tant de femmes, ont avec l'arthritis l'analogie la plus grande.

Les circonstances et les dispositions particulières que nous venons d'énumérer, ont été rangés par les auteurs sous le titre de causes prédisposantes; mais beaucoup d'entre elles ont assez de puissance sur l'économie, pour déterminer à elles seules l'invasion de la goutte, quoique cette affection puisse arriver, même d'une manière très intense, sans qu'aucune des circonstances précitées n'existe chez le malade.

Il est une autre série de causes indépendantes

de l'organisation, que l'on peut appeler causes occasionnelles, ou peut-être mieux, causes accidentelles, et qui concourent puissamment aussi au développement de la goutte : ces causes sont l'habitation des lieux froids et humides ; l'influence des contrées et des saisons qui ont cette qualité ; les variations brusques et fréquentes de la température ; des vêtemens trop légers, et surtout des couchages qui ne sont point assez chauds : car la réfrigération du corps pendant la nuit et le sommeil contribue plus à développer la goutte que le froid que l'on éprouve pendant le jour. Cet effet dépend principalement de ce que pendant le sommeil la transpiration doit être bien plus abondante, surtout quand la digestion est terminée, comme l'a prouvé Sanctorius. *Quodvis frigus minimum quidem, quod noctu dormiendo patimur impedit perspirationem.* Asphorismus quinquagesimus. Sectio prima. *In somno placido perspiratio aliquando major est data temporis paritate quam in exercitio violento.* Aphorismus sextus. Sectio quarta. Il est surtout évident, d'après cette dernière observation, qu'il est plus important d'entretenir la transpiration pendant la nuit que pendant le jour, puisqu'elle doit-être alors plus abondante.

Parmi les causes de la goutte, nous devons signaler aussi la suppression d'une sueur habituelle, soit partielle, soit générale ; l'abus des pédiluves et des bains froids ; le défaut de propreté, qui laisse sur la peau le résidu de la transpiration et d'autres impuretés pouvant en gêner les fonctions excrétoires : l'application des substances acides et astrin-

gentes sont dans le même cas. Les veillées prolongées, certaines affections de l'ame, comme les accès
fréquens de colère, la tristesse, les inquiétudes, les
méditations profondes, les habitudes sédentaires,
le défaut d'exercice régulier contribuent puissamment aussi à la production de l'arthritis. Cette maladie atteint fréquemment les hommes qui de loin
en loin se livrent à des exercices violens auxquels
ils ne sont point accoutumés; dans ce cas, la fatigue des articulations paraît être la cause accidentelle de la goutte. On a vu également un froisse-
ment, une contusion, une entorse avoir les mêmes
résultats. Enfin, nous devons classer parmi les
causes les plus actives de la goutte l'abus du vin,
des liqueurs spiritueuses, des alimens trop succulens et des plaisirs vénériens.

Si on analyse l'influence immédiate que ces
causes nombreuses doivent avoir sur l'économie
animale, on verra que cette influence se réduit
à un petit nombre d'effets qu'il est facile d'apprécier. Je ne parlerai point ici de ce que peuvent produire les circonstances diverses que nous
avons classées sous le titre de causes prédisposantes : nous ne sommes point encore assez avancés dans la discussion pour pouvoir juger de leur
effet; mais, si nous examinons seulement les causes occasionnelles ou accidentelles, nous voyons
que l'influence du froid et de l'humidité, les variations de la température, les vêtemens trop légers,
la saleté du corps, l'application des astringens, les
veilles, la contention d'esprit, le défaut d'exercice,
que toutes ces causes enfin doivent diminuer la

transpiration cutanée, augmenter par conséquent la sécrétion des urines et en fatiguer les organes sécréteurs. Remarquons aussi que les dernières de ces causes, les études, les passions et les veilles, doivent exalter la sensibilité; qu'enfin l'abus des alimens, des liqueurs spiritueuses et des plaisirs vénériens doit exciter d'une manière particulière les organes digestifs et génitaux, indépendamment de l'influence directe qu'ils ont sur les effets que nous venons précédemment de signaler.

Ainsi, les dérangemens de l'économie animale qui concourent à la production de la goutte peuvent être classés de cette manière : exaltation de la sensibilité; altération de l'action sécrétoire de la peau et des reins; perturbation des fonctions digestives; abus des forces de la génération. Nous allons examiner en détail l'influence et l'effet de ces divers dérangemens; nous ferons d'abord remarquer qu'ils ont tous excité l'attention de différens maîtres de l'art, et que chacun d'eux a, tour à tour, été regardé comme l'unique cause de la goutte ; en effet tous les médecins qui ont cherché à rattacher la doctrine médicale à des faits, en secouant le joug de toutes les vagues théories qui ont si souvent encombré la science et en ont arrêté les progrès, tous ces médecins, dis-je, ont été frappés de l'importance de quelques uns de ces dérangemens : le seul reproche qu'on puisse leur faire, c'est de n'avoir pas poussé assez loin leur investigation et de n'avoir pas su embrasser leur sujet dans tout son ensemble. Mais, hâtons-nous de le dire, afin d'être justes, pour beaucoup d'entre eux, pour la plupart même, la science n'était pas assez avancée; faute de moyens suffisans, ils n'ont pu parvenir bien loin dans la carrière qu'ils ont ouverte; nous leur devons néanmoins de la reconnaissance pour leurs efforts.

Nous allons donc examiner les doctrines les plus saines émises par les différens auteurs sur l'influence des causes que je viens de signaler. Cependant je m'arrêterai peu à l'importance qu'ont l'exaltation de la sensibilité et la culture de l'esprit dans la production de la goutte; la nature intime de la sensibilité jusqu'à présent n'a point été assez connue, nous ne pouvons actuellement en apprécier les effets; plus tard nous nous en occuperons. Je ferai remarquer seulement ici que la goutte, du moins sous les formes qu'on lui connaît, ne sévit généralement que sur les hommes dont la sensibilité est développée par l'habitude des douceurs de la vie, par une éducation plus ou moins soignée, par l'exercice et même par l'abus des facultés morales. Sydenham dit avec raison que parmi les goutteux il y a plus de gras que de maigres, plus de riches que de pauvres et plus d'hommes d'esprit que d'imbéciles. Tous les médecins d'ailleurs signalent un fait incontestable, c'est que les inquiétudes, les chagrins, la colère, les méditations fortes, enfin tout ce qui agite l'ame d'une manière violente contribue à développer la goutte et tend à en précipiter les accès. L'illustre médecin anglais que je viens de citer fut toute sa vie tourmenté par la maladie dont nous nous occupons; il nous a laissé sur elle un admirable traité que tout le monde connaît, et il annonce dans cet ouvrage que les soins qu'il prend pour l'écrire seront sans doute pour lui la cause d'un accès de goutte grave et douloureux; sa prédiction s'est réalisée. Quand on aura vu plus tard quels sont la nature de la sensibilité et le mécanisme des accès de goutte, on comprendra comment l'action nerveuse et les passions peuvent contribuer au développement de cette maladie.

Une autre cause de la goutte qui a fixé l'attention d'un grand nombre d'auteurs, c'est l'altération de la sécrétion des urines. J'ai dit plus haut qu'avant les travaux des chimistes modernes, la plupart des praticiens avaient déjà remarqué la coïncidence des accès de goutte avec une certaine affection des organes urinaires. Voyons ce que la chimie a pu ajouter depuis à ces remarques importantes.

Quand Scheele eut découvert l'acide urique dans les calculs urinaires, et qu'il eut fait voir que cet acide existe toujours dans l'urine de l'homme, on ne tarda pas à remarquer que le sédiment d'un rouge briqueté qu'on voit en si grande abondance dans l'urine des goutteux, pendant leurs accès, et dans celle d'un grand nombre de malades, n'est presque autre chose que cet acide; on en conclut que les matériaux de l'acide urique, se trouvant en trop grande quantité dans le sang, sont la principale cause de l'arthritis. Cette conclusion sembla se confirmer par la découverte de Tennant, qui démontra, comme nous l'avons dit, la présence de l'acide urique dans les concrétions des goutteux.

De là vinrent des théories ridicules imaginées pour expliquer les douleurs de la goutte : c'était, suivant certains médecins, l'acide urique qui irritait, qui agaçait, qui pinçait les capsules synoviales ; et on s'est contenté long-temps d'aussi pitoyables explications!.... De là vint aussi l'application de ce régime purement végétal que Lobb avait déjà préconisé bien avant la découverte de Scheele, et à la rigueur duquel M. Magendie est venu dans ces derniers temps ajouter de nouvelles rigueurs.

Le régime sévère préconisé par Lobb est le résultat des observations faites sur quelques goutteux, parmi lesquels fut Désaguliers : ces malades se soumirent pendant plusieurs années de suite à un régime lacté et végétal, et n'obtinrent pour la plupart, de cette longue privation, qu'une guérison fort incomplète ; plusieurs d'entre eux furent obligés de renoncer au régime, à cause de la faiblesse où il les jetait et de quelques accidens qui en furent la suite.

M. Magendie, plus sévère encore que Lobb, puisqu'il veut que les malades se privent non seulement de laitage, mais encore de végétaux azotés, allègue un motif auquel Lobb ne pouvait songer : il croit que la privation de matières azotées empêchera la formation de l'acide urique, qui contient beaucoup d'azote au nombre de ses élémens. Mais connaissons-nous assez la source de l'azote qui entre dans la composition des produits immédiats des animaux? où certains herbivores puisent-ils cet élément? faut-il moins d'azote pour former la fibrine, l'albumine, la gélatine, la matière colorante

du sang qui entre dans la composition des mammifères que pour former l'acide urique? si la force
de la vie dans les animaux herbivores produit
des matières azotées, pourquoi la même force
dans les hommes qui ne vivent que de végétaux
n'en produirait-elle pas? et si elle en produit, pourquoi ne formerait-elle pas aussi de l'acide urique?
et à supposer encore que cet acide ne se produise
pas en excès, la goutte en existerait-elle moins? Il
me semble que c'étaient là des questions qu'un médecin consciencieux devait se faire et qu'il devait
résoudre avant d'imposer à ses malades des priva-
tions que la plupart d'entre eux ne sauraient supporter. Le régime purement végétal est, en effet,
contre-indiqué par nos goûts, nos besoins et notre
organisation ; il a rarement soulagé les goutteux
qui s'y sont soumis ; et j'ai de fortes raisons pour
douter qu'il ait jamais guéri les malades doués
d'une foi assez robuste pour l'adopter, et d'une
constitution assez forte ou d'une volonté assez
énergique pour pouvoir le continuer pendant quelque temps.

Mais pourquoi donc l'acide urique serait-il la
seule ou même la principale cause de la goutte, lui
qui est le moins énergique des acides qu'on rencontre dans l'urine et dans les concrétions goutteuses, et qui même, dans ces derniers corps, ne
forme, la plupart du temps, que des sous-sels, tandis que d'autres acides y saturent complétement
leur base?... Berthollet, qui connaissait les travaux
de Scheele, ne croyait cependant pas qu'un acide
doué d'affinités aussi faibles que l'acide urique pût

avoir l'importance qu'on est tenté de lui attribuer dans la production de la goutte. Ce célèbre chimiste n'en parle même pas ; mais dans un précis d'observations sur l'analyse animale comparée à l'analyse végétale, précis publié, en avril 1786, dans le *Journal de Physique*, et en juin de la même année dans le *Journal de Médecine*, il fait une importante observation, à laquelle nous ne saurions trop nous attacher ; il prouve que l'acide phosphorique donne aux urines la plus grande partie de leurs propriétés acides, quoiqu'il ne s'y trouve pas à l'état de liberté, mais seulement à l'état de surphosphate de chaux. Il dit de plus avoir observé, sur un grand nombre de goutteux, que cet acide phosphorique est en bien moindre quantité dans leurs urines, pendant l'intervalle des accès, que chez les hommes sains et vigoureux ; mais que, quand la goutte fait sentir ses douleurs, l'acide phosphorique reparaît dans les urines, et qu'il y revient en aussi grande abondance que chez les hommes en santé. Berthollet se demande avec quelque raison si cet acide phosphorique, retenu dans la masse du sang par le défaut d'action des reins, n'est pas ce principe âcre si vaguement et si souvent désigné par les faiseurs de théories médicales ; il paraît penser que l'accès de goutte est une crise, un effort de la nature pour chasser l'excès d'acide phosphorique accumulé dans le sang ; et suivant lui, c'est en partie par les urines, en partie par la transpiration, que sort l'acide phosphorique.

Cette théorie de Berthollet est assez rationnelle

si elle était appuyée sur des preuves plus nombreuses, et si d'ailleurs elle rendait compte de
plusieurs faits importans que nous aurons bientôt
l'occasion d'examiner; elle n'explique pas entre
autres phénomènes la grande abondance d'acide
urique qu'on remarque dans les urines pendant
un accès de goutte. Plusieurs médecins ont cru
éluder la difficulté en disant que l'excès d'acide
phosphorique décompose les urates qui se trouvent dans l'urine et en précipite l'acide; je ne vois
qu'une objection à cette explication, c'est qu'il n'y
a pas d'urate dans l'urine et que l'acide urique s'y
trouve toujours à l'état libre.

Scudamore, sans partager complétement l'opinion de Berthollet, a fait à ce sujet une série d'expériences qu'il a consignées dans son traité de la
goutte; il a d'abord constaté que pendant l'accès les
urines ont toujours une densité considérable, mais
qui varie beaucoup, non seulement chez les différens individus, mais aussi qui varie constamment
chez le même, suivant les circonstances où il se
trouve. Après avoir constaté cette plus grande
densité de l'urine, il précipitait par le nitrate de
plomb tout l'acide phosphorique contenu dans
cette liqueur. Le phosphate de plomb obtenu était
purifié d'abord, par un procédé que je ne décrirai
point ici; après l'avoir séché, Scudamore le pesait
et concluait de son poids quelle était la quantité
d'acide phosphorique contenue dans l'urine soumise à ses expériences. Les recherches du médecin
anglais prouvent aussi que l'acide phosphorique
est plus abondant pendant les accès de goutte que

dans leur intervalle; mais la méthode expérimentale qu'il a suivie est vicieuse, en ce qu'elle ne constate que la quantité absolue de l'acide phosphorique contenu dans les urines, tandis que c'est la quantité relative aux bases qu'il est important de connaître.

Nous devons à Berthollet un moyen d'apprécier l'excès d'acide phosphorique dans les urines; mais je ne crois pas que ce moyen ait jamais été mis à profit dans les recherches pathologiques. Il consiste à agiter avec un excès d'eau de chaux l'urine du matin; il se précipite du phosphate de chaux contenant tout l'acide phosphorique qui se trouvait dans la liqueur : on lave le précipité, on le sèche et on le pèse. Dans une égale quantité de la même urine, on verse de l'ammoniaque caustique qui détermine un précipité formé seulement par le phosphate de chaux qui était tenu en dissolution, au moyen de l'excès d'acide phosphorique: après avoir lavé le second précipité, on le pèse également, et la différence des deux poids indique l'excès d'acide phosphorique. Je cite cet essai de Berthollet, inséré dans les Mémoires de l'Académie de 1780, parce que je crois très important, pour l'étude de la goutte, de connaître l'excès d'acide phosphorique contenu dans l'urine des goutteux aux différentes époques de leur existence; mais je dois prévenir qu'il importerait beaucoup de trouver un moyen d'investigation plus exact que celui-là. Quand on sait, en effet, qu'indépendamment de l'excès d'acide phosphorique il y a dans l'urine, d'un côté, de l'acide carbonique, de l'acide urique et de l'acide lactique ou acétique, et que, d'un autre côté, il y a du sulfate de magnésie, on peut voir combien le procédé de Berthollet est infidèle.

Voilà quelles ont été les principales considérations qu'a fait naître sur la nature de la goutte la composition chimique des urines. Nous allons voir dans le chapitre suivant ce que différens auteurs ont pensé des autres causes dont nous avons déjà entretenu le lecteur.

CHAPITRE V.

Suite de l'exposition des opinions émises jusqu'à ce jour sur les causes de la goutte.

Une autre cause occasionnelle de l'arthritis, signalée par les auteurs, c'est la diminution de la transpiration. La plupart des goutteux ont la peau sèche; beaucoup d'entre eux ne suent qu'avec la plus grande difficulté, et la balance prouve que leur transpiration insensible est moins abondante que celle des hommes qui jouissent d'une bonne santé. L'humeur de la transpiration n'a d'ailleurs pas chez eux les qualités chimiques qu'elle doit avoir, comme nous le verrons plus tard. Cette altération de l'une des sécrétions les plus importantes du corps est due quelquefois à des causes accidentelles long-temps continuées; d'autres fois aux approches de la vieillesse, qui non seulement ride la peau, mais la dessèche, la rend moins perspirable, moins propre à remplir chacune des importantes fonctions auxquelles elle est destinée. Quelquefois enfin cette diminution de la transpiration est occasionnée par un défaut d'énergie originel de la peau, par une faiblesse qui arrive avant l'âge, ou, pour expliquer ma pensée d'une manière plus nette, par une vieillesse anticipée de cet organe, vieillesse qui n'est point arrivée encore pour les autres parties de l'économie vivante.

C'est ici le lieu de faire une remarque qui paraît ne point avoir excité jusqu'à présent l'attention des médecins, et qui est cependant bien digne de toutes leurs méditations. Haller, Bichat et d'autres physiologistes ont montré que nous mourons pour ainsi dire en détail, que chacun de nos organes abandonne la vie dans un ordre qu'ils ont tâché de déterminer. Ce qui arrive pour la mort arrive également pour la vieillesse. Nos organes se ressentent différemment du poids de l'âge : ils s'affaiblissent dans un ordre qui est déterminé par leur force relative dans les constitutions diverses et par la fatigue qu'ils ont eu à subir. Nous pouvons citer à l'appui de cette assertion une foule de faits qui ont été observés, même par le vulgaire, mais que les médecins ont négligé de rattacher à une loi générale. Ainsi, chez des hommes pleins de vigueur, l'énergie du cuir chevelu diminue avant le temps et laisse blanchir ou même tomber des cheveux encore jeunes; chez d'autres la vue, l'ouïe, l'odorat ou le goût s'affaiblissent et se perdent de bonne heure; il en est chez lesquels le visage se recouvre de rides anticipées; quelques individus, en conservant encore toutes les forces physiques de l'âge viril, offrent néanmoins trop tôt cet affaissement des facultés mentales qui est le propre de la vieillesse; d'autres présentent un affaiblissement du système digestif, des organes urinaires et de l'appareil génital qui n'est point en rapport ni

avec leur âge ni avec l'état du reste de leur organisation ; enfin on voit souvent aussi les forces
musculaires et la puissance de la voix se ressentir
les premières des ravages du temps.

On conçoit de suite combien cette vieillesse partielle et anticipée doit apporter de trouble dans
l'économie animale quand elle atteint des organes
importans à la vie. Les fonctions qui leur sont
confiées ne s'exécutent plus que d'une manière incomplète, tandis que les fonctions des autres jouissent encore de leur intégrité et de toute leur énergie ; il en résulte, dans l'organisation entière, un
défaut d'équilibre dont nous étudierons plus tard
les résultats immédiats, mais que nous pouvons
signaler d'avance comme la cause encore inconnue d'une foule de maladies chroniques et comme
l'origine bien évidente de la goutte.

Revenons à l'altération des fonctions de la peau,
et à l'influence qu'elle peut avoir, suivant les
auteurs, sur la production de l'arthritis. Le tissu
cutané, comme on le sait fort bien, n'est point
seulement destiné à envelopper le corps et à le
mettre à l'abri des influences extérieures ; il a en
outre la mission d'avertir le cerveau des variations de la température, et de lui faire connaître
les formes et la consistance des objets divers avec
lesquels il est en contact ; il est chargé aussi de la
fonction sécrétoire la plus importante de toute l'é-
conomie animale : c'est l'organe de la transpiration.
Cette sécrétion, qui joue un rôle si considérable
dans l'organisation, a fixé de tout temps l'attention des médecins ; elle était déjà connue d'Hippo-

crate; mais c'est à Sanctorius que nous devons les premières expériences qui nous donnent quelques notions précises sur la quantité de liquide exhalé par la peau. Ce célèbre médecin a prouvé, par la balance, que si un homme bien portant prend, dans une journée, une certaine quantité d'alimens, il rend un poids égal, dans les vingt-quatre heures, par les divers émonctoires; le lendemain matin, il pèse exactement autant que la veille; la transpiration insensible est à elle seule pour les cinq huitièmes dans ses excrétious. Ainsi, en admettant avec Sanctorius qu'on prenne en moyenne, dans une journée, huit livres d'alimens solides et liquides, on en rendra cinq livres par la transpiration insensible et trois livres seulement par les autres émonctoires. C'est un fait auquel on était certes bien loin de s'attendre avant les travaux du savant que je viens de citer; cependant on s'accorde à croire assez généralement que ces résultats sont un peu exagérés, quoiqu'on sache que Sanctorius observait à Venise, où la transpiration cutanée est plus abondante que dans nos climats. Nous devons du reste prévenir qu'il confondait dans ses expériences l'exhalation du poumon avec celle de la peau. Il a été imité en cela par une foule d'auteurs qui ont suivi sa trace.

Un demi-siècle environ après Sanctorius, Dodart répéta ses expériences pour constater la différence qui existe entre le climat de Paris et celui de Venise, sous le rapport de l'influence qu'ils peuvent avoir sur la transpiration; d'après cet expérimentateur, elle dépasse encore les excrétions sensibles dans le rapport de quinze à douze. Après lui, Keill se livra à de pareilles recherches à Northampton.

Tout en confondant toujours la transpiration cutanée et l'exhalation pulmonaire, comme l'avaient fait Sanctorius et Dodart, Keill est le premier qui ait apporté quelque précision dans ses expériences ; il nous en a laissé un journal dans lequel il tient compte, avec exactitude, des variations du pouls, des degrés du thermomètre, des hauteurs barométriques, des heures de l'observation, des vents régnans et de la quantité de chacune des excrétions, comparée à la quantité des alimens et des boissons. D'après ses travaux, il paraît qu'en Angleterre la transpiration est un peu moins abondante que l'urine; remarquons en passant que dans ce pays la goutte est bien plus fréquente et bien plus grave qu'elle ne l'est en Italie et en France. Toutefois on pourrait peut-être contester les résultats obtenus par Keill en Angleterre, puisqu'ils ne s'accordent point avec ceux obtenus par Robinson et Rye en Irlande. Rye surtout, qui nous donne les moyennes de ses observations dans les différentes saisons de l'année, trouve que, même en automne et en hiver dans le climat rigoureux où il observait, la quantité de la transpiration est bien supérieure à celle des urines. Nous devons à Robinson l'importante remarque que dans la jeunesse le poids de la transpiration insensible est à celui de l'urine comme 1340 est à 1000; mais que chez les vieillards, ces poids ne se trouvent plus que dans le rapport de 967 à 1000. Lavoisier et Seguin ont constaté le même fait.

Outre ces recherches, nous en devons encore à Sauvage, qui expérimentait dans le midi de la France ; à Gorter, qui se livrait à de semblables observations en Hollande, et à Linings, dans la Caroline du Sud. Tous ces travaux manquent autant de précision que ceux que je viens de citer, et ne présentent d'ailleurs aucun rapport entre eux. Il fallait pour qu'ils fussent exacts, comparables et vraiment utiles, non seulement tenir compte de la température et de la pression atmosphérique, comme l'a fait Keill, mais séparer aussi, comme Seguin et Lavoisier l'ont tenté avec succès, la transpiration cutanée de l'exhalation pulmonaire. Ce qui était d'une égale importance, il fallait tenir un compte exact de l'état hygroscopique de l'air ; car l'abondance ou la rareté du gaz aqueux répandu dans l'atmosphère doit exercer, à toutes les températures, la plus grande influence sur la fonction qui nous occupe. Malheureusement, nous n'avons sous ce rapport que des aperçus très incomplets que nous devons à M. Edwards. Enfin il faudrait étudier les variations qui arrivent dans la composition chimique de l'humeur de la transpiration, variations que l'on n'a point appréciées et qui sont néanmoins, dans la formation de nos maladies, d'une importance pour le moins aussi grande que celles qui peuvent être constatées par la balance.

Nous avons dit précédemment que Lavoisier et Seguin essayèrent d'apprécier séparément la quantité de liquide rendue par l'exhalation pulmonaire et par la transpiration cutanée. Seguin lui-même fut la plupart du temps le sujet de ces expériences. Il se faisait enfermer dans un sac de taffetas verni, lié au dessus de la tête ; ce sac avait une petite ouverture que l'on collait exactement autour de la bouche, au moyen d'un mélange de poix et de térébenthine : la transpiration cutanée était par conséquent retenue dans le sac, tandis que l'exhalation pulmonaire se répandait sans obstacle dans l'air ambiant. Seguin ayant été pesé avant d'entrer dans le sac, il était facile d'apprécier la diminution totale de son poids et de déterminer avec exactitude la part que le poumon et la peau prenaient à cette déperdition.

Les expérimentateurs se servaient d'une balance très exacte dont le fléau avait quatre pieds et demi d'étendue. Elle était d'une telle sensibilité, que, chargée de chaque côté de soixante-deux kilogrammes et demi, elle trébuchait à deux grammes.

Voici le résultat moyen de ces expériences :

1° Tous les matins on a le même poids.

2° S'il y a une différence dans le poids de la transpiration, la quantité d'alimens restant la même, cette différence est compensée par les excrétions sensibles.

3° En général, dans la vie régulière et en pleine santé, tous les jours, à la même heure, on pèse environ le même poids.

4° Une mauvaise digestion diminue la quantité de transpiration.

5° Immédiatement après le repas, la transpiration est à son minimum, aussi éprouve-t-on ordinairement un léger degré de froid.

6ᵉ Pendant la digestion, la transpiration arrive à son maximum; elle dépasse alors de 138 grains par heure la transpiration qu'on rend étant à jeun.

7° Dans les circonstances les plus favorables, la transpiration est de 32 grains par minute et de 46,080 grains ou 5 livres par jour. Il est important de remarquer que ce résultat obtenu en France est tout-à-fait d'accord avec les résultats obtenus par Sanctorius à Venise. Je dois même faire observer que l'enveloppe de taffetas, en empêchant le renouvellement de l'air à la surface de la peau, devait diminuer, d'une manière notable, la quantité de la transpiration, si toutefois, pour ces expériences, Lavoisier et Seguin ont employé l'enveloppe de taffetas.

8° Dans les circonstances les moins favorables, la digestion cependant n'étant point troublée, la transpiration insensible est en moyenne de onze grains par minute et de 15,840 grains par jour, ou une livre onze onces quatre gros.

9° Immédiatement après le repas, dans des circonstances peu favorables, la transpiration est de huit grains deux dixièmes par minute; dans les circonstances favorables, au contraire, elle est de neuf grains un dixième pendant le même temps.

10° La transpiration cutanée paraît dépendre de deux forces, d'abord, de la faculté dissolvante de l'air ambiant; en second lieu, de la puissance avec laquelle le sang est poussé vers la peau; quand ces deux circonstances se trouvent réunies, la transpiration est abondante.

11° La transpiration insensible est en moyenne de dix-huit grains par minute : il y a dans cette quantité onze grains pour la transpiration de la peau et sept grains pour celle des poumons, ce qui fait par jour, pour la première, une livre onze onces quatre gros, et pour la seconde, une livre une once quatre gros.

12° La transpiration pulmonaire suit à peu près les mêmes lois que la transpiration cutanée; cependant la digestion paraît avoir peu d'influence sur elle, et l'influence qu'elle exerce alors est l'opposé de celle qu'elle a sur la transpiration de la peau.

Toutes ces expériences sur les fonctions de la peau et sur la quantité de liquide qu'elle extrait du sang, les variations de cette quantité, observées non seulement dans les maladies, mais aussi dans les diverses circonstances qui contribuent à les produire, étaient de nature à frapper les médecins, et devaient exciter puissamment leur attention. Aussi, dès que la statique médicale de Sanctorius eut paru, la diminution de la transpiration fut-elle regardée comme la cause la plus fréquente et la plus énergique des maladies. Les efforts de la médecine tendirent, dans la plupart des cas, à rétablir cette fonction lésée, et les sudorifiques tinrent alors le premier rang dans la matière médicale. On a abusé de ces remèdes, comme on abuse des meilleures choses; néanmoins la thérapeutique qui dirigeait ses vues principales sur l'action de la peau, fut peut-être la plus heureuse de toutes dans ses résultats. Les médecins qui l'adoptèrent formèrent une école remarquable dont Sylvius Deleboë fut une des principales lumières. Ce n'est point seulement à ses connaissances profondes, à son jugement et à son tact que ce médecin doit le nom qu'il a laissé dans la science, mais c'est encore au succès constant de sa pratique; et cependant on manquait alors des moyens puissans que nous possédons aujourd'hui pour stimuler l'action du derme. Quoiqu'il en soit, cette doctrine l'emporte de beaucoup sur celles qui sont actuellement en vogue : elle est bien supérieure surtout à celle que veut préconiser un médecin de nos jours, qui, écrivant sur le rhumatisme, annonce, comme ses propres découvertes, des découvertes que l'on a faites bien avant lui, formule ses plagiats comme Képler formulait ses importans travaux ; mêle des termes d'architecture à la nomenclature médicale déjà si ridiculement chargée, se fait le Sosie de M. Broussais, et semble arriver avec effort à cette ridicule conclusion : que le sang humain est du poison pour l'homme, et qu'on ne saurait trop émousser de lancettes pour débarrasser les veines de cette pernicieuse liqueur.

Parmi les médecins qui ont conçu l'importance de la transpiration, nous devons citer Pierre Desault, parce qu'il appliqua avec bonheur les idées de son école à l'étude de la goutte. Dans un traité trop peu connu de nos jours, il créa une théorie de cette affection, fondée sur les travaux des meilleurs observateurs de son époque. Cet habile praticien s'attache à prouver que les causes assignées par Sanctorius et Dodart à la diminution de la transpiration, sont également les causes de la goutte. L'ordre de son travail est aussi logique qu'il est ingénieux. Desault démontre d'abord l'existence de la sécrétion de la peau en s'appuyant sur les faits énoncés par Verrheyen, Winslow, par Hippocrate lui-même, et surtout par Sanctorius et Noguez, son commentateur.

Se fondant sur quelques principes émis dans la statique médicale et sur des expériences directes de Dodart, Desault prouve que la transpiration diminue à mesure que l'on avance en âge, et qu'à l'époque où la goutte survient d'ordinaire, cette excrétion est bien moins abondante que dans la jeunesse; il croit pouvoir en conclure que la diminution de la transpiration est la principale cause de l'arthritis. A l'appui des preuves qu'il donne, il cite non seulement l'opinion d'Hippocrate, mais encore, rappelant, l'une après l'autre, les causes principales que Sydenham assigne à la goutte, il fait voir, d'après les expériences de Sanctorius, que ce sont justement les mêmes causes qui contribuent à la diminution de la transpiration. Au fait, cette opinion était celle de Sanctorius lui-même, qui consacre à l'énoncer plusieurs aphorismes parmi lesquels nous nous contenterons de citer celui-ci: *Sanis si à sommo sudor frigidiusculus accidat, minus justo perspirant et temporis cursu si idem accidat, fiunt podagrici.* Aphorismus LXIX, sectio quarta.

Dans une autre partie de son travail, Desault fait remarquer que la transpiration contient une matière saline; c'est cette matière, retenue dans le sang, qu'il regarde comme la cause directe de la goutte. Il considère les accès de cette maladie comme des crises pendant lesquelles ces parties salines sont brisées, atténuées, réduites en vapeur et chassées du corps par la transpiration. Cette dernière partie de la théorie est une application vicieuse de la mécanique aux lois de l'économie. C'est pour justifier sa doctrine que Desault cite à faux cette opinion de Sanctorius : *Humores podagricorum, etiamsi crassissimi, solum per modum vaporis resolvuntur.* Ce résultat, attribué par Desault à une puissance mécanique, est au contraire le produit d'une opération de la chimie vivante. Les médecins de nos jours sont encore bien loin de pouvoir expliquer la cause de ce fait cité par Sanctorius et rappelé par Desault. Ils croient que la prompte coagulation du sang des goutteux ou des malades affectés d'inflammation, est due à une prétendue richesse, à une abondance insolite des matériaux qui composent cette liqueur. Aucune théorie actuelle ne nous explique comment il se fait que le sang plastique, facilement coagulable, loin d'être épaissi davantage par l'évaporation cutanée, par elle, au contraire, devient moins dense et plus coulant. Nous donnerons plus loin la raison de ce phénomène, qui est peut-être un des faits les plus importans de la médecine pratique.

Quoi qu'il en soit, l'ouvrage de Desault est fort remarquable pour son temps : il le serait même pour le nôtre. La plupart des explications de cet habile praticien sont ingénieuses et sans aucun doute bien supérieures aux subtilités pédantesques des doctrines de nos jours. Elles sont appuyées sur des expériences incontestables et non sur des théories et des suppositions tout-à-fait gratuites. On regrette cependant que Desault n'ait pas apporté dans son travail une analyse plus sévère ; préoccupé d'une seule idée, il n'a vu qu'une partie de son sujet ; on dirait même qu'il a fait des efforts pour n'en pas voir davantage ; il n'aperçoit qu'une seule cause de la goutte, mais il la met en relief, il en démontre l'existence. Malgré beaucoup d'omissions et quelques erreurs, les médecins qui liront avec attention son ouvrage seront pénétrés d'une vérité importante ; c'est que la diminution de la transpiration est une des causes principales de la goutte, contribuant bien plus puissamment à la production de cette maladie que celles que j'ai déjà citées et que celles que je dois citer encore.

CHAPITRE VI.

Autres opinions émises jusqu'à présent sur les causes et la nature de la goutte.

Beaucoup de médecins, négligeant les travaux de Desault, les trouvant insuffisans, ou les ignorant peut-être, ont placé les causes de l'arthritis dans les organes de la digestion. Leur opinion est principalement fondée sur l'importance de ces organes et sur les abus multipliés que se permettent les personnes sujettes à la goutte, dans la quantité de leurs alimens et plus encore dans leur choix. Ils ont fait remarquer aussi, pour appuyer leur doctrine, que fréquemment les goutteux ont un goût particulier pour les boissons fermentées et les liqueurs spiritueuses ; passant des causes aux effets, ils ont signalé à l'attention des praticiens les nombreux symptômes qui démontrent l'existence des altérations de la digestion chez beaucoup de goutteux ; ils en ont conclu, un peu légèrement, à mon avis, que ces altérations sont la cause de la goutte, sans s'inquiéter s'ils ne sont point des phénomènes concomitans produits par des causes qui leur sont communes avec les souffrances articulaires : en effet, on trouve, dans beaucoup de paroxismes de goutte, la bouche pâteuse, la langue saburrée ; il y a de la soif, de l'inappétence, des digestions laborieuses ; parfois des vomissemens de matières verdâtres et acides, de la constipation, des hémorrhoïdes. On a conclu de cet ensemble de phénomènes que la cause de la goutte est dans le ventre. Mais quelle est la nature de cette cause? quelle est l'altération des viscères qui en est le résultat? quel traitement faut-il y appliquer? Tous les auteurs qui ont adopté cette idée générale ont varié dans leurs explications, et par conséquent dans leur thérapeutique.

Les uns ont considéré la goutte comme le résultat d'acidité dans les premières voies; en conséquence ils ont conseillé l'eau de chaux, la magnésie, le savon, les carbonates neutres de potasse et de soude. D'autres ont attribué le mal aux glaires, à la bile et même à l'atrabile, car Barthez en parle; ceux-là ont fait vomir, ils ont purgé. Il en est qui n'ont vu dans le ventre qu'une prétendue faiblesse du tube intestinal; ils ont prescrit les préparations ferrugineuses, les amers et le quinquina. Des praticiens ont cru voir de l'inflammation où les autres ne trouvaient que de la débilité; ils ont conseillé la diète, les saignées générales, les sangsues et les ventouses sur l'épigastre et sur le ventre; ils ont secondé l'effet de ces moyens par des boissons délayantes et acidulées. Plusieurs ont pensé que la goutte venait d'une pléthore partielle: ils ont tâché d'y remédier par des applications de sangsues à l'anus. Enfin beaucoup de médecins ont imaginé que l'affection qui nous occupe dépend d'une trop grande activité des fonctions digestives; il résultait, suivant eux, de cette activité, non seulement une trop grande quantité de sang, mais encore un sang trop riche et trop animalisé ; ceux-là ont cru pouvoir guérir constamment la goutte, soit par une vie frugale et des alimens végétaux, soit par un exercice aussi continuel que possible et l'excitation des différens émonctoires, par des saignées ou par l'établissement d'un exutoire à la peau.

Cette exposition succincte est une des mille preuves de la légèreté avec laquelle on établit les doctrines médicales. Les médecins ont voulu deviner la vie et ses aberrations, comme Descartes a voulu deviner le monde tout entier ; mais, comme lui, ils se sont trompés complètement. Ce n'est point en rêvant, en imaginant, qu'on avance l'étude de la nature, c'est en observant. Du reste, cette quantité d'hypothèses différentes que je viens de citer fait jaillir du sein de plusieurs erreurs une vérité qu'il ne faut pas perdre de vue : c'est que, dans la goutte, il y a de fréquentes altérations du système digestif. Mais quelles sont ces altérations ? sont-elles la cause ou l'effet du mal qui nous occupe ? c'est ce qu'il faudra rechercher ; là se trouve une théorie beaucoup plus difficile et plus compliquée qu'on ne le croit généralement ; nous lui consacrerons plus tard toute l'attention qu'elle mérite et nous tâcherons d'en faire ressortir l'importance

Des médecins ont pensé que l'abus des plaisirs vénériens est une des causes les plus actives de la goutte ; mais ils ne nous ont donné à cet égard aucune explication satisfaisante ; ils ne sont pas parvenus à nous montrer la liaison qui existe entre la cause et l'effet. Leurs explications vagues sont loin de pouvoir se confirmer par la théorie qui considère le sang comme trop animalisé et trop riche. C'est un fait que l'abus des plaisirs vénériens cause la goutte, mais ce fait reste encore inexpliqué; au surplus, ceux qui l'ont pris comme le point de départ de leurs doctrines, comme la base de leurs hypothèses, se sont fondés presque tous sur des observations d'Hippocrate qui sont évidemment erronées. Le père de la médecine dit que les enfans ne sont pas sujets à la goutte avant l'âge de puberté; c'est là bien certainement une erreur: j'ai cité plusieurs observations qui prouvent que des enfans de neuf ans, et même au dessous, peuvent être déjà goutteux. Le fils d'un de mes amis vient d'avoir un premier accès de goutte à l'âge de quatorze ans. L'oracle de Cos dit aussi que les eunuques et les femmes, avant leur âge critique, ne sont point sujets à la goutte; il se trompe évidemment encore, mais quel est l'oracle qui ne s'est jamais trompé?

Voilà l'exposition succincte des opinions rationnelles qui ont été émises jusqu'à ce jour sur la goutte; elles ne nous apprennent encore rien, comme on le voit, sur la nature intime de ce mal. Toutefois, nous devons le dire, elles ont le droit d'être distinguées, parce qu'elles sont basées sur l'observation et sur des faits dont l'existence ne saurait être contestée. Cependant nous ferons quelques remarques à l'occasion des doctrines auxquelles elles ont donné naissance. D'abord les observations sur lesquelles elles reposent n'ont pas été poussées assez loin; les auteurs qui les ont émises se sont pressés trop tôt de donner carrière à leur imagination, aussi ont-ils tiré des conclusions entièrement fausses de faits qu'ils avaient assez bien observés, mais qu'ils avaient observés d'une manière incomplète. D'un autre côté, chaque système, comme je l'ai déjà dit, s'est posé sur une base particulière ; on dirait que leurs auteurs ont fait des efforts pour n'apercevoir qu'une seule cause ; qu'ils ne se sont pas senti assez de force pour mettre en œuvre tous les matériaux que l'observation venait leur livrer. Ainsi les uns ont fait dépendre uniquement la goutte du défaut d'acide urique dans les urines, et les autres de la faiblesse des proportions de l'acide phosphorique contenu dans cette liqueur. Quelques-uns n'ont aperçu que la diminution de la transpiration; quelques autres qu'une surabondance des matériaux qui constituent le sang. Pour connaître la goutte, pour bien la comprendre, il fallait tout voir, tout embrasser, et tirer des conclusions non pas de chacune des causes en particulier, mais de leur ensemble; c'est ce que nous allons tâcher d'exécuter. Nous étudierons donc plus complètement qu'on ne l'a fait jusqu'ici la nature de chacune des fonctions qui concourent, par leurs altérations plus ou moins profondes, à la production de la goutte; nous tâcherons de déterminer la manière dont chacune d'elles est altérée; nous tirerons des conclusions des détails et de l'ensemble de cette étude, et, par cette marche qui me semble logique, nous arriverons, je l'espère, à la connaissance de la vérité.

Pour mesurer la carrière que nous avons à fournir, reportons nos regards en arrière, considérons l'espace que nous avons déjà parcouru et signalons les choses principales que nous y avons remarquées. Après avoir décrit les symptômes généraux de la goutte et avoir montré les variétés qu'affecte cette singulière et cruelle maladie, nous avons tâché d'en étudier les causes, d'après les auteurs qui l'ont observée. Nous avons signalé d'abord des formes particulières, des circonstances de l'organisation qui disposent plus ou moins à contracter ce mal ; ce sont les causes prédisposantes des auteurs ; nous avons dit qu'elles ont souvent à elles seules assez de puissance pour faire naître l'arthritis ; nous avons rappelé que la plupart du temps elles sont aidées par le concours d'un autre ordre de causes que nous avons nommées causes occasionnelles ou mieux accidentelles. Ces causes sont toutes extérieures et agissent d'une manière plus ou moins directe sur la constitution ; il en résulte des altérations remarquables des fonctions organiques qui n'ont point été assez étudiées ni dans leurs détails ni dans leur ensemble; ces altérations forment ce que l'on appelle les causes prochaines de la goutte. Elles se réduisent, comme nous l'avons vu, au désordre de la sécrétion urinaire, à la diminution de la transpiration, à l'excitation trop forte et trop fréquente des organes digestifs et génitaux; enfin, à une certaine exaltation de la sensibilité produite ordinairement par une vie oisive, passionnée et par la culture de l'esprit.

Ainsi, nous réduisons à cinq espèces différentes les causes prochaines de la goutte. Toutes ces espèces ont été admises par les meilleurs auteurs; mais aucun d'eux ne les a examinées dans leur ensemble et n'a cherché à apprécier, par une méthode logique, l'influence qu'elles peuvent avoir sur l'organisation; ils n'ont pu comprendre, par conséquent, comment elles donnent naissance au mal qui fait l'objet de nos études. La plupart de ces auteurs se sont contentés de signaler plus ou moins complètement les différentes causes de la goutte, sans s'inquiéter de la manière dont elles agissent sur l'économie : ils n'ont pu déduire de leurs travaux aucune conséquence propre à leur dévoiler la nature intime de la lésion dont ils s'occupaient. D'autres ont voulu pénétrer plus avant dans le mystère; ils ont établi des théories qui, pour la plupart, sont d'une absurdité révoltante; on dirait qu'après avoir signalé les causes du mal, ils ont pris à tâche de les oublier complètement et d'en négliger les effets possibles pour bâtir des systèmes qui semblent être des édifices privés tout-à-fait de bases. On ne conçoit pas comment des esprits, d'ailleurs cultivés, comment des hommes d'un mérite incontestable, peuvent être assez dépourvus de logique pour oser tirer des conclusions après en avoir oublié entièrement les prémisses.

Je perdrais beaucoup de temps en exposant ici ces doctrines si vaines, dont plusieurs sont encore enseignées de nos jours; pour en donner cependant une idée, je citerai quelques lignes de Barthez, qu'on a appelé l'aigle de Montpellier; de Barthez, membre de tant de sociétés savantes où l'on admirait son génie; de Barthez, qui a écrit sur les maladies goutteuses deux gros volumes pour arriver à

des conclusions telles que celles-ci : « La goutte est
« due à une disposition particulière de la constitu-
« tion à produire un état spécifique goutteux, et
« dans les solides, et dans les humeurs. » Il ajoute
une autre cause : « C'est une infirmité (naturelle
« ou acquise) que souffrent relativement aux au-
« tres organes ceux qui doivent être le siège de la
« maladie goutteuse. » Enfin il termine sous forme
de conclusion : « Ainsi l'état *goutteux spécifique*
« des solides me paraît consister dans un effort
« puissant et durable de la *situation fixe* qu'ont
« entre elles les parties du tissu des organes affec-
« tés par la maladie goutteuse, effort qui détermine
« un degré constant du mouvement tonique de
« leurs fibres, autre que dans l'état naturel. »

Je demande s'il est possible de pousser plus loin
l'art de faire du galimatias ; si ces phrases pédantesques d'un auteur tant admiré ont jamais présenté quelque sens à un esprit doué de logique ; si
elles ont présenté quelque sens à l'esprit de Barthez
lui-même. Je le dis avec peine, je le dis presque en
rougissant , mais enfin je le dis, parce que c'est la
vérité et parce qu'il faut bien que quelqu'un commence à la dire , si l'on veut sortir la médecine de
l'ornière où elle s'est toujours traînée : la plupart
des doctrines médicales sont à peu près de la même
valeur que celles que Barthez a professées sur la
goutte. Que dis-je ? Pour être juste, elles lui sont
inférieures ; car Barthez a été vanté, admiré entre
tous les médecins de son temps ; on l'a considéré
comme le docteur le plus judicieux de son époque.
Encore une fois, est-ce une science, une véritable

science que celle qui fait écrire de pareilles rapso-
dies et qui, bien plus, permet qu'on les admire?

Les médecins ont entrepris et achevé de beaux
et de nobles travaux. Ce sont eux qui les premiers
ont étudié la forme et la structure des organes animaux ; ils ont précédé de bien loin les naturalistes
dans cette carrière, ils leur ont servi de modèle.
La physiologie, créée aussi par eux, leur a fait faire
d'ingénieuses et d'admirables recherches.

En pathologie, la classification des maladies,
l'étude de leurs symptômes, de leur marche, de
leur terminaison, la connaissance des altérations
organiques qu'elles causent, tout cela a été produit par des efforts dont l'esprit humain peut à
juste titre s'enorgueillir; mais au delà de ces travaux nous ne trouvons rien, plus rien dont nous
n'ayons à rougir. Quand les médecins ont voulu
expliquer les effets assez bien étudiés des remèdes; quand ils ont voulu connaître la nature intime
des maladies qu'ils observaient ; quand ils ont tâché de saisir la cause secrète des mouvemens vitaux, soit dans l'état de santé, soit dans l'état de
maladie, alors ils se sont jetés dans de funestes di-
vagations, funestes non seulement à la science,
mais funestes aussi à l'humanité, qui en réclame
sans cesse le secours. Les médecins ont alors abandonné la route de l'observation pour se lancer au
milieu des hypothèses ; au lieu de construire lentement et laborieusement l'édifice de la science par
le moyen de l'étude et par une investigation attentive et sévère, ils ont trouvé plus commode de le
faire surgir tout d'un coup de leur imagination.

De là sont venues en foule les doctrines médicales. On a enfanté des volumes, d'immenses volumes sur les théories du chaud, du froid, du sec et de l'humide, de la pituite, des glaires, de la bile et de l'atrabile. Combien n'a-t-on pas écrit sur l'archée de Van-Helmont, dont Barthez a fait plus tard sa seconde ame! On a disserté pendant des siècles sur la crudité et la coction des humeurs, sur leur putridité. Que n'a-t-on pas dit du mouvement des esprits vitaux, du suc nerveux, des diathèses, des adynamies, des hypersthénies, des nevro-sthénies, des forces vitales, etc., etc.! En vérité, tout cela vaut-il beaucoup mieux que la force de situation fixe et l'état spécifique des solides et des fluides?

Il faut le dire, l'histoire naturelle et les sciences exactes n'étaient point assez avancées pour prêter à la medecine un appui solide, pour l'éclairer dans les ténèbres au milieu desquelles elle s'égarait; mais aujourd'hui qu'elles ont fait des pas immenses, des pas qui les ont conduites jusque sur le domaine de la médecine, elles ne peuvent plus désormais en être séparées; on ne peut plus considérer la matière vivante comme autre chose que de la matière; elle ne peut pas être régie par d'autres lois que celles qui gouvernent le reste de la nature. Si, à cet égard, on a été trompé jusqu'à présent, l'erreur tient au nombre et à la complication des phénomènes dont on n'a pu saisir l'ensemble ni suivre même tous les détails. La multiplicité des faits, qui se modifient les uns par les autres, offre un obstacle presque insurmontable à l'étude, ou présente du moins des difficultés sans nombre. On trouve là un dédale immense dans lequel il faut du courage pour pénétrer et où l'on peut s'égarer sans déshonneur. Si je ne suis point parvenu à en saisir tous les détours, j'y ai du moins planté quelques jalons qui aideront, je l'espère, la marche de ceux qui viendront ensuite, et leur permettront d'aller plus loin que moi.

En étudiant la goutte, j'ai fait tous les efforts dont je suis capable pour en connaître les causes, pour remonter jusqu'à sa nature intime. Si je ne me suis point trompé dans mes recherches, en parvenant à son origine, je suis arrivé à l'origine de toutes les maladies ; dans ce cas, en continuant mon travail, sanctionné déjà par l'expérience, en lui donnant plus de développement, on arrivera, d'applications en applications, à embrasser tout le domaine de la médecine. Hâtons-nous donc de revenir à l'objet principal de nos études, à la goutte : je m'estimerais encore heureux, mon ambition serait satisfaite, quand bien même mon travail ne serait utile qu'aux malades tourmentés par cette cruelle affection.

Nous l'avons déjà dit et même répété, les causes prochaines de la goutte, avouées par tous les médecins qui ont observé la nature et dédaigné les hypothèses, sont : l'altération de la sécrétion des urines et de la transpiration, le désordre des fonctions digestives, l'abus des plaisirs vénériens, enfin un état particulier de la sensibilité. Notre tâche consiste donc à pousser l'étude de chacune de ces causes plus loin qu'on ne l'a fait, puisqu'on n'est point encore arrivé jusqu'au but. Nous devons

6.

aussi les grouper et tâcher de concevoir l'effet que produit leur ensemble sur l'organisation, car elles n'agissent pas isolément : plusieurs d'entre elles réunissent, au contraire, leur action pour produire l'arthritis, sinon dans tous les cas , du moins dans le plus grand nombre. Nous allons commencer par la sécrétion urinaire , dont l'influence sur la production de la goutte a, comme nous l'avons déjà dit, excité de tout temps l'attention des médecins et la sagacité des chimistes.

CHAPITRE VII.

Rôle que joue dans la production de la goutte la sécrétion des urines considérées sous le rapport chimique.

J'ai déjà parlé des efforts qui ont été tentés pour expliquer la production de la goutte par une altération de la sécrétion des urines. J'ai dit qu'on avait alternativement considéré la diminution tantôt de l'acide urique, et tantôt de l'acide phosphorique qui se trouve dans cette liqueur, comme les causes uniques de l'arthritis. On ne peut nier la grande influence de ces deux causes; mais, certes, elles sont bien loin l'une et l'autre de jouer le rôle qu'on leur prête. Et d'ailleurs les auteurs qui les ont admises n'ont pas même soupçonné leur mode d'action sur l'économie: car, en admettant l'une ou l'autre de ces causes, et même en les admettant toutes les deux à la fois, comment agissent-elles pour produire la douleur locale et les autres accidens? Quelle théorie émise jusqu'à présent peut expliquer les phénomènes de la goutte, au moyen de la rareté de l'acide urique et de l'acide phosphorique dans les urines? Aucune, bien certainement. Il faut donc reprendre cette question tout entière, l'étudier plus complétement qu'on ne l'a fait jusqu'à présent, et montrer la place qu'elle occupe dans l'étiologie de la goutte.

La sécrétion de l'urine, comme toutes les autres sécrétions dont l'altération concourt à la naissance des affections arthritiques, agit sur l'économie par deux influences, une physique et une chimique ; c'est de la dernière que nous allons nous occuper dans ce chapitre. Il faudrait un volume plus considérable que celui-ci pour faire l'histoire chimique et médicale de l'urine : mon but n'est point de l'entreprendre. L'exposition de tant de travaux, d'ailleurs importans, est tout-à-fait inutile pour le but que je me propose ; je ne citerai ici que les faits qui se lient à l'histoire de la goutte.

L'urine est une liqueur qui contient des acides libres, comme Vieussens et Mariotte l'ont démontré les premiers ; cependant, depuis ces auteurs, plusieurs physiologistes ont soutenu que l'urine n'est ni acide ni alcaline ; le grand Haller lui-même s'est prononcé pour cette opinion ; c'était aussi celle de Boerhaave. Haller supposait que les principes acides que l'on rencontre dans cette liqueur sont purement accidentels ; il en attribuait la présence aux acides qui existent tout formés dans les alimens et dans les boissons ; mais c'est une erreur. Il est aujourd'hui bien constaté que, chez un homme sain, l'urine contient toujours des acides, différant bien souvent de ceux qui se trouvent dans les substances alimentaires. C'est Scheele qui a démontré le premier l'existence d'un acide particulier à l'urine que l'on nomme aujourd'hui acide urique.

Après avoir découvert cet acide dans les calculs urinaires, le savant chimiste suédois soupçonna qu'il devait exister préalablement dans l'urine humaine, et parvint en effet à démontrer qu'il s'y rencontre constamment, du moins pendant la santé ; il y est quelquefois en telle abondance qu'il en trouble la limpidité et s'y tient en suspension, même au sortir de la vessie. Il arrive très fréquemment que cet acide se précipite en petits cristaux sur les parois du vase où l'urine est déposée, à mesure que ce liquide se refroidit; ces cristaux forment une croûte rougeâtre et brillante qui y adhère assez fortement. C'est surtout pendant les accès de goutte que l'acide urique se montre très abondant dans l'urine : son abondance est telle alors qu'il ne peut être tenu en dissolution, et qu'il reste suspendu dans le liquide en si grande quantité qu'il lui communique quelquefois une consistance presque boueuse.

Scheele a découvert aussi dans l'urine humaine de l'acide benzoïque, que d'ailleurs Rouelle le cadet, auquel on doit également la connaissance de l'urée, avait déjà signalé dans l'urine de quelques herbivores; c'est principalement dans celle des enfans que cet acide existe; cependant Fourcroy et Vauquelin l'ont retrouvé assez constamment dans l'urine des adultes. Liebig, qui prétend qu'il est toujours combiné avec de la soude dans l'urine humaine, pense qu'il diffère de l'acide benzoïque, et propose de le nommer acide hyppurique ; c'est l'acide uro-benzoïque de Berzélius.

Proust et M. Thénard admettent de l'acide acé

tique libre dans l'urine de l'homme. Berzélius en nie la présence, et prétend que cet acide acétique est en réalité de l'acide lactique. Cependant, malgré l'opinion de Berzélius, M. Thénard a persisté dans la sienne; il dit que quelle que soit la manière dont on traite l'urine, on y retrouve constamment de l'acide acétique: « A la vérité, ajoute ce savant, « il se produit facilement dans l'urine; mais n'est-« ce pas une raison pour croire qu'elle en contient « de tout formé? »

L'acide phosphorique existe aussi dans cette liqueur : c'est Margraff qui paraît l'y avoir signalé d'abord à l'état de phosphate d'ammoniaque et de phosphate de soude. Le premier de ces deux sels était utilisé déjà depuis long-temps pour la fabrication du phosphore, sans qu'on sût néanmoins au juste auquel des élémens de l'urine on devait ce corps singulier : car Stahl avait soutenu avec opiniâtreté que le phosphore était produit par le sel commun, le chlorure de sodium contenu dans l'urine. Scheele, à qui l'on doit la connaissance de l'acide urique, y signala aussi la présence du phosphate de chaux, que l'on avait pris jusqu'alors pour une terre particulière; il fit voir que ce sel est tenu en dissolution par un excès d'acide phosphorique; c'est même à cet excès que l'urine doit la plus grande partie de ses propriétés acides. Berzélius s'est trompé quand il a cru que l'acide phosphorique, qui donne à cette liqueur la propriété de rougir les couleurs bleues végétales, se trouve combiné à l'ammoniaque à l'état de surphosphate. Dans cette supposition, quel principe tiendrait en dissolution le phosphate de chaux ? Ce ne pourrait être certainement les autres acides qui existent dans l'urine; ils n'y sont pas en assez grande abondance. En y versant de l'eau de chaux ou une dissolution d'ammoniaque, on obtient du phosphate neutre de chaux en proportion différente, comme Berthollet l'a fait voir. Quand c'est par l'eau de chaux qu'on précipite, il y a beaucoup plus de phosphate de chaux formé que lorsqu'on emploie l'ammoniaque : ce qui prouve d'une manière suffisante que le phosphate de chaux est tenu en dissolution par l'excès d'acide phosphorique, comme Scheele, Berthollet, Fourcroy, Vauquelin et plusieurs autres chimistes non moins célèbres l'ont pensé. J'ai déjà dit que c'est au défaut d'acide phosphorique dans l'urine des goutteux que Berthollet attribue le développement de la goutte ; mais nous voyons, dès à présent, que plusieurs autres acides peuvent partager avec lui cette funeste prérogative. D'ailleurs nous n'avons pas encore indiqué tous les acides que les analystes ont rencontrés dans l'urine.

Priestley, dans son livre fameux sur les différentes espèces d'air, annonce qu'en chauffant de l'urine récente, on en dégage un cinquième de son volume d'air fixe très pur. Proust a confirmé cette observation du célèbre chimiste anglais ; il dit que c'est à la séparation de l'acide carbonique qu'on doit l'écume qui se produit pendant l'évaporation de l'urine. Fourcroy et Vauquelin pensaient, au contraire, que l'acide carbonique qui est recueilli dans cette circonstance est formé par la décomposition de l'urée; mais alors il devrait être combiné à de l'ammoniaque. Priestley avait annoncé d'une manière positive que la chaleur est indispensable pour produire ce dégagement d'acide carbonique, et que même, avec une très bonne machine pneumatique, on ne parvenait pas à l'extraire; mais Vogel se servit avec succès de cet instrument pour faire voir non seulement que l'urine contient de l'acide carbonique, mais encore que cet acide n'y est pas produit par la décomposition de l'urée; il mit de l'urine fraîche de la boisson dans un flacon auquel il adapta un tube de verre qui plongeait dans le fond d'un vase contenant de l'eau de chaux; il plaça cet appareil sous le récipient d'une machine pneumatique; quand le vide fut fait, il se dégagea une grande quantité de bulles gazeuses qui troublèrent l'eau de chaux; au bout d'un temps suffisant il se déposa du carbonate de chaux au fond du vase. Nous devons donc regarder l'acide carbonique comme un des acides libres qui se trouvent dans l'urine, quoique Berzélius ne l'ait point indiqué dans la table des substances qu'il y a rencontrées, et qu'il ait formellement nié d'ailleurs son existence.

Indépendamment de ces acides, Fourcroy et Vauquelin, ayant constaté l'existence de la silice dans un calcul urinaire, en conclurent que cette substance pouvait se trouver quelquefois dans l'urine; mais ils ne purent en démontrer la présence; cependant ils déclarèrent qu'on parviendrait probablement à l'isoler. Au fait, Berzélius, en évaporant l'urine jusqu'à siccité, et traitant par l'eau le produit de cette évaporation, obtint un résidu pulvérulent qu'il lava avec de l'acide hydrochlorique affaibli, afin d'en extraire le phosphate de chaux. Le résidu insoluble de cette opération était un mélange composé de mucus vésical, d'acide urique et d'acide silicique ; la combustion à l'air libre isola totalement ce dernier. Je dois dire, avant de terminer, que le mucus de la vessie qui se trouve dans l'urine doit être aussi regardé comme un acide animal, doué, à la vérité, de propriétés peu énergiques.

Ainsi voilà une assez grande quantité d'acides existant à l'état libre dans l'urine ; nous devons ajouter qu'il y en a d'autres encore, mais qui s'y trouvent toujours à l'état de combinaison, comme l'acide sulfurique et l'acide chlorhydrique. Le docteur Proust y aperçut même de l'acide nitrique. Du reste, je vais mettre sous les yeux du lecteur le résultat de l'analyse de Berzélius, résultat admis jusqu'à présent par la plupart des chimistes ; je ferai seulement remarquer que, parmi les acides, on n'y rencontre ni l'acide uro-benzoïque ni l'acide carbonique.

Mille parties d'urine ordinaire sont composées, selon M. Berzélius, de :

Eau..	933,00
Urée.......................................	30,10
Sulfate de potasse.........................	3,71
Sulfate de soude...........................	3,16
Phosphate de soude........................	2,94
Sel marin.................................	4,45
Phosphate d'ammoniaque....................	1,65
Chlorhydrate d'ammoniaque................	1,50

Acide lactique libre.............. ⎫
Lactate d'ammoniaque.......... ⎪
Matière animale soluble dans l'al- ⎪
cool, et qui accompagne ordinairement ⎪
les lactates..................... ⎬ 17,14
Matière animale insoluble dans l'al- ⎪
cool........................... ⎪
Urée qu'on ne peut séparer de la ma- ⎪
tière précédente................. ⎭

Phosphate de chaux et phosphate de
magnésie....................... 1,00
Acide urique.................... 1,00
Mucus de la vessie.............. 0,32
Silice.......................... 0,03
　　　　　　　　　　　　　　　　　　————
　　　　　　　　　　　　　　　　　1000,00

On voit donc par ce qui vient d'être exposé que les urines contiennent plusieurs acides de nature différente. Berthollet, Scudamore et plusieurs autres médecins chimistes ont trouvé chez les goutteux que, dans l'intervalle de leurs accès, les urines contiennent moins de ces acides libres ou même n'en contiennent pas du tout. Le fait est hors de doute pour l'acide phosphorique et l'acide urique. Il est également impossible que cette diminution ne porte pas aussi sur les autres acides ; car j'ai éprouvé non seulement sur mes propres urines, mais aussi sur celles de plusieurs de mes malades, qu'elles n'accusent absolument aucune acidité dans l'intervalle des accès de goutte. Si donc les acides qui doivent être éliminés du corps par les voies urinaires cessent d'être sécrétés par les reins, ou du moins cessent de l'être en quantité suffisante, il faut de toute nécessité qu'ils restent dans le sang, et qu'ils en altèrent plus ou moins la composition, en se combinant avec une partie de l'alcali qu'il contient en excès; car plusieurs de ces acides existent tout formés dans le sang, où ils se trouvent à l'état salin. Les fonctions des émonctoires acides ont évidemment pour but d'extraire ces principes, afin de conserver au sang l'alcalinité qui lui est nécessaire. Si un de ces émonctoires cesse de fonctionner convenablement, que son action se ralentisse, il laisse, comme nous venons de le dire, trop d'acide dans le sang; ou, en d'autres termes, il produit la saturation d'une trop grande quantité de l'alcali de cette liqueur. Dans le cas qui nous occupe, pour que ce résultat n'eût pas lieu, il faudrait que d'autres émonctoires parvinssent à éliminer ces acides laissés par les reins. Mais quels émonctoires peuvent éliminer des acides contenus en surabondance dans le sang? Evidemment ce ne sont que des émonctoires sécrétant des liqueurs acides : or, nous n'avons avec les reins que la peau et le tube intestinal appartenant à cette classe. Il faut donc étudier l'action de ces organes, savoir comment ils fonctionnent chez les goutteux pour voir si réellement ils enlèvent au sang les acides que les reins y ont laissés.

CHAPITRE VIII.

Influence chimique de la transpiration sur la goutte.

Nous avons déjà fait sentir l'importance de la transpiration cutanée et l'influence qu'elle doit exercer, par sa diminution, sur la production de l'arthritis; nous avons cité entre autres les travaux de Sanctorius et de Pierre Desault de Bordeaux , qui mettent cette question tout-à-fait hors de doute. Leur opinion, comme nous l'avons déjà dit, est d'autant plus digne de foi qu'elle n'est pas fondée sur ces vaines théories enfantées par l'imagination, théories qui ont envahi tour à tour le domaine de la médecine; elle est basée sur l'observation, sur des expériences aussi exactes que celles des physiciens et des chimistes; les résultats obtenus par ces savans l'ont été par la balance. Nous n'avons qu'un reproche à faire à leur doctrine, c'est qu'elle est trop exclusive; ces hommes célèbres n'ont vu qu'un seul fait, là où il y en a un grand nombre; mais ce fait, ils l'ont présenté avec art, ils l'ont mis en relief avec une habileté peu commune; tout en admirant leurs talens, nous ne serons point exclusif comme eux. Nous avons déjà démontré, les réactifs à la main, que l'urine joue aussi un rôle dans la production de la goutte, en laissant dans la masse du sang des acides qui devraient en être extraits.

En continuant nos recherches, nous verrons que la question est beaucoup plus compliquée qu'on ne l'a cru jusqu'à présent, et qu'aux deux causes que nous venons de citer il vient encore s'en ajouter beaucoup d'autres. Mais revenons à la transpiration.

Après avoir rappelé un grand nombre d'expériences faites sous différentes latitudes pour connaître la quantité de liquide émise, chaque jour, par la peau, et pour constater les causes qui font varier cette quantité, nous avons dit que, dans la plupart des cas, la transpiration est diminuée chez les goutteux; mais pour juger de l'effet que doit produire cette diminution, il faut avant tout connaître la nature du liquide qui s'exhale en vapeur de toute la surface de notre corps, et qui ruissèle quelquefois en gouttes abondantes. La physiologie et plus encore la pathologie ont besoin de connaître non seulement la composition de ce liquide, mais aussi les variations que cette composition peut-subir dans les différentes circonstances de la vie; et, nous pouvons le dire, les notions acquises sur ce sujet par le moyen des réactifs seraient plus importantes que celles que l'on a obtenues par la balance; car la composition de l'humeur de la transpiration doit varier encore davantage que celle de urines; mais, malgré leur importance, ces notions sont restées bien incomplètes. Les fonctions de la peau, dans l'état physiologique, ne sont connues que très imparfaitement : à plus forte raison leurs altérations pathologiques sont-elles presque tout-à-fait ignorées. Nous devons d'autant plus regretter une telle ignorance que la peau est de tous nos organes le plus facile à observer, et que ses fonctions, bien étudiées, sont de nature à jeter le plus grand jour sur une quantité de questions qui se pressent en foule, et qui viennent assaillir l'esprit de ceux qui jettent un coup d'œil philosophique sur les nombreuses imperfections de l'art de guérir.

Qu'on réfléchisse, pour juger de l'importance de la transpiration, à la quantité des liquides excrétés par la peau, quantité qui égale presqu'à elle seule toutes les autres excrétions du corps humain réunies ensemble, et qui souvent les surpasse; qu'on remarque en outre que de tous nos organes la peau est celui qui est le plus exposé à l'influence des agens extérieurs, qu'elle est douée d'une sensibilité exquise qui augmente encore l'influence de ces agens, alors on verra que la plupart des causes de nos maladies doivent agir d'abord sur elle, et l'on s'étonnera avec juste raison que l'étude d'un appareil aussi important ait été négligée jusqu'à ce jour, quoiqu'il soit dans les conditions les plus favorables à l'observation. J'espère que ceux qui liront ce travail sentiront la justesse des réflexions que je fais ici, et que les physiologistes étudieront avec plus de soin les fonctions de la peau; qu'ils nous feront voir comment elles peuvent être altérées, comment elles peuvent être rappelées à leur état normal, et qu'ils doteront la médecine pratique des moyens de constater facilement, au lit du malade, les différentes altérations des fonctions du derme. Ceux qui arriveront à ces résultats auront fait faire à notre art un progrès à lui seul plus utile et plus grand que tous ceux qu'il a faits depuis plus d'un siècle, si toutefois depuis plus d'un siècle, à part la vaccine, notre art a fait de bien grands progrès.

Quoi qu'il en soit, aidons-nous du peu de connaissances que nous avons sur cette matière, et nous verrons que, dans l'état actuel de la science, la physique et la chimie peuvent déjà jeter un grand jour, non seulement sur les causes et sur la nature de la goutte, mais aussi sur les causes et sur la nature d'une foule d'autres maladies; nous verrons surtout que chez les goutteux la peau ne saurait suppléer à ce qu'il y a d'imparfait dans l'action des reins, qu'elle concourt au contraire avec ce défaut d'action à produire le mal.

C'est Cruickshanks qui le premier conçut l'idée de recueillir l'humeur de la transpiration pour la soumettre à l'analyse chimique; il plongea tantôt sa main, tantôt son pied dans un vase de verre, dont il luta l'orifice à son poignet ou à sa jambe au moyen d'une vessie. La surface du verre se couvrit bientôt de gouttelettes qui se réunirent et furent recueillies au fond du vase; il obtint de sa main en moyenne un gramme et trente-six centigrammes par heure d'un liquide qui lui parut être de l'eau pure; il trouva aussi que les vêtemens qui recouvraient sa main ou son pied, pendant cette expérience, avaient peu d'influence sur l'émission de la transpiration. Le cuir de sa botte la diminuait seul d'une manière notable. En cherchant le rapport qu'il y a entre la surface de la main et celle du corps, Cruickshanks a estimé que ces deux surfaces étaient comme un à soixante, ce qui, en supposant la transpiration

égale dans toutes les régions du corps, donnerait
un produit d'environ deux kilogrammes de transpiration par vingt-quatre heures. Cette quantité
se rapproche beaucoup de celle qui est donnée
par Sanctorius, qui confondait la transpiration
pulmonaire avec la transpiration cutanée; elle doit
être exagérée; car elle est bien plus considérable
que celle qui fut trouvée en moyenne par Lavoisier et Séguin ; mais remarquons que le sac dans
lequel Séguin était enfermé, laissant trop peu d'air
en contact avec la peau, devait nuire aux fonctions de cet organe. J'en donnerai plus tard les
raisons.

Une remarque de la plus haute importance faite
par Cruickshanks, c'est que l'air du vase où il plongeait l'un de ses membres contenait une grande
quantité d'acide carbonique : les bougies y brûlaient
difficilement, et l'eau de chaux avec laquelle on l'agi-
tait se troublait d'une manière évidente. On a de-
mandé si l'acide carbonique sort tout formé de la
peau, ou si cet organe exhale simplement une combinaison d'hydrogène et de carbone qui, arrivant
à l'état naissant au contact de l'air, se combinerait
avec son oxigène, de manière à former de l'acide
carbonique et de l'eau; nous ne le savons pas; la
science manque ici tout-à-fait; les expériences,
comme nous allons le voir, ne sont ni assez nombreuses ni assez concluantes pour décider cette
question, qui est cependant de la plus haute importance. Espérons que des tentatives nouvelles,
pour lesquelles je n'entrevois pas des difficultés
bien grandes, perceront le mystère dont cette fonction est encore environnée.

Spallanzani a pensé qu'il devait se passer à la surface de la peau un phénomène fort analogue à celui qui a lieu dans l'intérieur des poumons. Je ne puis partager cet avis, tout en respectant les opinions et même les suppositions de Spallanzani, comme elles ont droit de l'être. Je ferai remarquer à cet égard que le poumon, quelle que soit sa manière d'agir, ne donne que de l'acide carbonique et de l'eau, et qu'on peut dès lors supposer qu'il y a au contact de l'air une combustion de carbure d'hydrogène, supposition qu'on ne peut faire pour la peau ; car indépendamment de l'acide carbonique, elle exhale encore d'autres acides, ce qui indique un mode d'action différent. Je ferai remarquer surtout qu'un malade qui prend du soufre à l'intérieur, exhale de toute la surface de la peau une odeur sulfureuse : or, cette odeur décèle évidemment la présence de l'acide sulfureux, puisque le soufre par lui-même est inodore ; mais il faut que cet acide sorte tout formé de la peau ; on ne peut supposer que le soufre arrivant à la surface du corps se combine à l'oxigène de l'air au moment du contact ; car, à la température du corps, le soufre ne peut pas se combiner à l'oxigène, même en le supposant à l'état naissant. On ne peut croire non plus qu'il se dégage de l'acide hypo-sulfureux qui se combinerait alors à l'oxigène de l'air pour passer à l'état d'acide sulfureux ; car, d'un côté, je ne crois pas que cette réaction puisse avoir lieu, et d'un autre côté, l'acide hypo-sulfureux ne peut exister qu'en combinaison avec une base salifiable. Il est donc évident que la peau a la puissance de former des acides de toutes pièces; dès lors il est plus que probable que l'acide carbonique est le produit de cette puissance. Rien de semblable, encore une fois, ne se passe dans le poumon, qui ne sécrétant que de l'acide carbonique et de l'eau, permet de supposer qu'il s'y fait une combustion d'hydrogène et de carbone. Mais nous reviendrons plus tard sur cette dernière question, qui est importante.

Du reste, pour faire voir combien les productions gazeuses de la peau sont encore inconnues, il suffit d'indiquer les résultats obtenus par les principaux observateurs qui ont cherché à éclairer ce point de la science. Il est vraiment extraordinaire qu'un sujet aussi important soit encore environné de tant d'incertitudes et de tant d'erreurs. Après les travaux de Cruickshanks, le comte de Milly annonça que le corps étant plongé dans un bain, il se dégageait de la peau des quantités notables d'un gaz qu'il reconnut à l'analyse pour être de l'acide carbonique. Ingen-Housz répéta les expériences de de Milly ; elles avaient trop d'analogie avec ses brillantes découvertes sur la respiration des plantes pour ne pas exciter toute son attention. Il trouva aussi que la peau immergée dégageait un gaz, mais en moindre quantité que ne l'avait annoncé le comte de Milly; ce gaz est suivant lui composé, en grande partie, d'azote; il n'y trouva point d'acide carbonique. Il faut cependant avouer que les moyens qu'il employait pour prouver l'absence de ce dernier gaz étaient incomplets et vicieux. J'ai connu moi-même deux personnes dont la peau, pendant l'immersion dans le bain, dégageait évidemment un gaz que je n'ai point analysé, ne me doutant pas alors de l'importance de la question qui nous occupe en ce moment. Fontana et Priestley prétendent que la peau plongée sous l'eau ne produit aucun gaz, et que celui qui fut recueilli par de Milly et Ingen-Housz n'était autre chose que de l'air adhérent à l'épiderme et entraîné pendant l'immersion dans le liquide. Priestley même, qui a fait tant d'admirables découvertes sur la nature des gaz, et dont l'opinion sur le sujet qui nous occupe mérite par conséquent la plus grande confiance, prétend en outre que l'air n'est point altéré par son contact avec la peau : il y trouve la même quantité d'oxigène, et annonce que l'eau de chaux n'y décèle aucune trace d'acide carbonique. Jurine, de Genève, déclare au contraire que la peau altère l'air ambiant avec énergie. S'étant livré à des recherches assez étendues, il croit avoir constaté une légère absorption des gaz en con tact avec la surface du corps; en outre, il y a suivant lui une diminution considérable d'oxigène remplacée par de l'acide carbonique. Du reste, d'après ce savant, les proportions de l'azote ne sont point changées.

De toute évidence, il est impossible de rien conclure de tant d'observations contradictoires; cependant la connaissance de l'action de la peau sur l'air atmosphérique est de la plus haute importance; elle jettera sur l'art de guérir un jour tout nouveau. Il est même évident, pour tout homme qui réfléchit, que jamais la médecine ne sera véritablement une science tant qu'elle ne connaîtra pas complétement les fonctions d'un organe aussi vaste et aussi influent que la peau : cet organe, à la fois sécréteur et sensible, est le premier qui reçoive les impressions des agens extérieurs et qui les transmette à toute l'économie ; c'est sur lui qu'agissent les causes les plus nombreuses de nos maladies ; c'est par conséquent l'étude approfondie de ses fonctions qui nous offrira les moyens les plus puissans et les plus sûrs d'y remédier. J'ai une conviction, c'est que cette étude convenablement dirigée nous fera connaître en grande partie les causes, la nature et probablement les moyens de guérison de la phthisie pulmonaire. J'ai entrepris quelques expériences à ce sujet, et je regrette beaucoup d'être obligé de publier cet ouvrage avant de les avoir terminées ; un jour nous y reviendrons ; mais étudions d'abord les autres produits de la peau et la composition de la transpiration proprement dite.

Indépendamment de l'eau et des gaz qui s'échappent de la peau, il en sort aussi une matière toute particulière que Cruickshanks, d'après quelques expériences, suppose d'une nature huileuse. La présence de cette matière a d'ailleurs été reconnue par un grand nombre de chimistes.

Berthollet fut le premier qui découvrit dans l'humeur de la transpiration un acide différent de l'acide carbonique. Il soupçonna, sans avoir toutefois de raisons suffisantes pour l'affirmer, que cet acide nouveau était de l'acide phosphorique. Il avance ce fait sans aucune preuve, et Fourcroy plus tard, ne trouvant pas cet acide dans son analyse, dit que, s'il existait réellement dans l'humeur de la transpiration, il devrait, à cause de sa fixité, rester adhérent à la surface de la peau; ainsi la question est encore dans le doute; mais cependant, je dois le déclarer, je crois jusqu'à preuve du contraire à la présence de l'acide phosphorique dans la transpiration, et voici quelques unes des raisons sur lesquelles ma croyance repose. Davy ayant placé son doigt, préalablement lavé à l'eau distillée, dans un vase mis en communication avec le pôle positif d'une pile galvanique, il se développa rapidement un mélange d'acide qui semblait être de l'acide sulfurique, de l'acide chlorhydrique et de l'acide phosphorique. Il serait en outre possible que l'acide phosphorique ne se dégageât qu'à l'état d'acide phosphoreux qui, au contact de l'air, se saturerait d'oxigène; du moins l'odeur aliacée que prend la peau, lorsqu'elle est sèche et qu'on la frotte vivement, permet le soupçon que je viens d'émettre.

M. Thénard examina avec quelques détails l'humeur de la transpiration; il est fâcheux que le moyen qu'il a employé pour recueillir cette matière soit tout-à-fait vicieux. Après avoir porté pendant dix jours un gilet de flanelle sur sa peau, il le lava dans de l'eau distillée et analysa ensuite les eaux de lavage. Il conclut de son travail que le liquide de la transpiration contient de l'eau, de l'acide acétique, du chlorure de sodium, un peu de phosphate de soude, des traces de phosphate de chaux qui, dit-il, est probablement à l'état acide (ce qui confirme mes soupçons sur la présence de l'acide phosphorique), quelque peu de phosphate de fer et une matière animale qu'il suppose être de la gélatine. Berzélius, qui fit à ce sujet des recherches fort incomplètes, pense que l'acide acétique trouvé par M. Thénard est de l'acide lactique.

Anselmino, à qui l'on doit les dernières recherches sur la transpiration cutanée, a obtenu des résultats que je dois signaler. Il fit voir d'abord qu'il existe dans la sueur des parties volatiles qui s'échappent dans l'atmosphère, et d'autres qui étant fixes restent adhérentes à la peau. Pour recueillir les parties volatiles, il plongea son bras dans un cylindre de verre dont il ferma l'ouverture, tournée vers l'épaule, au moyen d'un taffetas gommé. Il eut soin que sa peau ne touchât nulle part aux parois du vase qui bientôt se couvrirent de gouttelettes qu'il put recueillir et analyser. Il trouva cette partie de la transpiration formée d'eau, d'acétate d'ammoniaque et d'acide carbonique.

Les matières fixes de la transpiration furent recueillies au moyen d'une éponge qui fut promenée sur la peau d'un homme mis en sueur dans une étuve. L'éponge exprimée donna une liqueur trouble qu'il fit ensuite filtrer. Anselmino soupçonna que la matière qui troublait la transparence de la liqueur n'était autre chose que des débris d'épiderme; c'est ce qu'il aurait fallu vérifier : car la présence des matières grasses et de quelques sels insolubles est une chose extrêmement probable. Du reste, il trouva des sels de chaux, une matière animale soluble dans l'eau, insoluble dans l'alcool, de l'osmazôme, de l'acide acétique, des acétates de soude et du chlorure de sodium. Ayant brûlé le résidu sec de la sueur, les cendres contenaient du sulfate et du phosphate de chaux, un peu de sulfate et de phosphate de potasse, du chlorure de sodium, du phosphate et du carbonate de chaux avec des traces d'oxide de fer.

D'après tous ces travaux, nous voyons que la matière de la transpiration est pour la composition chimique un liquide analogue aux urines; elle contient des substances animales, des sels et des acides à l'état de liberté. Cruickshanks a démontré en effet que la peau produit de l'acide carbonique; Berthollet a rendu très probable la présence de l'acide phosphorique dans la transpiration, acide qui s'y trouve probablement à l'état de surphosphate de chaux; et d'après les travaux de M. Thénard et d'Anselmino, il y a dans cette liqueur de l'acide acétique libre, regardé comme de l'acide lactique par Berzélius; ainsi il n'y a pas plus de doute maintenant sur la matière de la transpiration que sur celle des urines : c'est une matière acide.

Que se passe-t-il donc chez les goutteux? Sanctorius, comme nous l'avons dit, a prouvé par sa balance que la transpiration est moins abondante chez ces malades que chez les autres hommes. On se rappelle aussi que Pierre Desault, commentant avec habileté la doctrine du médecin de Venise, sut la fortifier de toute la puissance des observations de Sydenham; il ne lui a peut-être manqué pour nous donner une théorie complète de la goutte que les connaissances physiques et chimiques que nous possédons aujourd'hui. J'ajouterai quelques faits qui viennent à l'appui de l'opinion de Desault, c'est que chez les goutteux la peau presque toujours est sèche au toucher, que quelquefois même elle est froide. Ce fait se remarque surtout chez les goutteux qui sont fort entrepris par le mal et surtout chez ceux qui le sont depuis long-temps. Beaucoup de médecins attentifs l'ont observé, la peau de ces malades est fréquemment aride, principalement celle qui recouvre les membres les plus tourmentés par le mal. Déjà plusieurs auteurs ont fait remarquer que le refroidissement de la peau est une cause fréquente de la goutte; Boerhaave a vu que les hommes qui exposent souvent leurs pieds au froid et à l'humidité sont très sujets à la podagre; j'ai rencontré chez la plupart des grands goutteux la peau sèche, flétrie, froide et sans élasticité; chez quelques uns des plus affligés, je l'ai même trouvée bleuâtre, cyanosée et conservant le pli comme la peau des cholériques: cette observation, dont j'ai déjà parlé, est d'une haute importance; nous y reviendrons encore.

Ainsi il est de toute évidence, et nous n'avons pas besoin d'insister davantage sur ce fait, que la transpiration des goutteux est, en général, moins abondante que celle des autres hommes. A la vérité, j'en ai rencontré quelquefois qui suaient beaucoup; mais la plupart d'entre eux m'ont déclaré que dans leur jeunesse, avant l'invasion de la goutte, ils suaient davantage encore. Une chose digne de remarque, c'est que chez ces derniers, c'était le tronc et la tête qui se couvraient de sueur; mais presque toujours les membres et surtout les membres inférieurs étaient secs ou suaient moins proportionnellement que le reste du corps. D'ailleurs presque tous ces malades avaient, comme je l'ai dit, le ventre relâché.

Si chez les hommes sains la matière de la transpiration est une liqueur analogue aux urines, si elle
est acide comme elle, et si chez les goutteux, en
même temps que les urines cessent d'être acides,
la peau perd de sa puissance comme organe sécréteur, il est évident que loin de remédier au défaut
d'action des reins, elle y aide au contraire, et contribue aussi pour sa part à laisser dans le sang des
substances acides plus abondantes qu'il ne le faut
pour le maintien de la santé.

Il y a plus encore: en examinant la nature de
ma transpiration dans l'intervalle de mes accès de
goutte, je me suis aperçu qu'elle n'était point acide
comme elle aurait dû l'être. Cette remarque fut un
trait de lumière pour moi; elle me rappela de suite
l'observation de Berthollet sur le défaut d'acide
phosphorique dans les urines, et contribua plus
que toute autre chose à attirer mon attention sur
la goutte, en me faisant entrevoir la possibilité d'en
deviner la nature. On sent que j'ai répété bien souvent sur moi et sur d'autres goutteux une observation qui me semblait être d'une si haute importance;
j'ai constamment obtenu les mêmes résultats. Je
puis affirmer que toujours la transpiration chez les
goutteux éprouve les mêmes modifications que la
sécrétion urinaire; dans l'intervalle des accès, elle
cesse d'être acide ou ne l'est du moins que très faiblement. Cette modification dans la composition
chimique du liquide sécrété par la peau joue un
très grand rôle dans la production de la goutte, et
a plus d'influence encore que la diminution de son
poids observé par Sanctorius. Il est même certain
que la diminution dans le poids de la transpiration,

jointe à la diminution de son acidité, doit contribuer bien davantage à la production de la goutte que l'altération que l'on remarque dans les urines; car, ne l'oublions pas, la peau est l'émonctoire le plus puissant de toute l'organisation, puisque le poids du liquide qu'elle exhale est presque égal à celui de toutes les autres excrétions réunies.

J'ai déjà dit plus haut que les urines qui sont à peine acides ou qui ne le sont pas du tout, dans l'intervalle des accès de goutte, le deviennent au contraire beaucoup pendant leur durée. La transpiration subit le même changement; quand les urines deviennent acides, elle le devient aussi. C'est encore à Berthollet que nous devons cette observation; ce savant a vu pendant un accès de goutte l'humeur de la transpiration rougir fortement le papier de tournesol. J'ai répété moi-même cette observation un grand nombre de fois, et je l'ai toujours trouvée de la plus grande exactitude. Cette remarque avait été faite également par Selle : il dit dans l'appendice de sa Pyrétologie que les sueurs critiques des goutteux ont une odeur acide très prononcée surtout aux extrémités affectées, et que les accès de goutte se terminent aussi par un vomissement de matières acides. *Paroxysmus finitur madore partium dolentium et diaphoresi acidum odorem spiranti, vomitu materiæ acidæ.*

L'altération de la sécrétion des urines et celle de la transpiration ont donc pour premier et principal effet de laisser dans la masse de nos humeurs différens acides qui auraient dû en être expulsés pour conserver l'économie dans son état normal. Ajoutons encore à ces observations pour les corroborer que beaucoup de médecins ont considéré l'usage des boissons acides comme une cause fréquente de la goutte. Selle, que nous venons de citer, met l'usage des vins acidulés au nombre des causes de cette maladie. Gaubius a vu l'abus du vinaigre produire la podagre. Boerhaave dit qu'un grand usage journalier de l'esprit de soufre a le même inconvénient. J'ai moi-même expérimenté que les embrocations d'acide pyro-ligneux étendu d'eau, répétées assidûment chez un goutteux, peuvent dans quelques jours déterminer un paroxysme.

D'après tout ce que nous venons de dire, l'accès de goutte n'est qu'un effort que fait la nature pour rétablir l'équilibre dans l'économie et principalement pour chasser les acides qui se sont lentement accumulés dans la masse des humeurs; nous montrerons plus tard quelle est la nature de cet effort. Contentons-nous ici de faire remarquer que l'inflammation et la douleur, qui constituent pour le vulgaire tout l'accès de goutte, ne sont que des accidens qui troublent la crise et qui, loin de favoriser l'effort médicateur de la nature, l'enraient au contraire et en atténuent les heureux effets. Plus tard nous expliquerons ces vérités tout-à-fait nouvelles et nous les mettrons, je l'espère, à l'abri des contestations. Nous verrons alors que, dans la plupart des cas, il est très facile d'empêcher le désordre que nous avons signalé dans les sécrétions et plus facile encore d'y remédier. Le médecin n'aura plus besoin de laisser faire à une crise souvent accompagnée de douleur ce qu'il pourra désormais très bien faire sans elle.

CHAPITRE IX.

Influence des réactions chimiques de la digestion sur la production de la goutte.

La goutte étant fréquente chez les hommes adonnés aux plaisirs de la table, on a dû naturellement penser que l'irritation trop répétée des organes digestifs en est une des causes les plus habituelles. Le dérangement des fonctions gastriques chez les goutteux, surtout pendant leurs accès, donne de la force à cette opinion, qui d'ailleurs est adoptée par les meilleurs praticiens et confirmée tous les jours par l'expérience. Je n'ai pas besoin d'accumuler ici des citations pour faire voir que l'intempérance est une des causes les plus actives et les plus fréquentes de la goutte ; ce fait est d'une observation journalière ; personne ne peut le révoquer en doute, si ce n'est quelques goutteux gourmands qui cherchent à se faire illusion pour ne pas avoir trop à rougir en persévérant dans un vice qui est la cause pour eux de tant de douleurs et de tant de dangers ; mais leur opinion ne fait pas loi, et certainement aucun médecin ne pourrait l'adopter. Nous considèrerons donc aussi avec tous les bons observateurs les excès de table comme une des causes de la goutte ; notre tâche dès lors consiste à examiner la nature de cette cause et à observer la manière dont elle agit.

Le phénomène de la digestion est beaucoup plus compliqué que les phénomènes précédens; il faut, pour bien le comprendre, pour connaître les altérations auxquelles il est exposé, pour juger de son influence sur le développement de la goutte, il faut, dis-je, étudier d'abord la composition chimique des liqueurs qui concourent à cette fonction importante et savoir bien en apprécier les réactions.

Un des principaux agens de la digestion est évidemment le suc gastrique, qui a été l'objet de tant de recherches et de travaux. Parmi les nombreux savans qui se sont occupés de cette liqueur, nous devons citer principalement Spallanzani, qui fit une multitude d'expériences sur la digestion des différentes classes d'animaux, et répéta les observations de notre ingénieux Réaumur. En 1783, il publia les résultats de ses nombreuses recherches; il prétend que le suc gastrique est un liquide tout-à-fait neutre, imputrescible à la température ordinaire, communiquant cette propriété aux substances alimentaires, qu'il a la faculté de dissoudre, non seulement dans l'intérieur de l'estomac, mais même au dehors de cet organe.

Carminati, en 1785, fit voir que la liqueur trouvée dans l'estomac des animaux carnivores à jeun est bien à l'état neutre, comme Spallanzani l'a reconnu, mais qu'elle devient très acide dès qu'ils ont mangé de la viande. Cette observation, que Viridet avait déjà faite, est de la plus haute importance; c'est elle qui contribua le plus puissamment à nous dévoiler le mystère de la digestion. En 1806, Werner étendit cette observation aux animaux herbivores, et fit voir que la masse contenue dans leur estomac pendant la digestion est éminemment acide. Montègre, qui avait la faculté de se faire vomir à volonté, en profita pour étudier le suc gastrique; mais il ne fit qu'embrouiller le sujet, et remit en question les faits qui avaient été constatés par les travaux de Réaumur, de Spallanzani et surtout par ceux de Viridet, de Carminati et de Werner. Il soutint que le fluide qui existe dans l'estomac n'est autre chose que du mucus et de la salive avalée; il prétend que les acides qu'on y rencontre dans quelques circonstances sont dus à un commencement d'altérations, ce qui évidemment est une erreur.

M. Thénard examina du suc gastrique que M. Pinel fils avait rendu par le vomissement; il le trouva parfaitement neutre. M. Chevreuil regarde cette substance comme un composé d'eau et d'une petite quantité d'acide lactique, de chlorhydrate d'ammoniaque, de chlorure de sodium, de phosphate de chaux, d'une matière animale soluble dans l'eau et de mucus. Proust ensuite, dans un travail d'une haute importance, examina le suc gastrique qu'il recueillait au moment même de la digestion; il trouva ce suc constamment acide, et démontra de plus que cette acidité n'est point due à la présence d'un acide organique dans la liqueur, mais bien à celle de l'acide chlorhydrique qui s'y trouve en grande abondance.

Toutes ces recherches étaient discordantes entre

elles, et la science était loin d'être fixée à cet égard.
On voit que certains observateurs, à la tête desquels nous devons placer Spallanzani, regardaient
le suc gastrique comme un fluide neutre. Montègre
partageait cette opinion, puisqu'il considérait le
suc gastrique comme de la salive, et que suivant
lui la salive devait être regardée comme une substance neutre. Au contraire, Viridet, Carminati,
Werner, M. Chevreuil et Prout avaient trouvé dans
le suc gastrique des propriétés acides extrêmement
prononcées. C'est Tiedemann et Gmelin qui décou-
vrirent les causes de cette diversité d'opinions et
qui éclairèrent une question embrouillée par tant
de travaux contradictoires.

Ces savans, dans leur beau travail sur la digestion,
démontrèrent qu'en effet le suc trouvé dans l'estomac des animaux à jeun est neutre ou du moins à
peine acide; mais qu'aussitôt que les parois de cet
organe sont écartées l'une de l'autre et irritées par
la présence de substances étrangères, alimentaires
ou non, elles sécrètent alors un liquide constamment acide. Montègre avait attribué à une altération chimique, à une sorte de fermentation, la forte
acidité de la masse alimentaire vomie dans l'indigestion et même celle du chyme extrait de l'estomac
faisant régulièrement ses fonctions; mais Tiedemann et Gmelin prouvèrent de la manière la plus
incontestable que l'acide trouvé dans la masse alimentaire et dans le chyme est réellement sécrété
par les parois de l'estomac. Ils s'appuyèrent, non
seulement sur la coagulation du lait pendant l'acte
de la digestion, coagulation observée par Littre,

8

Veratti, Spallanzani, Jean Hunter, sir Ev. Home, et par Carminati, qui fit cailler du lait en y versant du suc gastrique de cochon ; de plus, ils firent eux-mêmes des expériences directes et prouvèrent l'exactitude de leur opinion de la manière la plus péremptoire. Ils firent avaler du quartz blanc à des chiens et à des chevaux, et trouvèrent que l'excitation produite sur la muqueuse gastrique par ce corps étranger, avait déterminé la sécrétion d'un liquide dans lequel on trouvait de l'acide hydrochlorique libre en grande abondance, un peu d'acide acétique, et de plus, chez le cheval, des traces d'acide butyrique. Ayant fait avaler à différens animaux des morceaux de pierres calcaires, ils virent que le suc gastrique dont la sécrétion était excitée par la présence de ces corps, n'était plus acide ; il contenait alors un sel déliquescent qui n'était autre chose que du chlorure de calcium. Enfin ces savans montrèrent que la présence des alimens détermine une sécrétion plus abondante et plus acide que la présence des substances minérales dont nous venons de parler ; ils reconnurent que l'acidité est d'autant plus forte que la substance alimentaire est plus indigeste ou plus stimulante.

M. Braconnot, qui s'est aussi occupé de la composition du suc gastrique, l'a trouvé formé des principes suivans : acide hydrochlorique libre en quantité notable, hydrochlorate d'ammoniaque, chlorure de sodium en assez grande abondance, chlorure de calcium, chlorure de fer, chlorure de potassium des traces, chlorure de magnesium, huile incolore d'une saveur âcre, matière animale soluble dans l'eau et dans l'alcool en quantité assez considérable, matière animale soluble dans les alcalis affaiblis, matière animale soluble dans l'eau et insoluble dans l'alcool (matière salivaire de Gmelin), mucus, phosphate de chaux.

Tiedemann et Gmelin virent également qu'en coupant la paire vague, le suc gastrique devient neutre, pendant le contact des alimens; dans ce cas il est même quelquefois alcalin, ce qui explique très bien pourquoi, dans certaines affections nerveuses, le suc gastrique offre cette réaction. Du reste, ces deux savans ont aussi prouvé, ou ils ont du moins rendu très probable que l'intestin grêle pendant l'acte de la digestion, sécrète également un suc acide de même nature que le suc gastrique.

Aux acides chlorhydrique et acétique trouvés dans le suc gastrique, par les auteurs que nous venons de citer, nous devons ajouter le mucus, qui depuis la bouche jusque vers la fin du gros intestin, lubréfie le canal alimentaire; cette matière paraît être un acide organique d'une nature spéciale; je sais qu'on a prétendu le contraire. Dans ces derniers temps, M. Donné a annoncé que le mucus intestinal est alcalin; mais il est dans l'erreur. Préoccupé du désir de pouvoir mettre en opposition la muqueuse intestinale avec la peau pour en faire une espèce de couple voltaïque enveloppant tous les autres organes, il s'est laissé entraîner à ce que son idée a de séduisant; malgré les précautions qu'il a prises, la présence de la salive depuis la bouche jusqu'au cardia a été évidemment une cause d'erreurs pour lui; car la salive qui est alcaline n'est pas neutralisée, même dans l'estomac quand il est à jeun, comme le prouvent les observations de Montègre, de Spallanzani et d'autres auteurs. Au dessous du pylore, le fluide pancréatique et la bile, qui sont aussi des liqueurs alcalines, auront sans doute causé une erreur semblable. M. Donné prétend, à la vérité, avoir essuyé la bile qui se trouvait dans le duodénum, et avoir attendu la sécrétion d'une nouvelle quantité de mucus avant de se livrer à ses recherches; mais M. Donné ne pouvait essuyer suffisamment sans désorganiser la muqueuse, qui justement, parce qu'elle sécrète un acide, est disposée à absorber avec facilité les substances alcalines de la bile et du suc pancréatique, comme nous le verrons plus tard. Il est en outre extrêmement probable que les intestins comme l'estomac ne sécrètent un suc acide que pendant l'acte de la digestion, et c'est dans cette circonstance que ce suc a été examiné par Tiedemann et Gmelin. Je dois faire une autre remarque; M. Donné a trouvé que l'humeur de la transpiration manifestement acide devient alcaline au moment de l'agonie; ne serait-il pas possible qu'indépendamment de la présence de la bile et du suc pancréatique, le mucus intestinal subit, dans les mêmes circonstances, une altération semblable? Et bien certainement un animal auquel on essuie la muqueuse du duodénum pour y appliquer du papier de curcuma ou de tournesol rougi est bien à l'agonie, je le pense, si même il n'est pas mort. M. Donné paraît être de l'école physiologique de M. Magendie, qui de toutes est la plus mauvaise. Ce n'est pas en torturant la nature qu'on peut apprendre ses secrets, car alors elle répond ce qu'on veut et comme répondaient aux inquisiteurs les victimes qu'ils tourmentaient. Le froid, le chaud, les impressions morales, la douleur et une foule de causes plus légères encore, modifient trop profondément l'organisation et altèrent trop la nature des différens fluides sécrétés pour qu'on puisse rien conclure des expériences de M. Donné, et, soit dit en passant aussi, des expériences de M. Magendie, son maître, qui, dans ses recherches, semble avoir ignoré que les êtres organisés sont éminemment sensibles. Rien ne prouve que le mucus intestinal soit alcalin ; il y a plus, le mucus intestinal est soluble dans les alcalis et se trouve précipité de cette dissolution par les acides, fait qui indique certainement plus une nature acide qu'une nature alcaline; mais nous reviendrons encore sur ce sujet.

Il est bien prouvé aujourd'hui que l'acte de la digestion détermine, dans l'estomac et même dans une grande partie des intestins, une sécrétion acide, analogue à celle des reins et de la peau. Il est certain aussi que cette sécrétion est d'autant plus acide que l'estomac est surchargé de mets plus abondans et d'une nature plus succulente ; car, dans les indigestions, la masse des alimens à moitié digérés que le vomissement rejette, contient assez d'acide pour faire effervescence avec le carbonate de chaux. Il semblerait donc, au premier coup d'œil, que des repas trop fréquens et trop copieux, provoquant dans l'intérieur de l'estomac une sécrétion acide, doivent corriger l'effet des altérations de la transpiration et de la sécrétion des urines que nous avons signalées dans les chapitres précédens; les deux premières fonctions, contribuant l'une et l'autre à produire la goutte en laissant dans la masse du sang des acides qu'elles auraient dû en extraire, il paraîtrait qu'une alimentation trop copieuse, en stimulant fréquemment les parois de l'estomac, en les forçant par conséquent à sécréter en plus grande quantité une liqueur acide, devrait remédier au vice qui paraît produire l'arthritis; mais un esprit juste ne tardera pas à s'apercevoir que la sécrétion du suc gastrique est loin d'être le seul phénomène de la digestion; il comprendra que la fatigue des organes digestifs étant, d'après des observations incontestables, une cause fréquente de la goutte, il faut continuer à étudier l'action de ces organes, jusqu'à ce que nous ayons trouvé la raison d'un fait que nous ne pouvons révoquer en doute.

Avant d'être portés dans l'estomac, les alimens sont broyés d'abord et imbibés par une quantité plus ou moins grande de salive. Il nous importe donc de connaître cette liqueur; beaucoup de savans l'ont étudiée: Boerhaave, Haller, Siebold, le docteur Bostock, Fourcroy, Berzelius, Tiedemann et Gmelin, etc., l'examinèrent tour à tour. Les derniers travaux s'accordent à considérer la salive comme une liqueur alcaline; Tiedemann et Gmelin ne l'ont jamais trouvée acide sur un sujet sain; Haller, Astruc, Fourcroy, Montègre et d'autres auteurs la regardaient comme neutre; Berzelius y trouva de la soude libre, Tiedemann et Gmelin du sous-carbonate de soude; moi-même je l'ai toujours trouvée alcaline.

Du reste, voici l'analyse de Berzelius; d'après ce chimiste mille parties de salive contiennent :

Eau... 992,9
Ptyaline (*matière particulière à la salive*). 2,9
Mucus... 1,4
Extrait de viande avec lactate alcalin.... 0,9
Chlorure sodique........................... 1,7
Soude...................................... 0,2
                                          ————
                                          1000,0

D'après cette composition de la salive, on commence à voir que si l'acte de la digestion détermine une sécrétion acide dans l'estomac, il produit ailleurs des sécrétions alcalines qui offriront une large compensation, comme nous allons le prouver. Quoi qu'il en soit, le bol alimentaire, poussé par la déglutition dans l'estomac, étant imprégné d'une matière alcaline comme la salive, se pénètre plus facilement par les acides du suc gastrique; il est très probable d'ailleurs que la réaction de la salive sur l'estomac a une influence sur la chymification, dont jusqu'à présent on ne s'est point occupé, mais qui a pour but évident de stimuler la muqueuse gastrique et d'en provoquer la sécrétion.

A mesure que les substances alimentaires sont dissoutes par le suc gastrique et réduites à l'état de chyme, elles passent très acides dans le duodénum où elles se mêlent à la bile et au fluide du pancréas. Pour suivre l'ordre que nous nous sommes imposé dans cet examen, il faut d'abord, avant d'aller plus loin, que nous étudiions la nature de ces deux liqueurs; nous ne pouvons sans cette étude préalable comprendre leur influence sur la production de la goutte et leur utilité dans l'acte de la digestion.

La bile, qui a occupé de tout temps les physiologistes et les chimistes est, comme on le sait, un liquide épais, fortement coloré, sécrété par le foie, la glande la plus volumineuse du corps. La sécrétion qui lui donne naissance paraît être d'une nature particulière et différente de toutes les autres; car le foie, indépendamment du sang artériel qu'il reçoit, comme les autres organes, a aussi une circulation qui lui est propre, circulation lente, veineuse, au moyen de laquelle il est arrosé par le sang qui a déjà parcouru le système capillaire des organes de la digestion et qui a fourni à leur nutrition et à leurs sécrétions diverses les principes dont ils avaient besoin. Le but de cette disposition remarquable, de cette circulation exceptionnelle, enclavée dans la circulation générale, nous est totalement inconnu ; car nous ne savons pas quelle différence il y a entre le sang artériel et le veineux. On n'a fait jusqu'à présent que des tentatives à peu près infructueuses pour pouvoir apprécier chimiquement les analogies et les dissemblances qui existent entre ces deux espèces de sang; à plus forte raison n'a-t-on pu saisir les nuances qui différencient le sang extrait de chaque veine; il est bien évident cependant, du moins la raison le dit, que celui qui vient de fournir les élémens d'une sécrétion acide ne saurait avoir

la même composition que celui qui sort d'un organe destiné à donner une sécrétion alcaline.

En attendant que la chimie soit assez parfaite
pour pouvoir saisir ces nuances diverses encore
inappréciables pour elle, nous devons remarquer
que les branches ventrales de la veine-porte amènent
à ses branches hépatiques un sang qui a déjà parcouru l'estomac et le tube intestinal, organes sécréteurs donnant lieu à des produits acides; ce sang,
à la vérité, se mêle à celui qui venant de la rate
et du pancréas ne peut jouir des mêmes propriétés, puisque ni la rate ni le pancréas ne sécrètent
point de liqueurs acides; toutefois, nous avons une
remarque à faire, sur le sang de la veine-porte, c'est
qu'il a perdu probablement la plus grande partie
de l'oxigène qu'il a puisé dans le poumon; ayant
fourni à la nutrition, de plusieurs organes et à la
formation de plusieurs liquides animaux, il doit
contenir aussi nécessairement une moindre proportion de matières azotées, et par conséquent il
doit être, comme tout le sang veineux, riche en
hydrogène et en carbone : or l'hydrogène et le carbone dominent dans la plupart des substances qui
forment les matériaux de la bile.

On a fait peu de recherches pour connaître la
quantité de bile que sécrète le foie dans un temps
donné; il faut s'empresser de l'avouer, ces recherches sont extrêmement difficiles, si même elles ne
sont pas impossibles. Bianchi estimait qu'il ne sort,
par jour, que deux onces de bile de la vésicule du
fiel; mais cette appréciation est évidemment de la
plus grande inexactitude; il est impossible qu'un
organe aussi volumineux que le foie, arrosé d'au-

tant de vaisseaux de différens ordres, ne soit destiné qu'à produire une si faible proportion de liquide. Haller estimait à vingt-quatre onces la quantité de bile produite chaque jour par le foie; et certes, cette évaluation semble bien loin d'être forcée, si l'on compare le volume du foie et de ses vaisseaux à celui des reins, par exemple, et des artères émulgentes. Les reins pris ensemble sont bien moins volumineux que lui et fournissent cependant plus de vingt-quatre onces de liquide dans une journée. Quoi qu'il en soit, dans ce moment, il nous importe surtout de connaître la composition chimique de la bile; les anciens s'en faisaient une idée assez juste quoique incomplète, ils la regardaient comme une espèce de savon à base de soude; M. Braconnot partage encore aujourd'hui cette opinion. Les travaux les plus remarquables des temps modernes sur la bile sont dus à Fourcroy, à M. Thénard, au savant Berzelius, à Tiedemann et Gmelin; mais c'est Frommherz et Gugert qui se sont principalement occupés de la composition de la bile humaine et auxquels nous devons les travaux les plus complets et les plus récens sur cette matière importante. Suivant Tiedemann et Gmelin, la bile de bœuf contient les substances suivantes :

1° Un principe odorant qui passe à la distillation.

2° La choline ou cholestérine, ou graisse biliaire.

3° La résine biliaire.

4° L'asparagine biliaire.

5° Le picromèle.

6° Une matière colorante.

7° Une matière très azotée, faiblement soluble dans l'eau, insoluble dans l'alcool à froid, mais soluble dans ce réactif chaud.

8° Une matière animale (gliadine?) insoluble dans l'eau, mais soluble dans l'alcool chaud.

9° Une matière soluble dans l'eau et dans l'alcool précipitable par la teinture de noix de galle (osmazôme.)

10° Une matière qui répand une odeur urineuse quand on la chauffe.

11° Une matière soluble dans l'eau, insoluble dans l'alcool et précipitable par les acides (matière caséeuse peut-être avec de la matière salivaire.)

12° Du mucus.

13° Du bicarbonate d'ammoniaque.

14° Des margarates, oléates, acétates, colates, bicarbonates, phosphates et sulfates de soude avec un peu de potasse.

15° Du chlorure de sodium.

16° Du phosphate de chaux.

17° De l'eau qui s'élève à 91,51 pour cent.

Frommherz et Gugert admettent dans la bile les principes suivans.

Du mucus, de la matière colorante, de la matière salivaire, de la matière caséeuse, de l'extrait de viande, de la cholestérine, du sucre biliaire, de la résine biliaire, des colates, des oléates, margarates, carbonates, phosophates et sulfates de soude et de potasse; ces derniers en petite quantité, du phosphate, du sulfate et du carbonate de chaux.

Voilà quelles sont les analyses de la bile, les plus récentes et les plus estimées que la science possède;

quoiqu'elles aient beaucoup d'analogie avec celles de Berzelius et de M. Thénard, nous devons remarquer cependant que plusieurs de ces produits, si nombreux, si variés, peuvent fort bien ne pas exister dans la bile; il est très possible qu'ils soient le résultat de l'analyse. Les produits immédiats des animaux sont si altérables, leurs élémens si mobiles que la supposition que je fais ici n'a rien d'invraisemblable; et ce que je dis de la bile, je puis le dire également de la plupart des liqueurs animales.

Maintenant il nous reste à étudier la nature du suc pancréatique; le pancréas n'ayant point un réservoir analogue à la vésicule du fiel, le fluide qu'il sécrète coule lentement et continuellement dans le duodénum : aussi est-il très difficile à recueillir. Sylvius Deleboe est le premier qui ait fait quelques efforts pour connaître la composition chimique de la liqueur sécrétée par cette glande; il regarde la liqueur pancréatique comme acide. Régnier de Graaf et Schuyl, ses disciples, cherchèrent à confirmer par des expériences la doctrine de leur maître; ils trouvèrent comme lui ce suc acide. Mais il est à remarquer que Deleboe et de Graaf se sont contentés de la dégustation pour toute expérience. Schuyl, dont je ne connais que le fragment cité par de Graaf, constata les qualités de ce fluide; non seulement en le goûtant, mais encore en le versant dans du lait chaud qu'il a fait cailler. On sent combien ces déterminations sont inexactes; aussi les opinions de ces auteurs ont-elles été mises en doute. Beaucoup d'observateurs ont considéré le suc pancréatique seulement comme salé. A.-C.

Mayer a trouvé cette liqueur alcaline dans le chat; celle du chien l'a été trouvée également par M. Magendie, qui ajoute qu'elle est en partie coagulable par la chaleur. N'est-ce point cette coagulation qui en a imposé à Schuyl? C'est encore à Tiedemann et Gmelin que nous devons le travail le plus complet sur cette matière.

Ils prétendent aussi, comme Deleboe et son école, que le suc pancréatique est acide dans son état naturel; mais je crois qu'ils sont dans l'erreur; on peut le prouver par leurs expériences elles-mêmes. Ces savans recueillirent le suc pancréatique sur un fort chien de boucher, bien nourri; et, après lui avoir ouvert le ventre sur la ligne blanche, ils en firent sortir le duodénum et la tête du pancréas, puis ils coupèrent le canal excréteur de cette glande, le lièrent à un tube et reçurent dans une fiole le liquide qui en tombait par goutte chaque six ou sept secondes. Ayant fractionné leurs produits, ils trouvèrent que la première portion seule était acide, tandis que les autres étaient manifestement alcalines; ils pensent que les souffrances de l'animal, au bout d'un certain temps, ont déterminé une altération dans la sécrétion du pancréas, et ont rendu alcaline une liqueur qui devait être acide. Je pense le contraire; et je crois que si la douleur a pu influer sur la nature de la sécrétion, c'est surtout immédiatement après l'opération qu'il a fallu faire pour en recueillir le produit; il me semble que les procédés cruels dont je viens de parler, savoir, l'ouverture du ventre, l'extraction du duodénum et de la tête du pancréas, la section et la ligature du canal excréteur de cette glande ont dû apporter un grand trouble dans toute l'économie animale et surtout dans les organes qui ont supporté ces violences ; ce trouble a dû être d'autant plus grand qu'on était plus près du moment où l'opération a été faite ; et ce qui vient encore confirmer cette présomption, c'est que le chien sujet de ces expériences, étant pansé et soigné convenablement, parut à peine malade, maigrit fort peu et se guérit très rapidement. D'après ces considérations, il est probable que le second liquide, recueilli par Tiedemann et Gmelin, était celui qui se rapprochait le plus de l'état normal : par conséquent le fluide pancréatique est une liqueur alcaline. Il y a encore un fait qui milite en faveur de cette opinion, c'est que dans la première portion recueillie, portion qui manifestait une réaction acide, les expérimentateurs d'Heidelberg, tout en soupçonnant que cette réaction était due à l'acide acétique, ne purent néanmoins parvenir à en constater l'existence ; et d'ailleurs, disent-ils, la première partie elle-même ne colorait que faiblement en rouge la teinture de tournesol. Ajoutons, en outre, que le suc pancréatique étant une liqueur albumineuse est par cela seul très probablement une liqueur alcaline.

La liqueur du pancréas contient, d'après l'analyse des auteurs que je viens de citer, 8,72 de parties solides et 91,28 d'eau. Cent parties solides contenaient en substances organiques :

Osmazôme avec une matière colorable en rouge par le chlore (et avec de l'acétate et du chlorure alcalin)...................... 44,32

Matière caséeuse, peut être avec une autre
matière animale qui se dissout dans l'eau,
mais non pas dans l'alcool (et avec des sels
de soude)........................... 1844,

Albumine avec une petite quantité de
sel................................... 42,83
                                       ———
                                       105,59

       Excédant............ 5,49

Les sels obtenus par l'incinération étaient composés de beaucoup de carbonate, très peu de sulfate et de phosphate de soude, un peu de potasse,
beaucoup de chlorure de sodium , une petite
quantité de phosphate et de carbonate de chaux. Il
est d'ailleurs bien prouvé par ce travail qu'il n'existe
point d'analogie entre la composition de la salive
et celle du suc pancréatique.

La composition de ces liqueurs étant maintenant
connue, voyons quel rôle elles jouent dans l'acte
de la digestion ; nous avons vu que le chyme ,
à mesure qu'il se forme, passe à travers le pylore et coule très acide dans le duodénum ; il rencontre la bile et le suc pancréatique qui en sature
l'acide au moyen de leur alcali ; cette saturation
pourtant ne se fait point d'une manière immédiate. Au moment de sa formation le mélange
est encore très acide ; mais cette acidité va en diminuant à mesure qu'on s'approche de l'iléon ;
elle disparaît complètement vers la valvule iléo-
cœcale ; comme il n'y a plus aucun organe versant
une liqueur alcaline dans ce trajet et que les acides ne sont point absorbés par les vaisseaux lactés qui prennent naissance à la muqueuse, nous

ne pouvons faire qu'une seule supposition; c'est que le chyme acide, en sortant de l'estomac, précipite les matières grasses et albumineuses qui arrivent du pancréas et du foie, et qu'au milieu de ce précipité, qui se divise peu à peu, soit par le mouvement péristaltique des intestins, soit par quelques réactions chimiques, il se trouve une quantité d'alcali suffisante pour achever lentement la saturation des acides libres qui existent dans le mélange. D'un autre côté, la bile et le suc pancréatique, continuant toujours à être sécrétés, quand même le chyme ne s'écoule plus, contribuent à achever la saturation.

Tiedemann et Gmelin ont fait une objection à cette théorie qui était celle de Boerhaave, de Werner, de Prout et de beaucoup d'autres physiologistes; ils prétendent qu'il n'y a pas assez d'alcali dans la bile pour saturer les acides du chyme; mais ils n'ont probablement pensé qu'au carbonate de soude et peut-être au bicarbonate d'ammoniaque existant dans la sécrétion du foie. Ils n'ont point fait attention aux alcalis combinés avec les acides gras qui s'y trouvent en si grande abondance, aux colates, aux margarates, aux oléates de potasse et de soude qui, en présence de l'acide acétique et surtout de l'acide chlorhydrique du chyme, doivent se décomposer, mais lentement; car ces sels gras, mêlés surtout à l'albumine sécrété par le pancréas, doivent former des précipités caillebotés dont les particules s'agglomèrent et retiennent longtemps au milieu d'elles des substances qui n'ont pas pris part encore à la réaction.

Il faut bien que les phénomènes se passent ainsi, et l'on n'en pourra douter, si l'on observe, les réactifs à la main, toutes les phases de la digestion : le chyme est acide; arrivé sur la fin de l'intestin grêle, son acidité a disparu; les excrémens, que Fourcroy regardait comme légèrement acides, sont neutres, d'après Berzélius, et j'adopte d'autant plus son avis que je les ai toujours trouvés tels. Qui a fait disparaître cette acidité qu'on remarquait au sortir de l'estomac, je le demande? Les vaisseaux lactés, loin d'enlever des acides à la masse alimentaire, n'ont absorbé qu'un liquide alcalin, et, le long du trajet que le chyme a parcouru, il n'y a que le foie très probablement, le pancréas et sans doute aussi la portion inférieure des intestins qui aient pu fournir assez de liqueurs alcalines pour saturer les acides et donner au chyle des vaisseaux lactés les qualités qu'il doit avoir.

Remarquons-le bien, il est impossible que la muqueuse des intestins grêles puisse fournir cet alcali comme M. Donné l'a prétendu; car Berzélius a trouvé au mucus fourni par cette membrane des qualités évidemment acides; indépendamment de ce mucus, Tiedemann et Gmelin ont pensé que l'intestin grêle fournissait pour la digestion un suc acide analogue au suc gastrique. En admettant ces faits dont l'un est incontestable, il est évident que la muqueuse intestinale ne peut sécréter à la fois des liqueurs qui sont acides et d'autres qui sont alcalines. Il y a plus : c'est que comme nous venons de le dire, le chyle étant un liquide alcalin absorbé par la muqueuse intestinale, il est impossible que cette muqueuse, en absorbant une liqueur alcaline, puisse en même temps en sécréter une autre ayant des affinités analogues; mais nous reviendrons sur cette question qui touche aux sources de la vie et à ce que la physiologie a de plus relevé.

Il est donc évident que les acides, sécrétés par la muqueuse de l'estomac et par celle des intestins, sont saturés par des substances alcalines qui arrivent du foie et du pancréas; et quand même les alcalis qui saturent ces acides auraient une autre source que celle que je viens d'indiquer, il ne résulterait pas moins de la nature neutre des excrémens que si les sécrétions qui concourent à l'acte de la digestion parviennent à séparer du sang des matières acides, elles en séparent au moins assez d'alcali pour les neutraliser. Les mets trop succulens et trop copieux ne peuvent donc avoir d'influence directe sur la production de la goutte que par l'abondance et la qualité du chyle qu'ils contribuent à former. Dans le chapitre suivant, nous nous occuperons de la chylification et nous pourrons juger quelle est la nature de cette influence; mais, avant de terminer cette partie de la discussion, nous devons faire remarquer que la digestion agit sur la transpiration dont elle diminue la quantité d'une manière très sensible, comme l'a prouvé la balance de Sanctorius. Sous ce rapport, l'abondance et le choix des alimens contribuent encore d'une manière puissante à conserver dans le sang des principes acides; et encore une fois, si la formation du suc gastrique en enlève au sang, celle de la bile et du suc pancréatique lui enlevant de l'alcali forme une large compensation.

CHAPITRE X.

*Influence chimique de la composition du chyle et
de l'évacuation du sperme.*

Un des résultats les plus importans de la digestion
est la formation du chyle, substance destinée à rendre au sang ce que les différens émonctoires lui ont
enlevé; c'est probablement par la production de
cette liqueur que la digestion doit influer le plus
puissamment sur le développement de la goutte;
nous devons donc étudier la composition chimique
du chyle; mais, auparavant, faisons remarquer que le
premier effet d'une alimentation trop copieuse et
trop succulente doit être d'augmenter la chylification, et de la rendre plus abondante qu'il ne le
faut pour conserver l'équilibre dans l'économie;
peut-être aussi cette espèce d'alimentation influe-t-
elle d'une manière toute particulière sur la composition chimique du chyle; peut-être contribue-t-elle
à en modifier la nature, et, par conséquent, celle
du sang dont il est destiné à réparer les pertes continuelles. Malheureusement il existe ici une lacune
dans la science: à peine le chyle nous est-il connu;
on ne peut donc exiger de nous la démonstration
d'une altération que nous ne pouvons que soupçon-

ner, et nous ne présentons à nos lecteurs cette idée qu'en la laissant enveloppée de nos doutes.

Le chyle est extrait de la pâte chymeuse mêlée à la bile et au suc pancréatique, pâte qui est restée encore acide, malgré ce mélange; cependant le chyle est ordinairement alcalin, quoique certains expérimentateurs prétendent l'avoir trouvé neutre quelquefois. L'extraction de cette substance alcaline est due à l'affinité vitale de la muqueuse des intestins, affinité dont nous rechercherons plus tard la nature. Il paraît que la membrane intestinale, en absorbant les matières nutritives du chyme, a la propriété, non seulement de décomposer les sels neutres à base alcaline qui s'y trouvent, mais aussi de détruire leur acide, quand cet acide est combustible.

Une fois que la muqueuse intestinale s'est imbibée des sucs qui doivent former le chyle ou plutôt qui le forment déjà, ce suc est versé dans les vaisseaux lactés rampant en quantité innombrable dans l'épaisseur des intestins. Il eût été de la plus grande importance de pouvoir le recueillir dans ces vaisseaux pour l'étudier, à son origine, dans sa pureté primitive; mais malheureusement les canaux filiformes qui le charrient sont d'une ténuité trop grande pour se prêter à nos recherches. Nous savons seulement que les vaisseaux lactés s'anastomosant entre eux un grand nombre de fois, arrivent successivement dans plusieurs séries de glandes conglobées où il paraît que le chyle subit une élaboration particulière et commence à se mêler au sang : du moins cette opinion, émise par Tiedemann et Gmelin, paraît-elle très probable; après

avoir traversé ces glandes et ces nombreux vaisseaux, le chyle est versé dans le réservoir de Pecquet
et le canal thorachique où il se mêle au fluide apporté par les vaisseaux lymphatiques ; c'est là seulement qu'on a pu le recueillir pour le soumettre à
l'analyse.

Les anatomistes se sont occupés du chyle avant
que les chimistes aient commencé à l'examiner.
Lister a observé qu'il a une pesanteur spécifique
moins grande que celle du sang, qu'il nage sur
cette liqueur et même sur le sérum ; Pecquet a déjà
remarqué qu'il est susceptible de coagulation ; d'autres auteurs ont signalé sa qualité émulsive ; Musgrave et Haller y ont retrouvé la matière colorante
de quelques alimens ; mais c'est à Reuss et Emmert
que l'on doit la première bonne analyse de cette
substance.

Depuis, cet important sujet a donné lieu à plusieurs recherches ; Vauquelin, Hallé, Marcet, Prout
s'en sont successivement occupés ; mais c'est encore
Tiedemann et Gmelin qui nous ont donné à cet
égard les travaux les plus importans. Il ne leur a
pas été possible de recueillir, de même que les auteurs qui les ont précédés, assez de chyle des premiers lymphatiques pour pouvoir le soumettre à
l'analyse ; cependant ils ont pu remarquer déjà que
le chyle de ces vaisseaux ne se coagule point à l'air,
comme le fait celui du canal thorachique ; son apparence laiteuse tient à des substances grasses à
l'état émulsif, substances qui sont extraites soit des
alimens, soit de la bile ; si l'on agite le chyle lactescent avec de l'éther sulfurique, ce menstrue dis-

sout la graisse et le mélange devient limpide. Le chyle du canal thorachique d'un cheval tué pendant la digestion, après avoir mangé de l'avoine, était lactescent, rougeâtre, et formait un caillot au bout de quelques minutes; ce caillot était d'abord d'un rouge pâle; mais, à mesure qu'il se resserrait, il prenait la couleur du cinabre; il fallut quatre heures pour la séparation du sérum et du caillot. Ce dernier pesait 3,01 à l'état humide, le sérum 96,99; et le poids primitif du chyle étant 100, après la dessiccation, le caillot pesait 0,78, le sérum 7,39.

La propriété qu'a la liqueur extraite du canal thorachique de se coaguler à l'air est évidemment due à la présence de la fibrine. Berger et Asch supposaient que cette coagulation est due à la présence de la matière caséeuse; car ils comparaient le chyle à du lait; mais Hallé a fait voir que ce caillot avait beaucoup d'analogie avec la fibrine. Le caillot contient en outre une matière colorante qui, en présence des différens gaz, se conduit absolument comme la matière colorante du sang; du reste, le sérum qui se sépare de ce caillot contient des substances grasses de différentes natures, de l'albumine, de l'osmazôme, une matière extractive, des sels différens parmi lesquels nous devons noter le sous-carbonate de soude. Ainsi, d'après ces travaux, le chyle, du moins tel qu'on le rencontre dans le canal thorachique, présente une composition qui a déjà beaucoup d'analogie avec celle du sang; seulement il est beaucoup moins alcalin que cette dernière liqueur. Quelques observateurs dignes de confiance l'ont même quelquefois trouvé neutre. Le chyle est donc une espèce de sang imparfait qui, jeté dans la circulation générale, subit, principalement par le travail des organes sécréteurs et du poumon, une élaboration par laquelle il se perfectionne et acquiert en définitive toutes les qualités qu'il doit avoir.

Voyons maintenant ce qui se passe chez l'homme disposé à devenir goutteux ou qui, l'étant déjà, a la funeste habitude de surexciter son système digestif par des alimens trop abondans, d'une nature trop succulente, et par ces moyens nombreux que les gourmands mettent en usage, pour stimuler leur appétit et forcer leur digestion; il est évident qu'il se fait dans ce cas une trop grande quantité de chyle; ce liquide étant naturellement moins alcalin que le sang a besoin pour sa transformation complète, pour son hématose, entre autres choses, d'être soumis à l'action des différens émonctoires qui doivent lui enlever successivement ce qu'il a de trop pour être du sang parfait; c'est surtout des émonctoires sécrétant des liqueurs acides dont il a besoin, puisqu'il contient, proportion gardée, plus d'acide que le sang: mais comme nous l'avons prouvé, ce sont justement les sécréteurs des liqueurs acides qui manquent d'énergie chez les goutteux; ajoutez à cela que les digestions laborieuses diminuent la transpiration, et vous concevrez facilement alors que plus il se forme de chyle chez le goutteux, plus son sang tend à être altéré par sa mixtion avec une liqueur moins alcaline que lui. En admettant l'absorption veineuse par les radicules des veines mésaraïques, la question ne change point. Si ces veines absorbent aussi dans les

intestins les matériaux de la nutrition, comme
le prétendent plusieurs physiologistes, cette absorption, que pour mon compte je suis très disposé à admettre, doit enlever les mêmes matériaux
que l'absorption des vaisseaux chylifères; car, dans
toute absorption, dans toute sécrétion, les vaisseaux sont des organes purement passifs ; la nature des liquides qu'ils charrient ne dépend point
de leur vitalité propre, mais seulement de la vitalité des organes où ils ont trouvé naissance.
Ainsi, dans le cas qui nous occupe, le véritable organe absorbant, c'est la muqueuse intestinale qui
ne s'imbibe, au contact du chyme, que des fluides
propres à la nutrition ; cette imbibition élective,
si je puis m'exprimer ainsi, est due à la vitalité particulière de la membrane ou plutôt à l'électricité
dont elle est douée, comme nous le verrons par la
suite ; les vaisseaux qui rampent dans son intérieur,
qu'ils soient lymphatiques ou veineux, ne peuvent
absorber et transporter , dans le torrent de la circulation que les liquides qui imbibent son tissu;
ils n'ont point de ces bouches absorbantes et in-
telligentes sur lesquelles on a tant disserté et que
personne n'a jamais vues.

On conçoit bien maintenant l'influence que
doit avoir l'alimentation sur la production de la
goutte et sur le retour de ses accès. Je dois cependant ajouter encore une remarque importante à ce que je viens de dire : c'est que la
disposition naturelle des organes digestifs du
goutteux tend à faire prédominer chez lui les
sécrétions alcalines, quand bien même les excès
de table ne viendraient point en aide à cette fâ-

cheuse tendance. Dans l'intervalle de ses accès, lorsqu'il est exempt de douleurs, qu'il jouit de la plénitude de sa santé, le goutteux, en général, a le ventre relâché ; tous les jours il a une selle facile, souvent même il en a deux , ce qu'il regarde comme une disposition très heureuse pour lui, comme un indice de la meilleure santé ; en cela, il est d'accord avec le vulgaire des médecins. Mais ces garderobes si faciles sont dues à une sécrétion trop abondante du pancréas et du foie : elles sont foncées en couleur, sans excès de mucus et d'une nature évidemment bilieuse. Ces selles molles et copieuses sont caractéristiques ; elles ne se trouvent pas, à la vérité, chez tous les goutteux ; on ne les observe que chez ceux qui transpirent plus ou moins abondamment ; mais chez ceux-là elles existent toujours ; il est évident qu'elles sont une des causes qui entretient la goutte, en enlevant au sang en trop grande abondance des liqueurs alcalines : la marche de la goutte elle-même en est une preuve remarquable.

Le goutteux qui a le ventre si libre quand il se porte bien, a, pendant ses accès, au contraire, et quelquefois même un peu auparavant une constipation souvent très opiniâtre. Cette constipation, comme nous le verrons plus tard, est un effort que fait la nature pour épargner les substances alcalines, qui ne sont pas en quantité suffisante dans l'économie. Le fait que j'avance ici, sera prouvé de la manière la plus évidente dans la suite de cet ouvrage, surtout quand je parlerai du mécanisme des accès de goutte. Ceux qui ont observé les goutteux avec quelque attention, ont vu que quand le ventre se relâche trop tôt et trop fort dans leurs accès, il arrive immédiatement après de nouvelles douleurs, ou bien, la crise se prolonge au delà de ses limites ordinaires.

C'est parce que les femmes sont d'habitude constipées, qu'elles sont en général bien moins sujettes à la goutte que ne le sont les hommes. Les mahométans, comme on le sait, sont moins exposés que les autres hommes aux douleurs arthritiques; on a fait de longues dissertations sur cette disposition particulière; les uns l'ont attribuée à la privation du vin et des liqueurs spiritueuses; les autres, aux ablutions fréquentes prescrites par la religion de Mahomet; quelques autres en ont recherché la cause principale dans l'ampleur du vêtement oriental qui laisse la liberté aux mouvemens et permet à l'air en contact avec la peau de se renouveler facilement. Il en est qui ont attribué cet avantage au climat et à d'autres circonstances. Mais la cause unique du peu de disposition qu'ont les mahométans à devenir goutteux, c'est le fréquent usage qu'ils font de l'opium, et la bonne qualité de celui qu'ils prennent; cette drogue a la faculté de produire de la constipation et de la sueur, ou, en d'autres termes, de diminuer les sécrétions alcalines et de provoquer les sécrétions acides. L'usage des purgatifs est donc un très mauvais moyen de guérir la goutte. En transportant l'irritation par l'usage de ces remèdes, on parvient quelquefois à diminuer et à calmer la douleur; mais on laisse tout entière la cause qui l'a produite; bien plus, on l'augmente; le moindre des résultats de cette médication fâcheuse est de faire d'une maladie aiguë une maladie chronique ; Sydenham avait déjà fait cette observation importante, et il condamnait positivement l'usage des purgatifs dans la goutte; cette affection ne se guérit promptement et sûrement que par la *constipation et par la sueur*. Ce sont là les procédés que la nature emploie pour faire cesser le mal ; ce sont aussi ceux que doit choisir un médecin habile qui sait étudier la nature et profiter de ses leçons.

Je crois avoir prouvé d'une manière suffisante l'influence de la digestion sur la production de la goutte ; on voit d'après ce que j'ai dit que ce ne peut être en *animalisant* le sang, en le rendant *riche* comme on l'a prétendu, et comme des théories, renouvelées de nos jours, veulent l'établir, qu'une table splendide contribue à développer le mal qui nous occupe. C'est encore moins en augmentant la proportion d'azote dans le sang, comme on l'a dit; car, s'il y avait dans les principes immédiats qui composent le sang un seul atome d'azote en excès, ils auraient tout-à-fait changé de nature et leur mélange ferait une liqueur tout autre ; l'albumine, dans ce cas , ne serait plus de l'albumine; la matière colorante et la fibrine seraient autre chose que de la matière colorante et de la fibrine; le sang, en un mot, ne serait plus du sang ; le moindre étudiant en chimie sait parfaitement ces vérités, il est honteux que des médecins et même des professeurs les ignorent. Nous l'avons prouvé : la goutte dépend uniquement du défaut d'équilibre entre les sécrétions acides et les alcalines, défaut tel que ces dernières l'emportent sur les autres et tendent à faire sortir de la masse des humeurs plus de matières alcalines qu'il ne le faudrait et à y conserver des acides en trop grande proportion.

Il ne nous reste plus qu'à examiner l'influence que peut avoir sur la goutte l'abus des plaisirs vénériens, influence signalée par tous les bons observateurs. Examinée sous ce nouveau point de vue, la question ne change pas; les phénomènes que nous avons mis d'abord en relief, conservent toujours leur importance et les faits nouveaux, loin d'embarrasser notre théorie, s'y rattachent au contraire avec la facilité la plus grande et servent à la confirmer. Nous écarterons, pour le moment, l'examen de l'excitation nerveuse qui résulte du coït; nous nous contenterons de faire remarquer que cette excitation trop répétée augmente la sensibilité, énerve le corps, et que, sous ce rapport, elle est une cause puissante de la goutte ; mais nous ne pourrons traiter cette question qu'après avoir examiné la cause encore inconnue de l'action nerveuse. D'un autre côté, remarquons que ces plaisirs trop répétés, loin d'assouvir la passion dont ils sont le but, l'augmentent, au contraire, et l'exaltent au dernier point. Des désirs trop fréquemment satisfaits font renaître trop fréquemment d'autres désirs; il en résulte au moins une sécrétion trop abondante de sperme, et c'est seulement sous ce rapport que nous devons traiter cette question dans ce chapitre; nous allons, suivant notre marche habituelle, étudier la composition du liquide que cette sécrétion produit.

Peu de chimistes se sont occupés jusqu'à présent de la composition du sperme; mais les naturalistes et les micrographes l'ont étudiée avec beaucoup de soin. On sait que cette liqueur mêlée au fluide de la prostate dont elle n'a pu être séparée encore, se compose de deux matières différentes : l'une liquide et laiteuse; l'autre, épaisse, blanche, ayant une consistance plus grande que le mucilage; celle-ci renferme, comme on le sait aussi, une quantité innombrable d'animalcules très petits, se mouvant avec une incroyable activité, et qui depuis Leeuwenhoek jusqu'à MM. Prévost et Dumas ont excité la curiosité et l'admiration d'un grand nombre de savans. Mais nous ne devons nous occuper que des travaux des chimistes, et nous n'avons à citer que les recherches de Vauquelin et de John qui seuls ont analysé le sperme.

Vauquelin nous a donné sur ce sujet un travail assez étendu; il a soumis le sperme à un grand nombre d'expériences que je ne puis rapporter ici. Je dois me contenter de dire que, d'après lui, cent parties de cette liqueur sont composées des prin-cipes suivans :

Matière extractive particulière.............	6
Phosphate calcique......................	3
Soude..............................	1
Eau................................	90

Nous devons remarquer d'après Vauquelin que la matière extractive elle-même paraît jouir de quel-ques qualités alcalines.

Suivant John, la liqueur séminale contient une

matière particulière, analogue au mucus, que Berzélius propose d'appeler *spermatine;* matière qui a la propriété de se tenir d'abord gonflée dans l'eau comme le mucus, mais qui s'y dissout ensuite complétement sans que l'on connaisse la cause de cette dissolution. Une fois dissoute, elle ne reprend plus ses propriétés primitives; ce caractère la distingue de toute autre matière animale; avec la spermatine, John a trouvé des traces d'albumine, modifiée, se rapprochant du mucus, une petite quantité d'une matière soluble dans l'éther, du phosphate de chaux, de la soude, du soufre, des chlorures et une matière odorante.

D'après ces travaux, nous voyons que le sperme contient de la soude en excès, et de plus de la spermatine qui semble jouir de quelques propriétés alcalines; son émission sous le rapport de la sécrétion seulement tend à produire le même effet que l'écoulement de la salive et de la bile, c'est-à-dire à *désalcaliser* le sang. De plus, les expériences de Sanctorius prouvent que l'abus des plaisirs vénériens modifie l'action de la peau et diminue considérablement la transpiration. Ainsi nous le voyons, cette cause nouvelle que nous venons d'examiner et dont l'influence sur la production de la goutte est constatée, non seulement par les bons observateurs, mais aussi par les remarques du vulgaire, cette cause, dis-je, concourt de la même manière que les autres à produire son effet; cette coïncidence est digne de remarque; elle confirme d'une manière bien évidente la bonté de ma doctrine; elle prouve ce que j'ai avancé dans l'introduction de cet ouvrage, savoir, que, quand une théorie est vraie, tous les faits qui la composent se liant entre eux lui donnent de la force, et les faits nouveaux qui viennent s'y joindre, loin de nuire à cette union, loin de l'ébranler, la corroborent au contraire, et en resserrent les liens.

Ici nous terminons ce qui est relatif aux sécrétions considérées sous le rapport chimique. Mais, avant d'abandonner ce sujet, constatons plusieurs faits résultant du travail pénible et quelque peu fastidieux auquel nous venons de nous livrer. Tâchons d'extraire de tous les faits que nous avons passés en revue quelques préceptes qui seront durables, parce qu'ils ne reposent point sur des suppositions et sur des théories plus ou moins brillantes, fruits de l'imagination, mais bien sur des observations solides semées pendant plus d'un siècle, par les meilleurs observateurs, sur le vaste terrain de la science, observations que nous avons recueillies avec le soin quelles méritent. Tâchons avant d'aller plus loin de renverser sur notre chemin des erreurs qui s'y trouvent répandues et de mettre à la place quelques vérités.

Les recherches auxquelles nous venons de nous livrer prouvent jusqu'à l'évidence que toutes les causes de goutte que nous avons examinées jusqu'à présent se bornent, sous le rapport chimique, à produire deux effets principaux. D'un côté, elles retiennent dans le sang des acides qui devraient en être éliminés, et de l'autre elles privent cette liqueur animale d'une partie de la substance alcaline qui entre dans sa composition; ce n'est donc pas l'animalisation du sang, idée vague et tant rebattue, qui est la cause de la goutte; c'est encore moins un excès d'azote dans cette liqueur; cette dernière supposition, comme nous l'avons déjà démontré, est tout-à-fait ridicule; elle dénote dans ceux qui l'ont avancée et dans ceux qui l'ont admise, une ignorance honteuse des préceptes les plus élémentaires de la chimie. Ce que nous avons dit prouve aussi que l'acide urique n'a pas plus d'influence que les autres acides de l'économie sur le développement de la goutte; la faiblesse de ses affinités nous oblige même de supposer qu'il en a bien moins que les autres; nous expliquerons plus tard pour quelles causes il se trouve combiné à la chaux dans les concrétions goutteuses. Il est dès lors bien évident que le soin de priver les malades de substances azotées pour éviter la prétendue animalisation du sang et la formation de l'acide urique est tout-à-fait puéril. Le but que doit se proposer le médecin est de faire entrer dans le sang les alcalis qui y manquent, et d'en faire sortir en même temps les acides qui y ont été laissés par le défaut d'action de certains organes sécréteurs; mais continuons d'abord à développer la théorie de la goutte, à pousser la connaissance de cette maladie aussi loin que nous le pourrons; c'est alors seulement qu'il nous sera facile de donner pour son traitement des préceptes utiles et durables et de fixer la science sur ce point important. Dans le chapitre suivant, nous allons étudier la composition du sang, et nous verrons quelle altération lui fait subir le défaut d'équilibre que nous avons signalé dans les sécrétions.

CHAPITRE XI.

Du sang chez les goutteux.

On sent bien que les acides laissés dans le sang, par le vice des sécrétions, n'y sont point en excès ni à l'état libre ; la vie ne supporterait pas un trouble semblable : elle serait détruite à l'instant, si le sang devenait acide et même s'il était neutre. Au moment où son altération est la plus grande chez les goutteux, il est encore alcalin ; seulement il l'est moins qu'il ne doit l'être dans l'état de santé. Les acides que les sécrétions y ont laissé s'y trouvent enchaînés à l'état salin par une partie de la soude libre qui se rencontre toujours dans cette liqueur animale. Mais, afin de pouvoir mieux connaître l'altération que les causes de la goutte font subir au sang , rappelons-nous d'abord la nature de ce liquide dans son état ordinaire.

De toutes les liqueurs animales , le sang est la plus abondamment répandue dans l'économie vivante; c'est aussi celle qui est le plus nécessaire à l'entretien de notre existence ; le nombre des savans qui s'en sont occupés est très grand ; les médecins, les naturalistes, les chimistes et les physiciens en ont fait tour à tour l'objet de leurs études.

Leuwenhoeck , Malpighi , Hartsoëker et une foule
de micrographes ont étudié et décrit les globules
qui s'y trouvent en nombre considérable et qu'un
microscope, doué même d'une faible puissance
d'amplification, fait apercevoir avec facilité, du
moins dans les animaux à sang froid. Ces globules
ont servi de texte à une foule de romans médicaux. En étudiant la circulation au microscope
dans les points où elle est accessible à cet instrument, on ne s'est pas contenté de l'admirable tableau qui se présente naturellement, on a voulu
voir du merveilleux: alors on a trouvé tout ce qu'on
a voulu. On a vu des globules rouges, on en a vu
de jaunes, de blancs; les uns ont remarqué à leur
centre un noyau, les autres une ouverture; aux
yeux de plusieurs les globules se sont aplatis et
sont devenus de véritables disques. Ceux qui se
contentent des merveilles de la nature et qui ne
veulent pas y ajouter celles de leur imagination,
ont trouvé des choses beaucoup plus simples, mais
qui n'en sont pas moins admirables. Ils ont vu
qu'en observant avec un microscope la circulation
du sang, dans le mésentère d'une grenouille ou dans
la queue d'un têtard, le liquide entraîne, dans son
mouvement rapide, une foule de corps qui pa
sent rouges, ovoïdes et réguliers , d'un trentième
ou d'un quarante-cinquième de millimètre de diamètre ; ce sont là les globules du sang. Mais; chez
les batraciens, ces globules sont énormes, si on
compare leur volume à celui des globules du sang
dans les mammifères et dans l'homme. Chez ce
dernier , leur diamètre n'a qu'un deux-centième

de millimètre. Ces corps ne sont pas rouges comme
ils le paraissent et comme ils sont figurés dans les
planches d'un grand nombre d'observateurs; ils
sont au contraire d'une transparence parfaite; et
la couleur qu'ils semblent avoir tient à celle du
milieu dans lequel ils sont plongés. On a discuté
beaucoup pour savoir quelle est la nature chimique
de ces globules; quelques observateurs les ont
considérés comme formés par l'albumine du sang,
et d'autres, par sa fibrine ; je pencherais pour le
premier avis. Il était curieux et peut-être utile d'observer au microscope la différence qu'il y a sous le
rapport de son aspect entre le sang des goutteux et
celui des autres individus; il m'a semblé, d'après
des observations d'ailleurs fort incomplètes, que,
chez les goutteux, le sang est beaucoup plus riche
en matière colorante, sans que néanmoins il paraisse contenir plus de globules. Ces recherches
qui ne sont encore que curieuses étant suivies avec
exactitude pourraient donner des résultats d'une
certaine importance.

Mais c'est surtout l'étude chimique du sang qui
nous importe ; nous allons donc nous en occuper
immédiatement. Cette étude a donné lieu à des
recherches trop nombreuses pour que nous nous
imposions la tâche difficile de les rappeler ici. Un
travail aussi long deviendrait tout-à-fait inutile ;
car il n'en est pas du sang comme des liqueurs que
nous avons précédemment étudiées; les chimistes
ont toujours été d'accord sur la nature des matières
principales qui entrent dans sa composition;
personne n'a mis en doute ses propriétés alcalines;

on ne discute que sur des points de détails qui im-
portent peu à la théorie de la goutte. On sait généralement que le sang est toujours fluide dans
l'économie animale; qu'il est rouge dans les artères,
et d'un rouge brun dans les veines, sans qu'on
soit parvenu à pouvoir apprécier la cause de cette
différence. Du reste, elle tend à s'effacer au contact
de l'air par l'influence duquel le sang veineux
reprend la couleur qui est propre au sang artériel.
Sorti des vaisseaux, et abandonné à lui-même, le
sang, en se refroidissant, prend la consistance d'une
gelée tremblante qui se resserre sur elle-même, en
laissant suinter un liquide d'un jaune verdâtre appelé le sérum, à la surface duquel surnage la partie
plus consistante qu'on a nommée caillot, cruor,
île rouge, *Insula rubra*. La proportion entre ces
deux parties du sang varie suivant les différens
individus, suivant les âges et les diverses maladies.
Chez les goutteux, le caillot est très abondant et
très rouge ; le sang de ces malades a évidemment
plus de consistance que celui des autres hommes.
Haller et une foule d'observateurs ont constaté que
le caillot est aussi plus volumineux à mesure que
l'on avance en âge ; nous verrons plus tard que la
vieillesse entraîne à sa suite des phénomènes qui
ont la plus grande analogie avec ceux qui produisent la goutte.

Le sérum du sang verdit le sirop de violette et
brunit la teinture de curcuma ; exposé au feu, il
se concrète à la température de 75 degrés centigrades. C'est à Harvey, l'illustre auteur de la découverte de la circulation, que nous devons ce fait im-

portant. Cette coagulation est due à la présence de
l'albumine qui forme en effet la base du sérum :
car l'alcool, les acides , un grand nombre d'oxides
métalliques coagulent aussi l'albumine du sérum et
se comportent avec elle à peu près comme avec
l'albumine du blanc d'œuf ; je dis à peu près, car il
existe une légère différence entre ces deux principes immédiats. Indépendamment de l'albumine,
Fourcroy a trouvé dans le sérum une matière qui
ne se coagule point par la chaleur ; qui, au contraire,
se prend en gelée par le refroidissement : il soupçonne que c'est de la gélatine. Le sérum s'unit
facilement à l'eau en toute proportion et le mélange ne se trouble point, quand ce dernier liquide a bouilli. Mais quand l'eau est aérée, suivant l'observation de Fourcroy, le sérum se trouble
légèrement, une petite partie se concrète ; exposé
à l'air, il en altère la pureté , en absorbant de l'oxigène et en exhalant de l'acide carbonique. A mesure qu'il absorbe l'oxigène, le sérum devient plus
concressible, il se trouble même et forme spontanément des flocons qui se déposent. Suivant Berzelius, il est composé de :

Eau......................................	90,59
Albumine................................	8,00
Extrait de viande en lactate de soude..	0,40
Chlorure de soude.......................	0,60
Albumine modifiée , carbonate en phos-	
phate alcalin...........................	0,41
	———
	100,00

D'après Marcet, il contient :

Eau...	900, 0
Albumine..............................	86, 8
Hydrochlorates de potasse et de soude.	6, 6
Matière muco-extractive...............	4, 0
Sous-carbonate de soude...............	1,65
Sulphate de potasse...................	0,35
Phosphate terreux......................	0,60
	1,000,00

Le sérum contient en outre plusieurs matières grasses qui ont été signalées d'abord par Schwilgué.

Berzelius pense que le sulfate de potasse et les phosphates terreux trouvés, par Marcet, dans le sérum, qui sont ceux de chaux et de magnésie, n'y existent pas dans l'état naturel et sont le produit de l'incinération à laquelle on soumet le sang pour isoler les sels qu'il contient ; il pense que le phosphore et le soufre existent à l'état libre, et que la chaux et la magnésie y sont à l'état de magnesium et de calcium, ce qu'il est impossible d'admettre : car il faudrait supposer qu'il n'y a point de soude, mais bien du sodium dans le sang, et, à plus forte raison, que le fer s'y trouve à l'état métallique. Et comment tous ces métaux si avides de combinaison pourraient-ils se conserver au milieu d'une dissolution aqueuse ?

Le caillot, qui varie dans ses proportions avec le sérum, n'est jamais exempt de ce dernier liquide, quelque soin que l'on prenne pour l'en dépouiller entièrement. Indépendamment du sérum qui y

adhère , le caillot est toujours formé de deux substances qu'on peut isoler facilement. Que l'on enferme une portion de caillot dans un nouet de
linge et qu'on la malaxe sous un filet d'eau, l'eau
s'écoule chargée en grande abondance d'une matière colorante, qui se dissout d'une manière complète; il reste dans le nouet une substance blanche,
filamenteuse, comme feutrée; c'est la fibrine.

La fibrine, dont je n'ai pas besoin de décrire ici
les propriétés , entraîne avec elle un acide gras,
qu'après la dessication on isole aisément au moyen
de l'alcool. La matière colorante qui reste en dissolution dans l'eau est d'un rouge très foncé quand
elle se trouve à l'état de concentration ; elle a excité
de grands débats parmi les chimistes ; les uns ont
prétendu qu'elle est un principe immédiat des animaux; les autres ont pensé avec plus de raison, je
crois, qu'elle est un composé d'albumine, de fibrine
et de perphosphate de fer avec excès de base. Voici
les proportions trouvées par Berzelius dans les
principes du caillot, préalablement débarrassé, autant que possible, de son sérum: cent parties contenaient 35 parties de fibrine, qui n'étaient pas
tout-à-fait exemptes d'albumine, 58 parties de matière colorante, 18 de carbonate de soude, mêlée
d'une petite quantité de matière animale, 4 parties
de matière animale soluble dans l'eau avec quelques
uns des sels contenus dans le sang; 1 , 7 de perte.
Il y trouva en outre l'acide gras dont nous venons
de parler et dont il n'a pas déterminé les proportions. Ayant incinéré cent parties de matière colo-

rante, il en retira 1,3 de cendres qui donnèrent les produits suivans :

Carbonate de soude avec des traces de phosphate... 0,3
Phosphate de chaux.......................... 0,1
Chaux pure 0,2
Sous-phosphate de peroxide de fer........... 0,1
Peroxide de fer.............................. 0,5
Acide carbonique et pertes.................. 0,1

Il serait convenable d'exposer ici les propriétés chimiques de chacune des substances qui composent le sang. Quelque désir que j'en aie, et tout en sachant combien la connaissance de ces propriétés est nécessaire pour juger de l'influence qu'elles peuvent avoir sur la production des maladies en général, et en particulier de la goutte, cependant je sens que cette exposition m'entraînerait trop loin; je ne fais point ici un cours de chimie organique; je ne puis qu'engager ceux qui en ignoreraient les principes, à les étudier dans un ouvrage spécial, et à acquérir des connaissances que je suis obligé de leur supposer.

Ceux qui ont étudié cette science, indispensable à tout médecin, savent que les matériaux du sang, et principalement l'albumine, la fibrine et la matière colorante sont tenues en dissolution, surtout au moyen de la soude libre. Il résulte nécessairement de cet état de choses, que si la proportion de soude libre vient à diminuer, par une cause quelconque, les matières qu'elle rend solubles doivent tendre à se précipiter; le sang alors devient plus épais, plus susceptible de coagulation, et c'est précisément ce qui arrive chez les goutteux. Nous avons fait voir, dans les chapitres précédens, que la disposition de leurs organes est telle que les acides sont sécrétés en moindre abondance, et que, chez eux, la nature s'est montrée plus prodigue dans les sécrétions alcalines; il faut, par conséquent, que la soude libre s'y trouve en moindre proportion : voilà justement pourquoi leur sang est épais et se coagule promptement au sortir de la veine, comme dans toutes les maladies inflammatoires ; ce sang jouit évidemment de qualités alcalines moins marquées que celui des autres individus; le sérum qui s'en sépare a moins d'action sur le papier de curcuma, et sur celui du tournesol rougi, comme je m'en suis assuré par quelques expériences, que chacun peut répéter facilement.

D'après ce qui précède, le lecteur est déjà persuadé que le sang des goutteux, rouge, épais, facilement coagulable, ne doit point ces qualités à sa trop grande accumulation dans les vaisseaux, à la pléthore, à une animalisation trop forte, à l'abondance de sa fibrine, à la richesse enfin des matériaux qui le composent. La cause dès lors évidente de cette disposition du sang des goutteux et des individus affectés de maladies inflammatoires, comme de ceux qui sont disposés à l'apoplexie, est tout simplement la diminution dans la proportion de la soude libre du sang. Cette diminution est due en partie à l'activité des émonctoires destinés à donner des sécrétions alcalines, et plus encore à la diminution d'activité des organes sécrétant des liqueurs acides. Cet affaiblissement laisse, dans le torrent de la circulation, des matières qui sont vicieusement employées à saturer une partie de l'alkali du sang.

Une partie de ces observations n'avait pas échappé à Sanctorius. Sans connaître la nature chimique de nos différentes humeurs, cet observateur, si exact, si attentif et si judicieux, avait remarqué que la plasticité du sang des goutteux n'est point due à la richesse de ses matériaux, mais simplement à la matière de la transpiration évacuée en trop petite quantité. Dans l'aphorisme 88 de la section première, déjà cité, il dit : *Humores podagricorum etiamsi crassissimi sint, solum per modum vaporis resolvuntur.* Il est bien évident que si l'épaisissement du sang était dû à une trop grande abondance d'albumine, de fibrine et de matière colorante, l'évacuation de la transpiration, qui est une humeur aqueuse en grande partie, ne pourrait qu'augmenter le désordre ; elle épaissirait le sang au lieu de l'atténuer. Sanctorius, qui a remarqué que la transpiration abondante rend le sang plus fluide, ignorait complètement la cause de ce phénomène ; il est dû à l'élimination des acides de la transpiration, élimination qui laisse une plus grande quantité de soude à l'état de liberté.

Qu'on remarque ce qui arrive souvent, quand un homme est subitement exposé à un courant d'air froid ; sa peau se resserre, la transpiration est arrêtée d'une manière brusque, l'action vitale se transporte, par un mécanisme que nous essaierons d'expliquer plus tard, sur un organe intérieur. Cet organe, souvent alcalin, s'il ne l'est toujours, est ordinairement la plèvre. Une pleurésie se déclare, le médecin arrive, il saigne le malade; il trouve qu'après le repos, le sang s'est caillé dans le vase où il a été reçu; que le caillot volumineux, consistant, est souvent couvert d'une pellicule grisâtre, plus ou moins épaisse, appelée couenne inflammatoire, couenne pleurétique. Le sang, chez ce malade, était-il trop abondant ou trop riche, pour me servir d'une expression consacrée, mais cependant vicieuse? Non, sans doute. On comprend bien qu'un homme, qui vient de s'exposer au froid, ne peut pas avoir plus de sang après cette exposition qu'il n'en avait auparavant. Il n'est pas possible non plus que le froid crée une nouvelle quantité des matériaux constitutifs de cette liqueur. Sans que j'aie à peine besoin de le dire, on conçoit déjà ce qui s'est passé. Le froid, en resserrant la peau, en diminuant son action vitale, action dont nous spécifierons plus tard la nature, en transportant cette action sur la plèvre, a supprimé en même temps, ou du moins considérablement diminué la transpiration. Les acides que l'action de la peau devait éliminer sont restés dans le sang, et en ont saturé une partie de la soude; l'alcali devait donc exercer une action moins dissolvante sur les matériaux dont le caillot se compose. Le contact de l'acide carbonique et de l'oxigène de l'atmosphère ont probablement eu leur part dans la production du phénomène.

Quant à la couenne pleurétique, elle s'est formée, parce que la fibrine, pour rester en dissolution , ayant plus besoin d'alcali que l'albumine et la matière colorante, s'est séparée la première du sang, à mesure que la température s'en est abaissée. Au fait, MM. Deyeux et Parmentier, en examinant ce sang couenneux, ont vu que la couenne est formée de fibrine, entraînant de l'albumine avec elle, ce qui explique pourquoi le caillot que cette couenne recouvre a moins de consistance. La fibrine et la matière colorante, qui d'habitude se combinent en se coagulant , se sont ici caillées séparément et l'une après l'autre. On peut ajouter à ces considérations que, dans le début d'une pleurésie, les urines sont rares et limpides ; très-probablement qu'alors elles contiennent moins d'acide que dans l'état ordinaire ; dans ce cas, elles contribueraient aussi à augmenter l'altération du sang. Une circonstance digne de remarque, c'est que , chez les goutteux du moins , les variations dans la composition de la sueur coïncident avec des variations analogues dans la composition des urines ; si les sueurs deviennent moins acides, les urines le sont également; si, en modifiant l'action de la peau par une médication convenable, on rend la sueur plus acide, les urines le deviennent aussi davantage.

Avant de terminer cet article, nous devons faire remarquer que le sang des pleurétiques diffère du sang des goutteux, en ce que le caillot de ce dernier n'est pas recouvert d'une couenne; ce caillot est aussi dense qu'il est volumineux et rouge, parce que la fibrine entre dans sa composition , conjointement avec la matière colorante et une portion d'albumine. Cette différence entre la manière dont ces deux espèces de sang se coagulent, est remarquable, car la goutte et la pleurésie dépendent en grande partie de la même cause, la diminution de la transpiration ; mais la pleurésie est le résultat d'un refroidissement subit, momentané, qui a eu lieu peu de temps avant le début de la maladie; la diminution de la transpiration a été très brusque par conséquent, tandis que la diminution de la transpiration des goutteux tient à des causes qui agissent lentement, et d'une manière presque continuelle; dans ce cas, le sang, altéré par une trop grande quantité d'acide, a circulé long-temps dans les vaisseaux, ce qui fait que ces élémens ont moins de tendance à se séparer.

Cette théorie de la couenne inflammatoire et de la plasticité du sang est la seule vraie, la seule qui soit en rapport, en même temps avec les saines doctrines de la physique et l'observation des phénomènes de la vie ; elle dévoile une grande partie de l'étiologie de la goutte ; elle montre comment on peut guérir rapidement une maladie que l'on a regardée si long-temps comme incurable; elle ouvre une carrière nouvelle à la science en expliquant d'une manière nette et positive la cause première d'une foule de maladies, cause que jusqu'à ce jour on avait complètement ignorée. Elle démontre un fait de pratique, que d'ailleurs mon expérience journalière confirme pleinement, c'est que les émissions sanguines générales ou locales sont bien loin d'être le meilleur moyen de guérir la plupart des inflammations : ce sont des sécrétions acides qu'il faut ranimer dans la plupart des cas. Je dirai plus tard quels sont les moyens que j'emploie pour remplir cette indication importante.

Ces principes étant posés, je pourrais déjà donner une théorie de la goutte beaucoup plus rationnelle que celles qui ont été émises jusqu'à ce jour. Ayant prouvé que le défaut d'harmonie des sécrétions laisse dans le sang des goutteux une trop grande quantité d'acide, je pourrais soutenir que l'accès de goutte est un effort que fait la nature pour rendre au sang les substances alcalines qui lui manquent et pour le débarrasser de cette surabondance d'acide qui en altère la composition. Je ferai remarquer que cet effort se porte principalement sur les capsules articulaires qui sont des organes alcalins. En aidant ces observations de quelques-unes de ces suppositions vagues qui fourmillent dans nos ouvrages de médecine, il ne me serait pas difficile de trouver des explications plausibles pour la plupart des phénomènes arthritiques. Il y a bien des théories médicales qui, sans reposer sur des bases aussi solides, ont eu néanmoins, dans la science, de l'éclat et de la durée. Mais arrivé au point où je suis parvenu, si je quittais le rôle d'observateur, si j'abandonnais la voie analytique dans laquelle je me suis engagé pour laisser faire à mon imagination le reste du travail que j'ai entrepris, je courrais le risque de m'égarer. Après avoir établi les faits principaux sur lesquels repose ma doctrine et les avoir mis, je l'espère, à l'abri de toute contestation, je pourrais par une paresse d'esprit condamnable grouper autour d'eux une foule d'erreurs. Ainsi, par exemple, les inductions chimiques qui ont dans l'explication des phénomènes de la vie une importance que les médecins de nos jours sont bien loin de soupçonner, ne nous font cependant pas connaître la cause qui porte la goutte sur les capsules articulaires plutôt que sur les glandes salivaires, le foie ou tout autre organe sécrétant des alcalis. Malgré leur importance que je crois avoir mise hors de doute, il y a donc autre chose que des phénomènes chimiques dans l'existence animale : c'est ce que personne ne conteste. Il faut donc rechercher quelle est cette autre chose pour compléter nos connaissances, et trouver les explications dont nous avons encore besoin. Fouillons dans les mystères de l'organisation, tâchons de remonter à l'origine de la vie dans les êtres organisés; c'est là que nous trouverons les causes premières de la goutte et la source d'une foule d'autres maladies; c'est là que nous pourrons voir de haut la médecine et montrer aux jeunes praticiens des chemins nouveaux dont on ne leur a fait voir encore ni la direction ni les détours. Mais, avant de nous engager dans ces voies jusqu'à présent si peu connues, nous allons récapituler dans le chapitre suivant les faits principaux que nous avons examinés et nous y ajouterons quelques réflexions qui ne seront peut-être pas sans importance.

CHAPITRE XII.

Récapitulation des faits précédens, et observations générales.

Nous allons maintenant reporter nos regards en arrière pour retrouver les faits principaux que nous avons passés en revue, et pour considérer dans leur ensemble des phénomènes dont nous n'avons encore aperçu que les détails. Cette manière d'examiner notre sujet donnera lieu à des considérations qui ne seront pas dépouillées d'intérêt ; elle fera ressortir plus que nous ne l'avons pu faire jusqu'à présent l'influence que les lois de la chimie exercent sur l'ensemble de l'organisation animale. C'est en vain qu'on a tâché de nier cette influence; c'est en vain que la doctrine pédantesque du vitalisme, toujours en honneur sur les bancs de nos écoles, refuse aux lois de la physique, de la mécanique et de la chimie, la part qu'elles ont dans les actions vitales. C'est en vain que les vitalistes attribuent ces actions à des puissances mystérieuses, sur le nombre et l'influence desquelles ils n'ont même jamais pu s'accorder, il faudra bien qu'ils cèdent à l'évidence : ils sont débordés de tous côtés par la vérité et par la raison ; leur doctrine est accablée sous le nombre des faits qui surgissent. Il faut que leurs mots vides de sens s'effacent du langage scientifique et qu'ils disparaissent devant la réalité. On ne peut plus se contenter des explications vagues dont ils ont étayé leur théorie. Quel que soit l'aplomb et la dignité que prend un professeur pour dire que la vie est le résultat des forces vitales, les élèves de bon sens qui l'écoutent ne peuvent s'empêcher de sourire et de s'apercevoir que cette prétendue explication n'explique rien, qu'il n'y a là que des mots sonores : *Verba et voces prœtereaque nihil.* Cela revient justement à dire que la vie est le résultat des forces et des propriétés de la vie. Que d'autres trouvent ces explications suffisantes et profondes, qu'ils s'en contentent, je le veux bien; mais qu'ils me permettent, à moi, de ne pas m'en contenter et de chercher quelque chose de mieux.

On a déjà vu, dans les chapitres précédens, que la composition chimique de nos humeurs a une immense influence sur le développement de nos maladies, et par conséquent, sur le mouvement de nos organes. Nous allons étudier cette influence et poursuivre nos recherches aussi loin que nous le pourrons; ce travail est nécessaire pour pouvoir comprendre la nature de la goutte et pour concevoir son origine, son développement, ses conséquences et les soins qu'elle réclame; j'espère qu'il ne sera pas sans importance non plus pour la pathologie générale et pour la physiologie. Mais avant d'aller plus loin, avant d'étudier de nouveaux faits, récapitulons ceux que nous avons étudiés jusqu'à présent, et considérons-les d'une manière générale.

Après avoir indiqué les différentes formes de la goutte et les accidens qu'elle occasionne, nous nous sommes occupés des causes qui donnent naissance à ce mal. Nous avons vu que les premières sont inhérentes à la constitution des individus, qu'elles dépendent de certaines formes de leurs corps, de quelques dispositions particulières à leurs organes, et même quelquefois de la structure intime de quelques uns de leurs tissus; nous ne devons pas dès lors nous étonner de la transmission facile de cette maladie par voie d'hérédité. Ayant prouvé, par exemple, que l'altération de la transpiration, soit en quantité, soit en qualité, est une des causes les plus puissantes de la goutte, nous ne saurions nous étonner de voir que les goutteux ont la peau blanche, épaisse, d'un tissu fin; qu'elle ne soit garnie que d'une petite quantité de poils (disposition que l'on remarque surtout à la partie antérieure de la poitrine). On conçoit que cette peau délicate, pour ainsi dire étiolée, éloignée souvent de la masse musculaire qu'elle recouvre par une couche épaisse de tissu cellulaire graisseux, on conçoit, dis-je, qu'une telle peau soit sensible aux différentes impressions de l'atmosphère et qu'elle résiste avec peu d'énergie aux puissances capables de diminuer ou d'enrayer son action. On comprend également bien qu'un père puisse transmettre à ses enfans une telle disposition du tissu cutané.

Nous ne pouvons encore à présent apprécier avec exactitude l'influence des autres causes prédisposantes de la goutte, mais nous y reviendrons plus tard. Nous ne saurions comprendre même dans ce moment pour quelle raison l'embonpoint nuit aux fonctions de la peau et contribue par conséquent au développement de l'arthritis; mais un peu plus tard toute cette partie de notre étiologie sera débarrassée des ténèbres qui l'environnent, et nous apparaîtra avec autant de lucidité que pourra le permettre l'état actuel de nos sciences.

Après avoir étudié les causes prédisposantes de la goutte, nous nous sommes occupés de ses causes occasionnelles. Nous avons énuméré toutes celles qui sont indiquées par les auteurs et surtout celles dont nous avons été à même de vérifier l'influence dans notre propre pratique.

On se rappelle que toutes ces causes concourent à produire un petit nombre d'effets qu'il est facile d'apprécier; elles exaltent la sensibilité, ou bien elles modifient différentes fonctions qui sont la sécrétion de l'urine, la transpiration, la digestion et la reproduction. Nous n'avons pas discuté l'influence des causes de la goutte sur la sensibilité ni les résultats de cette influence; cette omission a été faite à dessein. Il faut, pour comprendre cette partie de l'étiologie, nous enfoncer plus profondément encore que nous n'avons pu le faire dans les mystères de la vie; ce point de la discussion n'est qu'ajourné. Quant aux altérations des autres fonctions, nous allons les rappeler brièvement.

Nous avons prouvé que chez les hommes sains l'urine est une liqueur qui contient constamment plusieurs acides à l'état libre, indépendamment de ceux qui y sont engagés dans différentes combinaisons. Nous avons démontré en outre que chez les goutteux toutes les propriétés acides de l'urine disparaissent toujours plus ou moins dans l'intervalle des accès pour se remontrer ensuite pendant leur durée. La disparition ou la diminution plus ou moins grande des qualités acides de l'urine des goutteux étant un phénomène qui se présente constamment chez ces malades, nous avons dû en conclure d'abord que l'altération dans la sécrétion des urines contribue à causer la goutte, en laissant dans la circulation du sang divers acides qui agissent en raison de leur quantité et de leur énergie.

Passant aux fonctions de la peau, nous avons fait voir que chez le goutteux, dans l'intervalle de ses accès, la quantité de la transpiration est diminuée; étudiant ensuite la composition chimique de cette humeur, nous avons vu qu'elle est aussi une liqueur acide comme l'urine, et que ses propriétés acides disparaissent également dans l'intervalle des accès de goutte, pour se reproduire avec plus d'intensité et d'évidence pendant leur durée. Cette diminution, non seulement dans la quantité, mais aussi dans la qualité de la transpiration des goutteux, a dû nous amener, pour la sécrétion de la peau, aux mêmes conclusions que pour celle des reins; elle concourt évidemment aussi à la production de la goutte, en laissant dans la masse du sang une partie des acides qu'elle devait en extraire.

En continuant notre travail, nous avons recherché l'influence qu'exercent les fonctions digestives, qui sont souvent modifiées par les causes de la goutte et qui concourent fréquemment aussi à la production de ce mal; nous avons vu que des sécrétions acides et alcalines contribuent à l'accomplissement de l'acte compliqué de la digestion; mais que chez les goutteux les sécrétions alcalines paraissent l'emporter sur les autres. D'un autre côté, nous avons fait remarquer que le chyle, produit de la digestion, est un liquide quelquefois neutre et toujours moins alcalin, en tous cas, que le sang dont il est destiné à réparer les pertes continuelles; nous avons donc conclu avec quelque raison de ces recherches que l'activité ordinairement très grande du système digestif des goutteux, activité augmentée souvent encore par des moyens artificiels, tend, d'un côté, à extraire du sang des substances alcalines, et de l'autre, à réparer ces pertes au moyen d'un liquide moins alcalin que lui. La digestion arrive donc chez les goutteux aux mêmes résultats que leur transpiration et que la sécrétion de leurs urines, mais par des voies tout-à-fait opposées; elle diminue la quantité relative des alcalis du sang, tandis que les deux premières fonctions y augmentent la proportion des acides. C'est principalement aussi en désalcalisant le sang que l'abus des plaisirs vénériens contribue à causer la goutte.

Après avoir étudié la nature des sécrétions dont l'altération cause le développement de la goutte, il était naturel de rechercher dans le sang les effets produits par cette altération. Suivant la marche que nous nous sommes tracée et que nous avons suivie jusqu'alors, nous avons dû étudier la composition chimique du sang considéré dans son état physiologique, et nous avons trouvé que c'est une liqueur composée principalement d'eau, d'albumine, de fibrine, d'une matière particulière colorante et coagulable et de différens sels avec excès d'oxide au milieu desquels la soude libre domine; cette soude, comme nous l'avons dit, est le principal agent qui tient en dissolution dans le sang l'albumine, la fibrine, la matière colorante et peut-être l'oxide de fer.

Nous avons ensuite comparé le sang des goutteux à celui des hommes qui jouissent de la santé dans toute sa plénitude, et, comme nous devions nous y attendre, nous l'avons trouvé moins alcalin, son sérum brunit moins la teinture de curcuma. Ce fait nous a expliqué d'une manière naturelle la plasticité du sang chez les goutteux, sa couleur rouge plus intense et sa facile coagulation. Nous avons de fortes raisons pour croire que chaque fois qu'on trouve dans les maladies un sang épais et analogue à celui des goutteux, comme dans les inflammations et l'apoplexie, cette qualité est due aussi à des causes semblables à celles qui produisent la goutte.

C'est ici le lieu de faire remarquer que toutes les causes qui contribuent à diminuer la proportion des alcalis du sang, n'ont pas besoin d'agir toutes à la fois pour produire la goutte ou des maladies analogues; il est même extrêmement probable que si elles le faisaient avec une certaine activité, la vie n'y résisterait pas, que l'organisation serait bientôt détruite. Il suffit que l'une d'elles agisse avec plus ou moins d'énergie, sans trouver de compensation, pour que l'équilibre dans la proportion des acides et des alcalis soit rompu et pour qu'il en résulte les conséquences que nous avons signalées. Ainsi, chez certains goutteux, les digestions se font comme chez les autres hommes; ils éprouvent même de la constipation, ce qui indique que la sécrétion du foie est moins abondante; mais chez ceux-là la peau au est plus sèche; leur transpiration et leurs urines sont moins acides. Chez d'autres au contraire la transpiration et les urines sont très abondantes, elles rougissent d'une manière marquée la couleur de tournesol ou celle de violette; mais les selles sont molles, copieuses, fréquentes ; tout indique une sécrétion trop active du pancréas et du foie; ou bien il y a abus des plaisirs vénériens, ou évacuation abondante de sperme pendant le sommeil. Enfin on trouve toujours les sécrétions alcalines l'emportant en activité sur les sécrétions acides, sans qu'il y ait rien d'absolu dans les détails. La cause du mal peut venir d'une fonction ou de l'autre; c'est au médecin attentif à la saisir pour pouvoir la combattre avec avantage ou au moins pour en atténuer les effets. J'ai dit que les fonctions qui concourent à produire la goutte ne peuvent pas être mises toutes en jeu sur le même individu; il y a plus : les causes qui agissent peuvent n'être en action que dans certains momens, que dans certaines saisons, et même les fonctions qui sont altérées peuvent ne l'être qu'en partie. Je m'explique. La peau joue le plus grand rôle parmi les organes dont la paresse contribue à la production du mal dont nous nous occupons ; eh bien, j'ai de fortes raisons pour croire que chez beaucoup de goutteux la peau ne manque pas d'énergie dans toute son étendue; qu'il y a des régions du corps où elle la conserve tout entière, qu'il y en a d'autres au contraire où elle l'a perdue en plus ou en moins grande partie.

J'ai à peine besoin de dire que plus les causes de la goutte sont nombreuses, plus elles ont d'activité et de continuité dans leur action, plus aussi la goutte est fréquente, plus elle a de durée, plus elle cause de douleurs, plus elle résiste aux moyens que l'art emploie pour la combattre. On serait cependant gravement dans l'erreur, je me hâte de le dire, si l'on jugeait toujours de l'intensité de la goutte et des difficultés qu'elle opposera à sa guérison par la violence des douleurs qu'elle cause et par les altérations qu'elle laisse à sa suite ; le développement de ces phénomènes pathologiques dépend très souvent, ou de l'ancienneté, du mal ou de la sensibilité particulière du sujet, ou des moyens vicieux que l'on a mis en usage pour le soulager ; le médecin qui applique ensuite à ces malades un traitement rationnel est agréablement surpris en voyant disparaître, avec la plus grande facilité, des accidens qui lui semblaient tout-à-fait au dessus des ressources de son art ; du moins c'est ce qui m'est arrivé très fréquemment et ce qui arrivera fréquemment aussi, je l'espère, aux médecins qui suivront mes préceptes.

Mais revenons encore aux sécrétions acides et alcalines ; nous ne saurions trop nous appesantir sur ce sujet, et nous sommes bien loin d'en avoir fait ressortir jusqu'à présent toute l'importance. Nous

devons faire remarquer d'abord que toutes les matières des sécrétions, que tous les fluides animaux
doivent être rangés dans l'une ou l'autre de ces ca-
tégories ; cette division, qui n'a point échappé aux
chimistes, n'a pas assez frappé les médecins ; car
ces derniers, la plupart du temps, ont trop peu
cultivé la physique et la chimie ; ils ont trop dédaigné les secours que ces deux sciences peuvent leur
apporter et les lumières qu'elles doivent répandre
sur l'art de guérir.

Remarquons d'abord que la nature a tout disposé pour rejeter le plus promptement possible
hors de l'économie les produits acides ; les sécrétions qui les fournissent sont toutes excrémentitielles, à l'exception de la sécrétion gastrique·
A peine la transpiration est-elle formée, qu'elle
est déjà en dissolution dans l'atmosphère, et em-
portée loin de nous. Il en est de même de l'acide
carbonique, que les poumons lancent au loin,
à chaque expiration, quoique l'acide carbonique
produit par l'acte de la respiration ne puisse sans
doute pas être considéré comme une sécrétion véritable. Les urines, arrivant des profondeurs du
ventre, sont recueillies dans un réservoir particulier
d'où elles sont expulsées plusieurs fois par jour. Le
lait, qui est aussi le produit d'une sécrétion acide,
est extrait du sein de la nourrice, presque à mesure
qu'il est formé, soit par un écoulement spontané,
soit par la succion de l'enfant. Remarquons ici
qu'une suppression trop brusque de la sécrétion
du lait produit chez la femme des accidens graves,
qui ont la plus grande analogie avec les affections
goutteuses, comme l'ont observé principalement

Musgrave et Barthez. Et, répétons-le bien, le lait est le produit d'une sécrétion acide, ce à quoi Musgrave et Barthez sont loin d'avoir songé.

Le suc sécrété par la muqueuse gastro-intestinale est la seule des liqueurs acides qui ne soit pas immédiatement expulsée du corps après sa sécrétion ; elle est utilisée, comme nous l'avons vu, pour une fonction importante ; mais nous devons faire remarquer qu'après avoir traversé les intestins, elle est expulsée avec les excrémens, sans que ses élémens acides puissent rentrer dans le torrent de la circulation , puisque les excrémens sont neutres ; ils ont même été trouvés constamment acides par Vauquelin , tandisque le chyle a des propriétés alcalines ordinairement bien prononcées. A la suite des substances acides produites par les sécrétions, nous ne devons pas oublier le mucus intestinal, qui est un acide d'une nature particulière, destiné aussi à être expulsé du corps.

Nous devons conclure de tout ce qui précède, qu'il est nécessaire, pour entretenir la vie et la santé, que les acides soient séparés du sang et transportés promptement hors de l'économie. Nous ne pouvons nous refuser à voir, d'après ces dispositions générales, que si des circonstances particulières apportent quelque obstacle à cette élimination, il doit en résulter des maladies graves ; la goutte en est une. Or, il existe une circonstance digne de notre attention, c'est que les organes qui produisent les sécrétions acides sont généralement exposés plus que les autres à l'influence des modificateurs de l'économie animale. La peau reçoit immédiatement l'action de la chaleur, du froid, de l'humidité et de la sécheresse; elle partage avec les voies aériennes l'inconvénient d'être en contact avec les vapeurs malfaisantes; les vêtemens, soit en modifiant sa température, soit en empêchant son contact avec l'air et la lumière, agissent d'une manière immédiate sur elle et influent nécessairement sur la sécrétion la plus importante du corps humain. L'estomac, qui sépare le suc gastrique, subit l'influence directe des boissons ou des alimens. Parmi ces organes, les reins sont soustraits à l'action immédiate des agens extérieurs; mais des expériences assez nombreuses, que j'ai faites sur le produit de leurs sécrétions, comparé à celui de la peau, me prouvent qu'il y a une union sympathique de ces organes, de sorte que toutes les causes, même extérieures, qui rendent la transpiration moins acide, produisent la même modification sur les urines.

Remarquons au contraire combien la nature a multiplié ses efforts pour utiliser les sécrétions alcalines et pour en faire rentrer les élémens dans la circulation. Toutes les liqueurs produites par les sécrétions de cette espèce sont récrémentitielles ou du moins excrémento-recrémentitielles; le sperme seul fait exception.

Qu'on jette les yeux sur l'ensemble des sécrétions alcalines, et l'on appréciera de suite l'exactitude de la remarque que je viens de faire. L'intérieur de toutes les membranes séreuses est lubréfié par un liquide albumineux contenant de la soude libre. Ce liquide, après avoir rempli la fonction à laquelle il est destiné, est absorbé et reversé tout entier dans la masse du sang. La synovie, qui adoucit le frottement des articulations et les humeurs de l'œil se trouvent dans le même cas. Les larmes, qui sont aussi alcalines, ne sont épanchées un instant sur la surface des cornées que pour rentrer par les points lacrymaux dans les fosses nasales, où elles sont absorbées en partie, et en partie versées avec la salive dans les voies digestives qui en achèvent l'absorption. La bile et le suc pancréatique coulent dans le duodénum pour concourir aux merveilles de la digestion ; les élémens alcalins de ces deux liqueurs sont employés en partie à saturer le suc gastrique, et à empêcher ces acides de rentrer dans la circulation générale, et en partie aussi à alcaliser les élémens nutritifs pour en favoriser l'absorption.

Parmi les liqueurs alcalines, il n'y a donc que le sperme qui soit une liqueur excrémentitielle, encore n'est-il évacué que sous certaines conditions et en petite quantité. L'effet des pertes trop abondantes de ce fluide, la faiblesse qui en résulte, prouvent de la manière la plus évidente combien les alcalis sont nécessaires à l'économie animale. Ce n'est point seulement à la vive excitation nerveuse qui accompagne l'éjaculation du sperme qu'on doit la faiblesse qui en est la suite. Tous les médecins savent dans quel accablement, dans quelle prostration de forces tombent les hommes qui ont des pertes involontaires de semence, pertes qui ne sont accompagnées cependant d'aucune exaltation de la sensibilité.

Répétons-le : deux ordres de sécrétions existent dans l'économie animale; les unes acides, les autres alcalines. La nature a tout disposé pour éliminer du corps les produits des premières. Elle a tout fait au contraire pour utiliser, pour reprendre, pour conserver à l'organisation le produit des secondes. Aussi la diminution des sécrétions acides est-elle une cause puissante de maladies, cause d'autant plus fâcheuse que les organes qui fournissent ces sécrétions sont bien plus exposés à l'influence des agens extérieurs que ceux qui donnent des sécrétions alcalines.

Nous allons maintenant examiner, dans le chapitre suivant, quelle est la cause qui détermine l'action des organes sécréteurs. La question est des plus importantes, car c'est là que nous trouverons l'origine de la goutte, l'origine des autres maladies, l'origine même de toutes les fonctions vitales. Cette cause n'est autre chose que l'électricité, comme nous allons le démontrer.

CHAPITRE XIII.

Existence de l'électricité dans les animaux.

Les sécrétions, soit acides, soit alcalines, l'absorption, la nutrition elle-même ne peuvent exister qu'au moyen d'une influence électrique; et de plus, il est impossible qu'elle s'exécute sans qu'il y ait un dégagement d'électricité positive ou négative, selon la nature de la fonction; c'est ce que nous allons tâcher de prouver. Mais avant d'examiner quel rôle l'électricité joue dans l'économie animale, nous devons d'abord y démontrer sa présence.

Les expérimentateurs de la fin du dernier siècle ont fait d'admirables efforts, non seulement pour faire voir l'influence de l'électricité sur les organes des animaux, mais encore pour prouver que ce fluide se forme sans cesse dans le solide vivant, où il est employé au jeu des organes et à l'entretien de l'existence. Ces savans ont multiplié leurs expériences; beaucoup d'entre elles ont été répétées publiquement, au sein même de l'Institut; elles ont eu le plus grand retentissement en Europe, elles ont été partout enregistrées dans les archives de la science; cependant la médecine a fait peu de ten-

tatives pour utiliser ces travaux ; elle s'est conten-
tée d'un petit nombre d'essais bientôt abandonnés,
pour les appliquer à la physiologie et à la thérapeutique, essais qui n'ont amené jusqu'aujour-
d'hui aucun résultat satisfaisant; elle est aussitôt retombée dans l'ornière où elle se traîne depuis tant de siècles. Elle a mieux aimé rouler dans
le cercle perpétuel de ses vagues suppositions que
de se lancer dans la voie des expériences qui s'ouvrait alors devant elle sous un aspect si brillant.
Rappelons succinctement les travaux entrepris depuis cette époque jusqu'à nos jours, pour démontrer l'existence de l'électricité animale, et voyons
si cette électricité peut avoir quelque influence sur
les sécrétions, et par conséquent sur le développement de la goutte.

Le premier fait qui prouve l'existence de l'électricité libre dans le corps des animaux vivans, est
rapporté par Cotugno, en 1784 (*Lettera riguar-
dante l'elettricità d'un sorcio*). Le savant anatomiste de Naples raconte qu'un de ses élèves se sen-
tant blessé à la jambe, porta la main sur le lieu de
la douleur, et saisit une souris qui le mordait.
Ayant étendu aussitôt cet animal sur la table pour
le disséquer, il fut très-surpris, en touchant le
nerf diaphragmatique avec la pointe de son scalpel,
d'éprouver une commotion assez forte pour lui en-
gourdir la main. Voilà quelle fut la première manifestation de l'électricité animale. Ce fut quelques
années après que Galvani publia ses expériences
et ses recherches sur le même sujet. Mon but n'est
pas de rapporter ici l'histoire de la découverte du

savant professeur, de Bologne. Chacun sait qu'il excita des contractions musculaires, non seulement au moyen de l'étincelle électrique, mais aussi par le contact de deux métaux hétérogènes formant un circuit avec les nerfs et les muscles d'une grenouille; il pensait, d'après ses expériences, que les contractions musculaires sont dues à un genre d'électricité d'origine animale ; suivant lui, ce fluide est formé par l'action du cerveau, et se propage le long des nerfs, jusqu'aux muscles, dont il comparait les fibres à de petites bouteilles de Leyde que l'arc métallique servait à décharger.

On sait tout l'enthousiasme que les travaux de Galvani excitèrent parmi le monde savant; ses expériences furent répétées dans toute l'Europe, mais sa théorie cependant rencontra de puissans adversaires. Le plus redoutable de tous fut sans contredit l'illustre Volta, professeur de physique à Pavie, qui , au moment où il engagea la lutte dont nous parlons, était déjà célèbre par la découverte de l'électrophore, du condensateur et de l'eudiomètre, qui porte son nom. Il multiplia ses efforts, il déploya toutes les ressources de son génie, pour prouver que l'électricité animale de Galvani n'existe point, et que les contractions excitées dans les muscles des grenouilles sont dues, soit à l'électricité produite par les machines électriques, soit à celle qui résulte du contact de deux métaux hétérogènes. Dans cette grande lutte, à laquelle prirent part tant de savans, chacun avait raison ; car s'il est vrai, comme Volta l'a démontré d'une manière si brillante, que le contact de deux métaux hétérogènes produit de l'électricité, il n'en est pas moins vrai aussi que ce fluide, comme Galvani et ses partisans l'ont soutenu, est formé, dans le corps des animaux, par la puissance de la vie; seulement son origine n'est pas dans le cerveau, comme nous le prouverons plus tard.

L'immense découverte de la pile décida le monde savant en faveur de Volta. On fut tout ébloui par les effets extraordinaires de cet admirable instrument. Ce fut un malheur pour la science médicale. On adopta exclusivement les vues du professeur de Pavie, et, malgré les travaux de Galvani, d'Aldini, de M. de Humboldt et d'une foule d'autres, l'électricité animale fut oubliée. Les contractions produites par les courans électriques furent regardées comme le résultat d'une simple irritation analogue aux irritations causées par la pointe d'un scalpel et par d'autres agens. Ce fut à peine si de loin en loin quelques médecins osèrent imprimer que l'agent de la sensibilité, qui se propage le long des cordons nerveux, a quelque analogie avec le fluide électrique; et ceux qui imprimèrent cette opinion, l'avancèrent comme une simple supposition, sans se donner la peine de la prouver, sans en tirer de conséquences, sans chercher à l'utiliser. Cependant Galvani et ses partisans ont démontré de la manière la plus évidente, qu'indépendamment de l'électricité produite par le frottement et par la pile, il y en a aussi qui est produite par la vie animale et qui se propage le long des nerfs. Rapportons quelques faits qui mettent cette opinion hors de doute.

L'histoire rapportée par Cotugno, où l'on voit la première manifestation de l'électricité animale, me semble être déjà fort concluante. Il est évident que le fluide qui engourdit la main de l'élève de ce célèbre anatomiste, fluide qui fut soutiré du nerf diaphragmatique de la souris par la pointe d'un scalpel, ne peut être que de l'électricité d'une origine tout-à-fait animale. Pour répondre aux objections de Volta, Galvani excita les contractions de la grenouille, au moyen d'un arc métallique homogène, mis à la fois en contact avec les muscles et les nerfs de l'animal. M. de Humboldt fit une expérience plus concluante encore : il mit en contact le nerf crural d'une grenouille récemment préparée avec les muscles auxquels ils se rendaient, et détermina ainsi des contractions dans un circuit purement animal, dans lequel n'entrait aucun excitateur métallique. Mais ce fut Aldini, neveu de Galvani, qui démontra le mieux et d'une manière plus péremptoire l'existence d'un courant électrique allant du cerveau aux muscles, par l'intermédiaire des nerfs. Ayant isolé deux personnes qui se donnaient la main, il fit toucher à l'une, par le bout du doigt, la moelle épinière d'un veau tué récemment, tandis que l'autre personne tenait dans sa main libre les pattes d'une grenouille préparée pour les expériences galvaniques. En mettant les nerfs cruraux de la grenouille qui pendaient, en contact avec les muscles abdominaux du veau, il y eut de fortes contractions dans la grenouille, contractions qui se renouvelèrent un grand nombre de fois.

À côté de l'expérience de Cotugn , de celles de Galvani, de Humboldt et d'Aldini, je pourrais en citer un grand nombre d'autres. Elles prouvent toutes, à n'en pouvoir douter, qu'il y a dans le corps des animaux des courans d'un fluide ayant l'analogie la plus grande avec le fluide électrique. On sait que l'Institut, en adoptant le rapport de Hallé, sanctionna cette opinion des deux fluides, qui était aussi celle d'Aldini ; il reconnut l'existence du fluide galvanique, en admettant cependant qu'il diffère du fluide électrique ; sans indiquer quelle est la différence.

Ainsi, dès l'origine, on a déjà considéré les effets galvaniques comme le produit d'un fluide particulier, ayant avec l'électricité l'analogie la plus grande. Voyons maintenant si ces deux fluides ne sont pas tout-à-fait identiques ; si le fluide animal, dont l'existence ne peut plus être mise en doute, qui est le produit de la vie et en même temps un de ses principaux agens, n'est pas l'électricité qui se produit dans les laboratoires par le frottement, par le contact, par les décompositions chimiques ; si ce n'est pas l'électricité de l'atmosphère et de la foudre ; si ce n'est pas l'électricité de toute nature. Enfin, nous aurons à rechercher la manière dont il se forme et se distribue dans l'économie animale.

Nous avons vu, dans les expériences qui ont été citées et notamment dans celle de Cotugno et celle d'Aldini, que le courant établi entre la moelle épinière et les muscles, en passant par les nerfs, produit des effets absolument semblables à ceux de la machine électrique et de la pile. On pourrait dès lors conclure assez raisonnablement que les deux causes sont les mêmes, puisqu'elles produisent le même effet. Mais avant de tirer une conclusion définitive, recherchons dans les expérimentateurs d'autres faits qui la mettront à l'abri de toute contestation. Nous n'avons que l'embarras du choix. La pile galvanique, appliquée à des animaux et même à des hommes récemment mis à mort, a donné des résultats tellement décisifs que le doute n'est plus permis. L'expérience la plus complète et qui prouve le mieux, à mon avis, l'identité absolue qui existe entre l'agent des contractions musculaires pendant la vie, et le fluide électrique, est due au professeur Ure, qui l'exécuta sur le corps d'un pendu. Voici en quels termes il rapporte cette expérience remarquable.

« Le sujet qui servit à cette expérience était un
« homme de moyenne taille, âgé d'environ trente
« ans, de formes athlétiques et très-fortement mus-
« clé. Il était suspendu à la potence depuis environ
« une heure, et n'avait pas fait d'efforts convulsifs
« après qu'il fut mort; tandis qu'un chef, exécuté
« avec lui, fut violemment agité pendant un temps
« considérable. Ce cadavre fut apporté à l'amphi-
« théâtre d'anatomie de notre université, environ
« dix minutes après qu'il eut été décroché. Son vi-
« sage avait un aspect parfaitement naturel, n'étant
« ni livide, ni tuméfié, et son cou ne présentait
« aucune trace de dislocation.

« Le docteur Jeffray, le professeur distingué d'a-
« natomie, m'ayant invité le jour précédent à faire
« des expériences galvaniques, j'envoyai le soir,

« dans cette vue à son amphithéâtre ma plus pe-
« tite batterie voltaïque, consistant dans deux cent
« soixante-dix paires de plaques de quatre pouces,
« avec des fils de communication et des baguettes
« métalliques pointues, avec manches isolans, pour
« la plus commode application du pouvoir élec-
« trique. Environ cinq minutes avant que les offi-
« ciers de police eussent apporté le corps, la bat-
« terie fut chargée avec de l'acide nitro-sulfurique
« étendu, qui devint promptement en état d'action
« intense. Les dissections furent habilement exé-
« cutées par M. Marshall, sous la surveillance du
« professeur.

« *Première expérience*. On fit une large incision
« dans la nuque du cou, fermée au dessous de l'*oc-
« ciput*. La moitié postérieure de la *vertèbre atlas*
« fut alors enlevée avec des forceps d'os, de ma-
« nière à mettre à découvert et rendre visible la
« moelle épinière. Il coula en grande abondance
« de la plaie du sang liquide inondant le plancher.
« Il fut pratiqué en même temps une très grande in-
« cision dans la hanche gauche, à travers le grand
« muscle fessier, de manière à mettre en vue le
« nerf sciatique, et l'on fit une petite entaille dans
« le talon. Il ne sortit de sang ni de l'une ni de l'au-
« tre. La baguette pointue, mise en communication
« avec l'une des extrémités de la batterie, fut alors
« placée en contact avec la moelle épinière, tandis
« que l'autre baguette fut appliquée au nerf scia-
« tique. Chaque muscle du corps fut aussitôt agité
« avec mouvemens convulsifs, ressemblant à un
« violent tremblement causé par le froid. Le côté

« gauche était le plus puissamment mis en convul-
« sion à chaque renouvellement du contact élec-
« trique. En faisant mouvoir la seconde baguette
« de la hanche au talon, le genou ayant été préa-
« lablement plié, la jambe se tendit avec une telle
« violence, qu'elle faillit renverser un des assistans
« qui essayait en vain d'empêcher cet effet.

« *Deuxième expérience*. Le nerf phrénique gau-
« che fut alors mis à nu au bord extérieur du muscle
« *sternohyoïdien*, à trois ou quatre pouces de la
« clavicule, l'incision cutanée ayant été faite par le
« côté du sternocléido-mastoïdien. Puisque le nerf
« phrénique est distribué au diaphragme, et puis-
« qu'il communique avec le cœur à travers la hui-
« tième paire, on s'attendait, en transmettant le
« pouvoir galvanique le long de ce nerf, à ce que
« le procédé de la respiration fût renouvelé. En
« conséquence, après avoir fait une petite incision
« au dessous du cartilage de la septième côte, l'une
« des pointes de la baguette isolante fut mise en con-
« tact avec le grand muscle du diaphragme, l'autre
« pointe de la baguette étant appliquée au nerf phré-
« nique dans le cou. Ce muscle, le principal agent
« de la respiration, se contracta aussitôt, mais avec
« moins de force qu'on n'avait eu lieu de s'y attendre.
« Ayant reconnu, par une ample expérience sur le
« corps vivant, que les effets produits dans l'excita-
« tion galvanique sont plus puissans en laissant les
« baguettes de communication extrême en contact
« fermé avec les parties sur lesquelles on opère,
« tandis que la chaîne ou circuit électrique est
« rendu complet, en faisant courir l'extrémité des

« fils, du sommet des plaques dans la dernière cuve
« de l'un ou de l'autre pôle, tandis que l'autre fil
« reste constamment plongé dans la dernière cel-
« lule du pôle opposé; j'eus immédiatement recours
« à cette méthode. Le succès en fut véritablement
« surprenant. Le travail d'une respiration complète
« commença à l'instant. La poitrine s'élevait et s'a-
« baissait, le ventre se gonflait et s'affaissait,
« comme le diaphragme se détendait et se retirait.
« Cet effet continua d'avoir lieu sans interruption,
« pendant tout aussi long-temps que je produisis
« les décharges électriques.

« Au jugement de beaucoup de personnes té-
« moins de cette scène, cette expérience de respi-
« ration était peut-être l'expérience la plus frap-
« pante de toutes celles qui eussent jamais été faites
« avec un appareil physique. Il faut se rappeler
« aussi que, pendant une bonne demi-heure avant
« cette opération, le corps avait été dépouillé du
« sang en le pressant bien pour l'en faire sortir, et
« que la moelle épinière avait été fortement lacé-
« rée. Cependant on ne pouvait sentir aucune pul-
« sation au cœur ou au poignet; mais on peut sup-
« poser que cela résultait de l'évacuation du sang,
« le stimulant essentiel de cet organe. Ce phéno-
« mène pourrait aussi avoir eu lieu.

« *Troisième expérience.* Le nerf orbitaire supé-
« rieur fut mis à découvert dans le front, tel qu'il
« sort à travers le *trou* sourcillier dans le sourcil.
« On appliqua à ce nerf l'une des baguettes servant
« de conducteur, et l'autre au talon. Il se mani-
« festa des grimaces des plus extrordinaires, chaque

« fois qu'il se fit des décharges électriques, en fai-
« sant courir le fil dans ma main, le long des bords
« de la dernière cuve de la deux cent vingtième à
« la deux cent soixante-dixième paire de plaques.
« C'est ainsi qu'il fut donné, dans deux secondes,
« cinquante commotions, chacune plus forte que
« la précédente. Chaque muscle fut spontanément
« mis en une action terrible ; la rage, l'effroi, le dés-
« espoir, l'angoisse, le sourire horrible, tout cela
« se manifestait à la fois avec une hideuse expres-
« sion sur la face du cadavre ; à ce moment plu-
« sieurs des spectateurs se trouvèrent, par terreur
« et indisposition, forcés de quitter l'appartement
« et l'un d'eux tomba en défaillance.

Quatrième expérience. « Dans la dernière expé-
« rience galvanique, le pouvoir électrique fut trans-
« mis de la moelle épinière au nerf cubital, dans
« son passage par le condyle intérieur du coude ;
« les doigts se mirent alors en mouvement avec la
« vivacité et l'agilité de ceux d'un joueur de violon.
« Un assistant ayant essayé de fermer le poing, il
« trouva que la main s'ouvrait forcément, malgré
« tous ses efforts. Lorsqu'une baguette fut appli-
« quée à une légère incison faite au bout de l'index,
« le poing étant préalablement fermé, ce doigt s'é-
« tendit à l'instant ; et d'après l'agitation convulsive
« du bras, il semblait désigner les différens specta-
« teurs, dont quelques uns s'imaginèrent que le ca-
« davre était rendu à la vie. Il fut employé environ
« une heure à ces opérations. »

Nous avons vu, dans l'expérience d'Aldini, le fluide
d'origine animale exciter des contractions vives et

répétées dans les muscles d'une grenouille; nous voyons dans l'expérience d'Ure un phénomène analogue, mais plus imposant, produit par l'électricité d'une forte pile, et nous pourrions citer vingt expériences analogues à cette dernière. Serait-ce donc trop hasarder une conclusion en décidant que les deux fluides, quoique d'origine différente, sont les mêmes, puisqu'ils produisent les mêmes effets? Mais jusqu'à présent nous n'avons examiné l'action du fluide galvanique que sur les contractions musculaires: nous allons le voir entretenir des fonctions importantes dans les animaux encore vivans.

Philip Wilson, après avoir fait manger du persil à des lapins, leur coupa la portion vague de la huitième paire; au même instant la respiration devint difficile, la digestion s'arrêta, et les animaux sujets de ces expériences périrent suffoqués quelques heures après. A l'ouverture, on reconnut que le persil n'avait subi aucune altération ; mais après avoir traité d'autres lapins de la même manière, Wilson fit agir sur eux le courant d'une petite pile galvanique, de façon que l'un des pôles communiquait avec la portion des nerfs coupés, et l'autre avec la région épigastrique armée d'une plaque de métal. La gêne de l'animal parut cesser sur-le-champ, la respiration devint libre, la digestion se rétablit et se termina d'une manière complète. Après avoir ainsi maintenu pendant trente-six heures l'action de la pile, les lapins furent mis à mort. On trouva que le persil était entièrement digéré, et que l'estomac émettait l'odeur particulière au produit de la digestion du lapin. Ces expériences

furent répétées sur des chiens avec le même succès,
et Wilson en conclut « *qu'elles établissent l'identite
« entre l'électricite galvanique et l'influence ner-
« veuse.* » Clarke Abel, de Brighton, confirma ces
expériences.

Pour prouver davantage encore l'identité du
fluide électrique et de la cause de l'action nerveuse,
nous ajouterons à ces faits les commotions que
certaines personnes éprouvent, surtout les goutteux, aux approches du sommeil, commotions qui
paraissent être d'une nature électrique, l'accumulation si considérable de l'électricité dans les tor-
pilles, le gymnote de Surinam, le tétraodon et le
silure électrique. L'électricité de ces poissons manifeste sa présence, non seulement en faisant
éprouver aux animaux de violentes commotions,
mais aussi en se montrant sous forme d'étincelles,
comme le prouvent des expériences toutes récentes :
il y a plus, elle paraît être dissimulée dans leur appareil électrique, comme dans la bouteille de Leyde,
d'après les derniers travaux de M. Matteucci.

S'il est des personnes que des raisons si nombreuses et si concluantes n'ont point encore per-
suadées, avant d'aller plus loin et de tenter sur leur
conviction un dernier effort, je ferai une réflexion
qui m'est pénible, mais enfin que je dois faire dans
l'intérêt de la vérité ; c'est qu'en médecine on n'a
pas toujours été si difficile, et qu'il est une foule
de croyances qui ont été admises tour à tour dans
la science, sans être appuyées de preuves aussi incontestables. La théorie de Galvani n'est point entièrement vraie, je l'avoue ; mais il était facile d'en

écarter ce qu'elle a de faux et d'admettre le reste. Je le demande aux esprits non prévenus, la sensibilité et l'irritabilité de Haller, qui depuis ce savant ont été présentées et modifiées de tant de façons, avaient-elles, pour être reçues, des raisons aussi palpables et aussi concluantes que celles que je viens de citer? N'est-il pas déplorable que la découverte de Galvani, faite depuis un demi-siècle et appuyée par les travaux de tant de savans, n'ait pas encore profité à l'art de guérir et, par conséquent, à l'humanité? En médecine, qu'une erreur, qu'une théorie nouvelle, quelque fausse qu'elle soit, tombe d'une chaire ordinairement bien environnée, ou surgisse d'un fauteuil académique en renom, elle est tout de suite vantée et bien accueillie ; mais qu'une grande vérité arrive de quelque part ou par quelque voie que ce soit on la reçoit froidement, avec pruderie, on craint de se compromettre en l'accueillant, on ne saurait trop vérifier les preuves qui l'accompagnent, on ne les trouve jamais assez convaincantes. Il a fallu certes bien moins d'efforts pour faire admettre dans la science la crudité et la coction des humeurs, les glaires et la bile répandus dans le sang, la théorie des virus et des diathèses, l'âcreté des humeurs, la sthénie de Brown et son asthénie, etc., que pour y admettre la circulation du sang, reconnaître l'efficacité du quinquina, de l'inoculation et de la vaccine. Il n'y a pas longtemps encore qu'avant les efforts de M. Broussais, on regardait presque la fièvre comme un être particulier s'emparant d'un individu, jetant le

désordre , l'abattement et la douleur au sein de
son organisation, y soufflant le froid et le chaud,
agitant son cœur, à peu près comme on agite une
sonnette en en tirant le cordon! Et l'électricité
qui remplit l'univers, qui préside à tous les actes
de composition et de décomposition dans la nature, on ne veut pas la voir se dégager dans les
corps vivans , on ferme les yeux pour ne pas s'a-
percevoir que c'est à elle que sont dus tous les
phénomènes dont nous sommes frappés; on aime
mieux les attribuer à des forces imaginaires qui
n'ont point d'analogues dans la nature, à la force
tonique , à l'irritabilité, à la force d'assimilation,
à la force de situation fixe. Cela fait pitié!.....

CHAPITRE XIV.

Origine de l'électricité dans les animaux.

Si, malgré tout ce que nous avons dit, il restait encore des doutes sur l'existence du fluide électrique dans l'économie animale et sur les fonctions qu'il est appelé à y remplir, j'espère qu'on sera convaincu de sa présence et de l'influence qu'il exerce en le voyant se former au sein du solide vivant et s'y distribuer selon les besoins de l'existence. Mais avant de rechercher le lieu de son origine, faisons remarquer qu'il ne peut être dans le cerveau, comme l'avait pensé Galvani; car premièrement cet organe, dans aucune de ses parties, ne réunit les conditions nécessaires pour produire plus qu'un autre du fluide électrique; et, en second lieu, s'il était l'organe sécréteur du fluide nerveux, du fluide qui excite les contractions musculaires, du fluide qui engourdit la main de l'élève de Cotugno, du fluide que Wilson et tant d'autres expérimentateurs remplacèrent par le fluide d'une pile, il faudrait que les nerfs, à leur origine cérébro-spinale, fussent plus volumineux que dans toute autre partie de leur étendue, et c'est le contraire qui a lieu; il faudrait qu'ils fussent comme les vaisseaux partant du cœur, qui sont gros à leur naissance et diminuent en se ramifiant.

Où donc alors se forme ce fluide qui parcourt les nerfs et qui a une si grande analogie avec le fluide électrique qu'il peut être remplacé par lui ? Quel est l'organe chargé de le sécréter ? Eh ! comment peut-on se poser une telle question aujourd'hui, au point où en sont arrivées les sciences physiques ! Le fluide électrique se forme par tout le corps ; il n'est pas un tissu, pas une fibre, pas une molécule organique qui puisse vivre et exécuter les actes nécessaires à sa nutrition, sans dégager des quantités considérables de ce fluide. En absorbant les élémens qui lui sont indispensables, en repoussant ceux que la vie a usés et qui ne peuvent plus lui servir, chaque molécule doit dégager de l'électricité en quantité plus ou moins grande. Ce fait n'est pas seulement possible, il n'est pas seulement probable, il ne peut pas ne pas être, il est d'une nécessité absolue, d'une nécessité de tous les instans ; c'est la loi de la nature tout entière ! Point de modification dans les corps et surtout point de composition ni de décomposition sans dégagement d'électricité. Une fois produite, cette électricité s'écoule nécessairement par les nerfs, et se rend en partie au cerveau, où elle peut s'accumuler, et, en partie, dans d'autres organes, où elle est appelée par une électricité contraire, comme nous le verrons plus tard.

Je dis que le fluide électrique, une fois formé, s'écoule nécessairement par les nerfs. Remarquons bien que cette marche est forcée; car chaque fibre, chaque grain, chaque portion d'organe où la nutrition produit ce dégagement d'électricité, est enveloppé d'une gaîne de tissu cellulaire; or, qu'est-ce que le tissu cellulaire? Est-ce un organe propre seulement à envelopper les autres, à les attacher, à les lier ensemble, à combler les vides qu'ils laissent entre eux? Non, bien certainement non! Le tissu cellulaire est l'organe sécréteur de la graisse; ses lames sont toujours enduites d'une matière grasse plus ou moins abondante; elles sont, par conséquent, des corps isolans; elles empêchent le fluide électrique, dégagé dans les organes des animaux, d'obéir à la répulsion qui lui est propre, et de s'éloigner du point de son origine, sans suivre les cordons nerveux qui y aboutissent et qui sont, eux, toujours des corps éminemment conducteurs.

S'il y avait besoin d'expériences pour prouver un fait qui découle de la nature même du tissu cellulaire, et surtout des propriétés de la matière grasse dont ses lames sont enduites, je citerais celles de Moscati. Ce savant ayant fait périr des grenouilles dans le vide, remarqua que l'électricité n'excitait plus en elles que de petits mouvemens, rapides à la vérité, mais difficiles; il a vu que cette diminution de l'action électrique tenait à une extravasation du sang dans la membrane cellulaire qui unit les fibres des muscles; car ces derniers étaient d'un rouge bien plus vif qu'à l'ordinaire; il en conclut avec raison que le sang, par sa propriété conductrice, dispersait une partie de l'électricité qui arrivait par les nerfs. Pour prouver son opinion, il plongea dans le vide des grenouilles tuées et préparées d'avance; le sang ne pouvait plus alors rompre ses vaisseaux pour se répandre dans le tissu musculaire, aussi ce tissu conserva-t-il sa couleur, et l'électricité produisit sur les grenouilles ainsi préparées l'effet qu'elle produit d'habitude.

Cependant les qualités isolantes du tissu cellulaire ne sont point faciles à constater d'une manière directe. Ce tissu est traversé en tous sens par une innombrable quantité de vaisseaux capillaires et de ramifications nerveuses, qui sont de très bons conducteurs du fluide électrique, quoique leur ténuité soit assez grande pour les soustraire à nos regards, aidés même des instrumens d'optique les plus puissans. Or, on conçoit qu'il est impossible de disséquer une portion du tissu cellulaire sans couper dans tous les sens une foule de ces nerfs et de ces vaisseaux; le tissu cellulaire ainsi préparé sera par conséquent très conducteur; mais les organes celluleux entiers, qui ne présentent aucune section dans les points où on les éprouve, sont tout-à-fait isolans. Voici du reste les expériences que j'ai faites pour prouver l'existence de cette propriété si remarquable et si importante, et pour constater une loi encore ignorée de l'économie animale.

Sur le plateau supérieur d'un condensateur de Volta, monté sur électroscope à feuilles d'or, j'ai placé un morceau du tissu cellulaire qui sépare les muscles de la peau; ce tissu avait été enlevé par le moyen du scalpel; une foule de nerfs et de vaisseaux imperceptibles étaient par conséquent divi-

sés et mis à nu, aussi cette lame fut-elle traversée
avec la facilité la plus grande par un faible courant.
En tenant d'une main un petit disque de zinc, dont
je touchais le plateau inférieur du condensateur,
et en appuyant un doigt de l'autre main sur la
lame cellulaire, quoiqu'elle fût très épaisse, j'obtins un écartement considérable des feuilles de l'é-
lectroscope, après la séparation des plateaux. Si au
lieu de toucher le tissu cellulaire avec mon doigt,
je le touchais avec une pointe mousse, je trouvais
un petit nombre de points qui n'étaient pas conducteurs; ces points étaient probablement le fond
de quelques cellules où il n'y avait point de nerfs
et de vaisseaux mis à nu.

Je pris ensuite un morceau de tissu cellulaire
très graisseux ; il appartenait à une de ces masses
de suif qui enveloppent les reins. Quoique la
graisse soit complétement isolante, en touchant avec
mon doigt ce tissu graisseux, d'un pouce d'épaisseur, l'électricité passa, à travers lui, avec la facilité
la plus grande, parce que j'atteignais les sections des
lames cellulaires, et par conséquent les extrémités
coupées d'une foule de nerfs et de vaisseaux. Mais
si, écartant avec soin les portions mamelonnées de la
masse graisseuse, qui sont séparées par des fissures
plus ou moins profondes, j'essayais les endroits où
il me semblait qu'il n'y avait point de lames rom-
pues, je trouvais alors une grande quantité de points
parfaitement isolans, non seulement en les essayant
avec une pointe mousse, mais aussi en les touchant
avec le bout de mon doigt tout entier. Si, dans les
portions isolantes, je piquais plus ou moins pro-

fondément avec une pointe, même très déliée, à la séparation des plateaux de mon instrument, j'obtenais immédiatement un écartement dans les feuilles d'or. Ces expériences prouvent que les lames du tissu cellulaire arrêtent complétement l'électricité quand elles sont bien entières, mais qu'elles la laissent passer par leurs tranches quand elles sont divisées ou piquées, parce qu'alors il y a toujours des nerfs et des vaisseaux mis à nu; en effet, une aiguille, si fine qu'elle soit, ne saurait traverser nos chairs sans produire de la douleur et sans amener un peu de sang.

Si, au lieu de disséquer du tissu cellulaire pour le soumettre à ces expériences, on prend des membranes cellulaires dans leur intégrité, alors, quelque minces qu'elles soient, on les trouve complétement isolantes. J'ai essayé des portions de mésentère et d'épiploon d'un jeune lapin qui venait d'être tué tout récemment; ces organes membraneux isolaient entièrement le fluide électrique; mais il fallait qu'ils ne fussent pas souillés de sang: car ce liquide est un excellent conducteur. Le fluide électrique ne traversait pas non plus l'épaisseur d'une anse intestinale, ni les parois du ventre, ni les organes où se trouvaient du tissu cellulaire dans son intégrité. Ces expériences, jointes à celles de Moscati, prouvent que ce tissu, même privé de graisse, est un corps isolant; mais quand ses lames sont séparées les unes des autres par des dépôts de matière grasse qui le distendent, alors l'isolement est plus parfait, et même l'électricité par influence est arrêtée.

Un fait qui démontre aussi jusqu'à l'évidence la justesse de mon opinion , c'est la puissance extraordinaire que l'on remarque dans les muscles des cétacés et des poissons. Dans ces animaux, le tissu cellulaire est imprégné d'une graisse abondante qui en imbibe toutes les parties; il produit par conséquent un isolement plus parfait, et le fluide électrique qui arrive aux muscles étant utilisé complétement, imprime à ces organes contractiles une force qu'on ne retrouve dans aucune autre classe d'animaux. En étudiant plus en grand l'organisation animale, nous verrons non seulement que les phénomènes précédemment décrits existent, mais nous prouverons qu'ils sont une condition nécessaire de cette organisation , et qu'il est de toute impossibilité qu'ils n'aient pas lieu.

Jusqu'à présent on avait bien soupçonné l'existence de l'électricité dans les animaux, on était même parvenu à en démontrer la présence; mais on était loin d'avoir remarqué la marche qui lui est nécessairement imprimée par la disposition des parties organiques, par la qualité isolante du tissu cellulaire et par le pouvoir éminemment conducteur des nerfs. Cette électricité, d'ailleurs, on n'en soupçonnait même pas l'origine; on avait entrevu sa présence, surtout dans les organes sécréteurs, mais on ne se doutait pas qu'elle est là à sa source principale; on croyait généralement qu'elle se développe dans le cerveau, d'où elle se répand partout en divergeant; on ne se doutait pas que l'opposé a lieu, qu'elle se forme au contraire partout , et qu'elle arrive vers le cerveau en convergeant.

13.

D'ailleurs cette existence de l'électricité dans le corps, malgré les mille preuves qui la décèlent, n'est pas admise par la plupart des médecins ; ils aiment mieux rester dans le vague, disserter sur le fluide nerveux, sur la sensibilité et l'irritabilité de Haller, choses purement hypothétiques, que de reconnaître un fait qu'on ne peut nier qu'en fermant volontairement les yeux pour ne pas le voir. Cet aveuglement tient à la manière peu philosophique d'enseigner, dans nos écoles, aux étudians en médecine, la physique et la chimie : aussi ces deux sciences sont-elles ignorées presque complétement par la plupart des médecins de notre époque ; elles devraient cependant être la base de toutes leurs connaissances et le fondement de leur art.

Remarquons maintenant la disposition générale du fluide électrique dans le corps des animaux. Nous avons vu déjà qu'il y a deux ordres de sécrétions, les unes acides et les autres alcalines, tirant, toutes les deux, leur principe du sang ; or, pour que des alcalis et des acides puissent se séparer d'un liquide salin, il faut que d'un côté il y ait de l'électricité négative, et de l'autre de l'électricité positive, mises à l'état de liberté ; mais, comme les organes acides et alcalins sont séparés les uns des autres par des couches plus ou moins puissantes de tissu cellulaire, les deux fluides ne peuvent se confondre au moment de leur dégagement, ils sont obligés de s'écouler le long des nerfs. Si ces deux fluides se rencontrent et se combinent ensemble, ce ne peut être que dans une partie quelconque du système nerveux, ou bien dans quelques organes

composés de corps conducteurs, dans lesquels ils
sont amenés par les ramifications des nerfs.

Remarquons bien en outre que le sang contenant,
au milieu de ses sels, un excès d'alcali, tous les tissus qu'il imbibe doivent avoir une tendance à l'alcalinité, qu'il fallait par conséquent un isolement
plus parfait pour les organes sécrétant des acides que pour les organes sécrétant des alcalis;
puisque l'électricité qui se dégage de chacune des
parties de ces derniers organes, étant de même nature, loin de s'attirer, au contraire se repousse. La
tendance alcaline étant la tendance générale des
tissus animaux, les organes acides avaient seuls besoin d'un isolement complet: aussi trouvons-nous
les premiers séparés des autres par des couches
puissantes de tissu cellulaire rempli d'une quantité
considérable de graisse. Nous voyons que la peau,
organe acide, est séparée des masses musculaires,
qui sont au dessus d'elle, par le panicule adipeux;
et nous savons d'ailleurs que dans la composition
propre de la membrane cutanée il entre beaucoup
de matière grasse. Les glandes mammaires sont
noyées dans des pelotons graisseux. Quel est l'anatomiste qui n'a pas cent fois réfléchi aux fonctions
de ces masses de suif qui enveloppent les reins?
pourquoi l'estomac et les intestins sont-ils recou-
verts par des épiploons graisseux, et ces derniers
soutenus par un mésentère graisseux, si ce n'est
dans un but d'isolement? N'est-ce pas aussi pour
cela que les cordons nerveux sont entourés d'une
gaîne cellulaire? Le tissu de cette gaîne n'est-il pas
destiné à isoler le fluide électrique dans le nerf

qu'il environne, et à l'empêcher de se répandre dans les parties adjacentes?

Le premier qui soupçonna l'existence simultanée des deux électricités dans le corps humain, et qui entrevit qu'elles pouvaient y être produites à peu près comme elles le sont, dans une pile de Volta, fut peut-être le premier homme de notre époque. Dans la séance de l'Institut où le célèbre professeur de Pavie montrait, pour la première fois, les effets de son admirable instrument, le premier consul Bonaparte se tourna vers Corvisart son médecin, et lui dit avec un mouvement d'enthousiasme : « Docteur, voilà l'image de la vie; « la colonne vertébrale est la pile, le foie le « pôle négatif, la véssie le pôle positif. » C'était évidemment là une erreur ; mais c'était une erreur comme les génies seuls peuvent en commettre.

Parmi les savans, Benoît Maujon est le premier qui essaya d'expliquer les sécrétions par l'influence de l'électricité. Adoptant l'opinion de Galvani, il pensa que l'électricité, qui se rend des nerfs aux muscles, influe aussi sur les organes sécréteurs et détermine leur action ; mais il n'avait que des idées vagues sur le mouvement de l'électricité dans ces organes. Wollaston, en 1809, guidé par les travaux qui firent obtenir à Davy le grand prix d'électricité fondé par Napoléon, supposa également que les sécrétions étaient dues à une influence électrique. Ce savant pensait que la même puissance qui produit et accumule l'électricité dans la torpille, pouvait la produire aussi en moindre quantité dans les autres animaux. C'est à ce fluide qu'il attribue l'action nerveuse; c'est par lui qu'il explique la rapidité des sensations; modifiant l'idée de Napoléon, il croit que la nature acide de la sécrétion des reins indique, dans ces organes, la présence de l'électricité positive, et que la réaction alcaline de la bile prouve que le foie est doué d'électricité négative; mais Wollaston est tout-à-fait dans l'erreur à cet égard; c'est justement le contraire de ce qu'il a annoncé qui arrive, comme je le prouverai tout à l'heure.

Orioli, un des savans les plus recommandables de l'Italie, pense que tout organe est un appareil électrique sans cesse en action; que la vie résulte de l'ensemble de ces appareils combinés de manière à se faire équilibre les unes les autres; il croit, comme Wollaston, que les sécrétions acides sont produites par l'électricité positive et les autres par l'électricité contraire; il pense que, dans les maladies, on peut modifier avec avantage l'électricité des organes par des moyens analogues à celui qu'Umphrey Davy a indiqué pour empêcher l'eau de mer de corroder le doublage en cuivre des vaisseaux. L'ouvrage d'Orioli est rempli de vues, qui, sans être toujours applicables, sont du moins excessivement ingénieuses. Crawfort ayant remarqué que le cancer fournit une sécrétion alcaline, Orioli conseilla d'en couvrir la surface ulcérée par une armature métallique, qu'on électriserait au moyen d'une pile de Volta, de manière à donner à l'organe malade une électricité contraire à celle qui produit sa sécrétion morbide; certes, cette médication, d'un genre tout-à-fait nouveau, et qui pourrait être appliquée à bien d'autres maladies, est digne de toute l'attention des chirurgiens; elle vaut bien la peine qu'on tente des essais, afin de voir quels avantages on pourrait en obtenir. Si, par un appareil voltaïque simple et convenablement disposé, on pouvait guérir un cancer extérieur, rien n'empêcherait qu'au moyen d'une sonde on appliquât la même médication à des cancers internes, tels que ceux de la vessie et de l'utérus.

C'est aussi Orioli qui a proposé de détruire les calculs vésicaux au moyen d'une sonde métallique enduite partout d'un vernis isolant, excepté à ses extrémités. Après avoir introduit cette sonde dans la vessie, il conseillait de la mettre en communication avec un des pôles d'une pile voltaïque, tandis qu'on en mettrait l'autre pôle en contact avec les lombes. Plus tard MM. Dumas et Prévost ont essayé sur des chiens l'idée d'Orioli, mais avec des modifications avantageuses. On doit aussi à M. Masuyer, professeur à la faculté de médecine de Strasbourg, un travail sur l'influence de l'électricité dans l'économie animale, travail qui doit être intéressant, mais que je ne connais pas, dont j'ignore même les conclusions.

M. Donné, en 1834, a présenté à l'Académie des sciences un mémoire intitulé *Recherches sur quelques unes des propriétés chimiques des sécrétions, et sur les courans électriques qui existent dans les corps organisés.* Voici une partie du résumé de son travail :

« L'enveloppe extérieure du corps, la peau, sé-
« crète par toute sa surface une humeur acide. Ce-

« pendant la sueur, au lieu d'être, comme disent
« les traités de physiologie, plus acide sous les ais-
« selles et autour des parties génitales, est au con-
« traire alcaline en ces points, ainsi qu'aux doigts
« des pieds.

« Le tube digestif, depuis la bouche jusqu'à l'a-
« nus, sécrète un mucus alcalin, si ce n'est dans
« l'estomac, où le suc gastrique est fortement
« acide. Ainsi la salive et le mucus de l'œsophage,
« jusqu'au cardia, sont alcalins dans l'état normal,
« et ne deviennent acides que par suite de certains
« états morbides. Depuis le pylore jusqu'à la fin du
« canal intestinal, le mucus fourni par la mem-
« brane muqueuse elle-même est alcalin.

« Les membranes séreuses et les membranes sy-
« noviales sécrètent toutes une liqueur alcaline
« dans l'état normal; cette sécrétion devient quel-
« quefois acide dans certaines maladies.

« La membrane acide externe et la membrane al-
« caline interne du corps humain représentent les
« deux pôles d'une pile dont les effets électriques sont
« appréciables au galvanomètre. Ainsi, en mettant
« l'un des conducteurs de cet instrument en con-
« tact avec la membrane muqueuse de la bouche,
« et l'autre en contact avec la peau, l'aiguille ma-
« gnétique se divise en quinze, vingt et même trente
« degrés, suivant la sensibilité du galvanomètre, et
« sa direction indique que la membrane muqueuse
« (alcaline) prend l'électricité négative, et la mem-
» brane cutanée (acide) l'électricité positive.

« Indépendamment de ces deux grandes surfaces
« offrant des états chimiques opposés, il existe

« dans l'économie d'autres organes que l'on peut
« appeler, les uns acides, les autres alcalins, et qui
« donnent lieu au même résultat. Entre l'estomac,
« par exemple, et le foie de tous les animaux, on
« trouve des courans électriques extrêmement éner-
« giques.

« Les humeurs acides de l'économie peuvent de-
« venir alcalines, et les humeurs alcalines devenir
« acides dans les maladies.

« L'acidité est ordinairement le résultat de l'in-
« flammation proprement dite, et cet effet peut se
« produire par sympathie dans un organe éloigné
« du point enflammé. Ainsi la salive devient très
« acide dans l'inflammation de l'estomac ou dans
« la gastrite.

« L'acide qui se développe dans le travail inflam-
« matoire paraît être le plus souvent de l'acide hy-
« drochlorique. C'est la présence de cet acide qui
« détermine la coagulation de la partie albumineuse
« de la lymphe ou de la sérosité qui abonde dans
« les points enflammés; et c'est à cette coagulation
« que sont dues les fausses membranes dans les ca-
« vités séreuses, les taches albuginées de l'œil, la
« lymphe coagulable des plaies, les épaississemens
« de certains organes, et plusieurs autres produits
« morbides résultant d'une inflammation, dans les-
« quels on ne rencontre à l'analyse que l'albumine
« plus ou moins concrétée.

« Le pus lui-même, ce dernier résultat du travail
« inflammatoire, est produit par l'action de l'acide
« sur la lymphe albumineuse; c'est une espèce de
« combinaison d'acide et d'albumine. Si l'on ne

« trouve pas toujours de l'acide libre dans les li-
« quides épanchés à la surface des organes enflam-
« més, si le pus ne rougit pas toujours le papier bleu
« de tournesol, c'est que la plupart des humeurs
« de l'économie étant fortement alcalines, conte-
« nant de la potasse et de la soude en assez grande
« quantité, les propriétés de l'acide sont masquées
« par ces alcalis, jusqu'à ce que ceux-ci soient en-
« tièrement neutralisés.

« Les changemens dans la nature chimique des
« sécrétions réagissent sur les différens systèmes
« de l'économie, en déterminent des modifications
« dans les courans électriques qui existent entre les
« divers organes de l'économie. »

Voilà quels sont les efforts qui ont été faits, non
seulement pour constater la présence de l'électricité dans le corps des animaux, mais aussi pour
déterminer lequel des deux fluides électriques est
propre à chaque organe ; nous allons reprendre
cette question, et l'examiner en détail dans les
chapitres suivans ; elle est de la plus haute importance pour la physiologie et pour la thérapeutique
en général ; elle l'est surtout pour l'histoire de la
goutte, maladie dans laquelle les forces électriques jouent le plus grand rôle. Cependant, avant
de terminer ce chapitre, nous devons faire remarquer que la nature de l'électricité des animaux ne
peut être bien connue que dans les organes sécréteurs, parce que là il y a un produit qu'il est facile
de recueillir et d'examiner, et dont la composition
chimique peut nous éclairer; néanmoins les organes
qui ne sont pas chargés spécialement d'une sécré-

tion ont aussi nécessairement leur électricité particulière; il doit se dégager toujours du fluide électrique dans les mouvemens de composition et de décomposition que la nutrition nécessite, et il n'existe aucun organe dans lequel ces mouvemens ne s'exécutent avec une rapidité plus ou moins grande. On a cherché long-temps quelle est la cause de la circulation dans les vaisseaux capillaires et dans les veines; l'électricité libre de chaque organe est sans doute cette cause si long-temps ignorée. On sait en effet quelle influence étonnante a le fluide électrique sur l'écoulement des liquides dans les tubes de petite dimension; mais je ne donne cette opinion que comme une hypothèse, qui a d'ailleurs peu de rapport avec la théorie de la goutte.

CHAPITRE XV.

De la nature du fluide électrique dans les différens organes.

Dans le chapitre précédent, nous avons examiné l'opinion de différens auteurs sur la nature du fluide électrique qui préside aux deux grandes classes de sécrétions. Nous devons faire remarquer qu'ils ont tous une pensée commune, mise en avant d'abord par Wollaston, et sur laquelle nous nous sommes déjà prononcé. Ces auteurs attribuent les sécrétions acides à l'état positif des organes sécréteurs et les sécrétions alcalines à leur état négatif; ils se sont fondés sur ce que, dans la décomposition des dissolutions salines par la pile, les acides se rendent au pôle positif et les alcalis au pôle négatif; mais on ne peut invoquer cette analogie; car, si la puissance électromotrice de la pile attire, par exemple, l'oxigène et les acides vers le pôle positif, elle les y retient puissamment tant que des forces particulières ne viennent pas les dégager; si ce pôle, en effet, est armé d'un conducteur capable de se combiner avec l'oxigène et les acides, la combinaison se fait immédiatement; dans le cas contraire, lorsque la combinaison ne peut pas avoir lieu, l'oxigène, à la vérité, se sépare bulle à bulle, du conducteur qui l'avait d'abord attiré; mais ce dégagement est un phénomène dû à la pesanteur; il dépend uniquement de la forme gazeuse de l'oxigène, forme qui lui donne une force ascensionnelle supérieure à la puissance d'attraction du pôle positif; les acides, s'ils ne sont pas dans la même circonstance, restent invariablement autour du pôle où ils ont été attirés. Un phénomène analogue se présente au pôle négatif, où l'hydrogène se dégage aussi par l'influence de sa forme gazeuse, mais où les alcalis restent avec force; ce fait prouve qu'on ne peut admettre l'opinion de Wollaston, quoiqu'elle ait été partagée par tous les savans qui se sont occupés de la même question. Si, en effet, le foie était négatif, et s'il l'était assez pour séparer du sang les élémens de la bile, il les attirerait à lui; la force qui les aurait séparés du sang les retiendrait dans le tissu de l'organe pour les combiner à sa propre substance; à l'analyse on trouverait que le foie est composé d'élémens électro-positifs; il contiendrait des alcalis, des substances hydrogénées et carbonées, en un mot, des principes analogues à ceux de la bile; mais c'est le contraire qui a lieu. Si les reins ou la peau étaient animés par l'électricité positive, ils pourraient séparer du sang des substances acides; mais ces substances y resteraient fixées et ne se dégageraient certainement pas dans le produit des sécrétions.

Si les organes sécréteurs doivent leur puissance à l'action de l'électricité, et je crois que la question est maintenant hors de doute, il faut, de toute nécessité, que les sécréteurs acides soient doués de l'électricité négative et que les sécréteurs alcalins soient, au contraire, animés par l'électricité positive, comme il est aisé de le concevoir. Le sang qui est apporté aux organes pour les besoins de leur existence, pénétrant par les vaisseaux capillaires, imbibe facilement les tissus au travers desquels ces vaisseaux sont creusés; et j'emploie à dessein cette expression, car il m'a semblé, en examinant au microscope la circulation dans les parties transparentes des animaux à sang rouge., que les vaisseaux capillaires du dernier ordre manquent de parois et sont véritablement creusés dans la substance des organes qu'ils arrosent. S'il existe une membrane propre à ces vaisseaux, il faut du moins qu'elle soit excessivement mince, puisque de très forts grossissemens ne peuvent la faire apercevoir; cette disposition anatomique favorise singulièrement l'imbibition du parenchyme des tissus qui se trouvent enfermés dans le lacis des vaisseaux sanguins. Une fois imbibé, si ce parenchyme est doué de l'électricité négative, il attirera vers lui, il se combinera nécessairement avec les élémens positifs du liquide dont il est imbibé; il en fera sa propre substance, et on pourra retrouver ses élémens dans l'analyse chimique; il repoussera, au contraire, les élémens négatifs dont la plus grande partie s'écoulera dans les vaisseaux excréteurs pour former le produit de la sécrétion. Je l'ai dit et je le répète, ce phénomène est indispensable; il faut de toute nécessité qu'il ait lieu, ou bien que les principes de la physique cessent d'exister, et que l'électricité soit régie par de nouvelles lois. Les parties positives qui se combinent aux tissus sont les élémens de la nutrition de l'organe; l'alcali qui s'y trouve s'unit très probablement avec les molécules organiques usées par la vie, se neutralise, est entraîné en partie par l'acte de la sécrétion, et en partie aussi par l'absorption veineuse et lymphatique.

Des phénomènes opposés doivent suivre l'imbibition dans les sécrétions alcalines. C'est ici l'électricité positive qui doit être en jeu; elle attire à elle les élémens négatifs du sang qui vient arroser le tissu; ces élémens servent à la nutrition et à l'entretien de l'organe; les parties positives du liquide nourricier sont en même temps repoussées et constituent la matière de la sécrétion.

Cette doctrine peut jusqu'à présent paraître hypothétique et le fruit plus ou moins heureux de l'imagination; considérée sous ce point de vue, elle en vaudrait déjà bien une foule d'autres qui se sont succédé tour à tour et qui ont brillé plus ou moins long-temps dans les fastes de la science ; elle cadre avec les faits physiologiques et en même temps avec les plus saines notions de la physique et de la chimie. Certes, en médecine, on s'est souvent contenté de beaucoup moins ; mais aux preuves que nous avons données, nous allons en ajouter d'autres qui rendront, je l'espère, cette théorie électro-chimique incontestable. Cependant, avant d'aller plus loin, faisons remarquer que les organes sécréteurs, considérés d'une manière générale, en séparant du sang, les uns des liquides alcalins et les autres des liqueurs acides, sont dans des conditions bien plus favorables pour produire de l'électricité que le cerveau auquel tant de physiologistes ont cependant attribué la puissance de produire ce fluide. Évidemment le cerveau, par les décompositions que sa nutrition opère, doit en dégager comme les autres parties du corps, sans qu'il puisse en dégager davantage; tandis que les organes sécréteurs qui non seulement se nourrissent, mais encore qui altèrent, qui modifient de grandes quantités de sang pour exécuter les fonctions dont ils sont chargés dans l'économie animale, doivent en fournir une bien plus grande quantité.

Pour démontrer d'une manière complète que l'électricité positive des sécréteurs produit des sécrétions alcalines, tandis que leur électricité négative est l'agent des sécrétions acides, il faudrait avoir des analyses exactes et détaillées, non seulement de tous les liquides sécrétés, mais il faudrait connaître aussi la nature intime de tous les tissus sécréteurs; malheureusement la science manque à ce besoin, et nous sommes loin de posséder tous les documens qui nous seraient nécessaires; cependant nous en avons déjà qui jettent quelques lumières sur cet important sujet, et ces lumières suffiront pour éclairer la question obscure qui nous occupe en ce moment. La chimie possède des analyses assez complètes du parenchyme du foie; nous connaissons aussi le sang qui y aborde, la bile qui en découle; nous allons, à l'aide du raisonnement, tâcher de tirer parti de ces connaissances pour en acquérir de nouvelles , et pour faire voir que le phénomène de la sécrétion se passe justement comme nous venons de l'indiquer. Rappelons d'abord les faits.

Parmi les élémens nombreux qui composent le sang , l'albumine joue un grand rôle ; nous savons qu'elle y est unie à de la soude, comme dans le blanc d'œuf et dans toutes les liqueurs animales albumineuses ; dans cette combinaison, l'albumine joue évidemment le rôle d'élément acide ou négatif ; car si on soumet une liqueur albumineuse à l'action d'une pile galvanique, la soude, comme toujours, est transportée vers le pôle négatif, tandis que l'albumine va, comme les acides, se rendre au pôle positif où elle se concrète : or, le foie produit une décomposition semblable ; il agit absolument comme le pôle positif de la pile ; il attire à lui l'albumine unie à un acide ; ces deux substances, l'albumine surtout, deviennent la base de son parenchyme, la matière propre du foie ; les matériaux de la bile sont repoussés dans les canaux biliaires ; et l'on sait , nous l'avons dit avec détail , que cette liqueur contient entre autres principes, de la soude, des bicarbonates, des margarates, des oléates, des colates de soude avec un peu de potasse, ainsi que des matières grasses et résineuses , substances qui sont toutes plus ou moins positives.

Ce fait de physiologie électro-chimique est trop important pour ne pas l'examiner dans tous ses détails, et pour ne pas l'environner de toutes les preuves qui doivent le rendre incontestable. Il est

d'autant plus nécessaire de nous appuyer sur lui
et de l'examiner avec soin, que les organes et les
produits des autres sécrétions n'ont pas été étudiés
comme le foie et la bile. Nous venons d'indiquer
d'une manière succincte l'analyse de cette liqueur ;
pour éclairer tout-à-fait la question, nous n'avons
plus qu'à présenter l'état de la science sur la composition du foie. Le premier travail sur cette matière a été entrepris par Vauquelin, qui nous a
donné l'analyse du foie d'une raie. M. Braconnot,
mon savant compatriote, a fait, avec l'exactitude
qu'on lui connaît, l'analyse du foie de bœuf ; et plus
tard, MM. Fromberz et Gugert ont étudié le foie
de l'homme. Voici, d'après Berzelius, le résumé du
travail de M. Braconnot, que je cite de préférence,
par affection pour son auteur, et parce qu'en
même temps il est plus clair et qu'il sera plus
facilement compris par les médecins qui ne sont
pas très versés dans les sciences chimiques ; malheureusement ils sont en trop grand nombre.

« Braconnot pesa une portion du grand lobe
« d'un foie de bœuf, la réduisit en bouillie dans
« un mortier de marbre, étendit cette bouillie avec
« de l'eau et la passa au travers d'un taffetas serré.
« La plus grande partie de la masse du foie s'étant
« dissoute, elle passa à travers l'étoffe, sur laquelle
« il ne resta que les vaisseaux broyés. Le liquide
« qui avait traversé le taffetas était trouble et un
« peu laiteux ; il se comportait comme une dissolu-
« tion d'albumine et se coagulait fortement par
« l'action de la chaleur. Le caillot était blanc, mais
« peu à peu il devint rougeâtre, à cause d'une

14.

« petite quantité de sang qui s'y trouvait mêlée.
« La liqueur filtrée était jaune.

« Nous examinerons d'abord la nature de ce
« *caillot*. Il fut lavé avec soin, séché, réduit en
« poudre et mis en digestion avec de l'huile de té-
« rébenthine rectifiée ; celle-ci enleva une huile
« grasse qui était la cause de l'apparence laiteuse
« de la liqueur avant la coagulation. La dissolution
« était d'un jaune brun. On retira la plus grande
« partie de l'huile de térébenthine par la distillation
« et on en laissa les dernières portions s'évaporer
« spontanément à une chaleur modérée, dans un
« vaisseau ouvert. Braconnot ne dit pas si l'huile
« de térébenthine fut distillée avec de l'eau, seule
« manière de la dissiper complètement sans décom-
« poser l'huile grasse restante ; dans le cas con-
« traire, on ne peut pas considérer ce résidu comme
« en étant totalement dépouillé.

« La graisse qui resta après la volatilisation
« de l'huile de térébenthine était d'un rouge
« brun et à demi solidifiée. Elle avait l'odeur et
« la saveur particulières aux ragoûts de foie de
« bœuf. Elle ne se mêlait pas le moins du monde
« avec l'eau. L'alcool à 0,833 de pesanteur spécifique
« la dissolvait en toutes proportions, sans qu'il s'en
« séparât la moindre parcelle de stéarine. Elle
« n'était point acide, et par conséquent elle n'avait
« point été saponifiée auparavant ; mais, laissée
« long-temps en digestion avec de la soude caus-
« tique, elle se convertissait en un savon solide et
« brun, sans qu'il s'opérât aucun dégagement d'am-
« moniac.

« Cette graisse contient du phosphore, et, quand
« on la brûle, elle se comporte de même que la
« graisse cérébrale, c'est-à-dire, laisse un charbon
« tellement pénétré d'acide phosphorique vitrifié,
« qu'il devient tout-à-fait impossible de le brûler
« complètement. Traitée par l'acide nitrique, elle
« produisit, en décomposant l'acide, de l'acide
« phosphorique en une substance ayant la consi-
« stance et la ténacité de la cire, qui se dissolvait
« aisément dans les alcalis, même dans l'ammonia-
« que, donnant ainsi des liqueurs brunes, préci-
« pitables par les acides.

« Lorsque Braconnot essaya d'employer l'alcool
« pour extraire la graisse de l'albumine coagulée,
« il se sépara en même temps une matière animale
« qui, après l'évaporation de l'alcool, communi-
« quait à cette dernière la propriété de se mêler
« aisément à l'eau et de produire ainsi une sorte
« d'émulsion, d'où on pouvait la précipiter au
« moyen de l'infusion de noix de galle.

« L'albumine épuisée par l'huile de térébenthine
« donna, après avoir été brûlée, du phosphate calci-
« que contenant du fer et un peu de sulfate calcique.

« D'après cela le caillot pouvait être considéré
« comme composé d'albumine et d'une graisse
« particulière contenant du phosphore.

« La *dissolution* au sein de laquelle le caillot
« s'était formé par l'action de la chaleur, rougissait
« le papier de tournesol. Ayant été soumise à l'éva-
« poration, elle déposa encore quelques flocons
« d'albumine, et laissa enfin une masse extractive
« d'un jaune brun, qui resta molle et ne put être

« obtenue parfaitement sèche. Cette masse ressem-
« blait beaucoup à de l'extrait de viande, mais
« n'avait pas sa saveur salée et piquante. La potasse
« n'en dégageait pas d'ammoniaque, ni l'acide sul-
« furique d'odeur d'acide acétique. Quoique con-
« tenant aussi une petite quantité de la substance
« animale qui se trouve dans l'extrait de viande,
« elle était cependant composée principalement
« d'une autre substance différente de celle-là. Elle
« ne renfermait pas non plus de lactate alcalin,
« puisque l'alcool même bouillant n'en extrayait
« pas la moindre parcelle de ce sel, et en général
« ne dissolvait que très peu de matière qui fût de
« l'extrait de viande ou quelque chose d'analogue.
« L'alcool se troubla en outre par le refroidisse-
« ment, effet dû à une petite quantité de flocons
« qui s'y déposèrent.

« La portion insoluble dans l'alcool ayant été
« dissoute dans l'eau et mêlée avec de l'infusion de
« noix de galle, laissa précipiter une certaine quan-
« tité de matière animale, que Braconnot consi-
« dère comme pouvant être un reste d'albumine.
« On enleva l'excès de tannin qui avait été versé
« dans la liqueur, au moyen de l'oxide stannique
« bien lavé ; le liquide restant contenait une sub-
« stance qui, après avoir été soumise à l'évaporation,
« ressemblait à un extrait végétal et renfermait peu
« de nitrogène. Cette substance ayant été dissoute
« dans l'eau, elle ne tarda pas à devenir acide sans
« se putréfier. Elle serait peut-être comparable
« à la ptyaline de la salive humaine, à l'état dans
« lequel je l'ai examinée.

« Voici le résultat sommaire de l'analyse du foie
« de bœuf par Braconnot.

« Dans l'état humide le foie contient :

« Tissu de vaisseaux et membranes..... 18,94
« Tissu propre com- ⎰ matières solubles . 25,56
      posé de   ⎱ eau.... .... 55,5o
                                          ————
                                          100,00

« Ce qui est compris ici sous le titre de vaisseaux
« et membranes, se composait à proprement parler
« de ce dont l'eau n'opéra pas la dissolution. On
« pourrait objecter qu'il n'a point été examiné si ces
« débris ne contenaient pas encore de la graisse et
« d'autres substances susceptibles de se dissoudre
« dans des dissolvans autres que l'eau.

« Le parenchyme proprement dit du foie, c'est-
« à-dire, la portion qui se dissout ou se délaie dans
« l'eau, était composé sur cent parties, de :

« Eau 68,64
« Albumine pesée sèche............... 20,19
« Une matière contenant un peu de nitro-
. gène, très soluble dans l'eau et peu
  soluble dans l'alcool 6,07
« Graisse hépatique................... 3,89
« Chlorure potassique................. o,64
« Phosphate terreux contenant du fer.... o,47
« Sel résultant d'un acide combustible avec
   de la potasse..................... o,io
« Une petite quantité de sang mélangé.. o,oo
                                          ————
                                          100,00

Comparons cette analyse du parenchyme du

foie à celle de la bile et du sang que nous connaissons déjà, et nous trouverons la preuve irréfragable de ce que j'ai avancé. Mais retranchons d'abord les 3, 89 de graisse hépatique tenant évidemment à de la bile restée dans les canaux excréteurs. Nous voyons que le foie, en vertu de l'électricité qui préside à sa nutrition, attire à lui principalement l'albumine, du sang unie à un acide encore indéterminé, et qu'il repousse les matériaux de la bile, qui sont en général des substances alcalines combinées à des corps chargés d'hydrogène et de carbone. Mais pour attirer à lui de l'albumine et un acide qui sont des corps négatifs, et repousser en même temps une liqueur alcaline mêlée à des corps hydrocarbonés qui sont positifs, il faut de toute nécessité que le foie soit électrisé positivement, qu'il joue, en un mot, dans l'économie animale, le même rôle que le pôle positif d'une pile galvanique qui attire aussi à lui les corps négatifs et qui repousse au contraire les corps positifs avec une énergie non moins grande; cette qualité électrique du foie doit donc être partagée par tous les sécréteurs produisant des liquides alcalins. Il est évident par la même raison que les organes sécréteurs fournissant des liqueurs acides, doivent être doués d'électricité négative.

Nous avons d'ailleurs une preuve directe de l'état des organes acides; elle est à la vérité moins concluante que celle que je viens de donner pour les organes alcalins; mais elle est néanmoins suffisante pour rendre le doute impossible, car elle se trouve corroborée par tout ce que nous venons de dire. La muqueuse gastrique se ramollit et se dissout facilement dans les acides ; on a même trouvé des portions de la membrane interne de l'estomac dissoutes , après la mort , par le suc gastrique; tandis que le mucus, qui est sécrété par cette membrane, a des propriétés chimiques justement opposées ; loin d'être soluble dans les acides, d'après les expériences de Gmelin , il est coagulé par eux et même par l'acide acétique qui le resserre et le réunit souvent en une sorte de gâteau ; les acides quoique bouillans ne parviennent pas à le dissoudre; et cependant les alcalis caustiques en opèrent la dissolution avec une grande facilité, dissolution d'où il est précipité à l'instant par les acides. Quelle que soit la composition de la muqueuse intestinale, il est évident que ses élémens sont plutôt positifs qu'ils ne sont négatifs, puisqu'ils sont solubles dans les acides, et il est évident d'un autre côté, que le produit de la sécrétion est au contraire négatif, puisque le suc gastrique et intestinal est acide et que le mucus intestinal n'est soluble que dans les alcalis; donc il se passe ici un fait analogue à celui qui a lieu dans la sécrétion de la bile, mais seulement dans un ordre inverse. En vertu de l'électricité négative dont elle est douée, la muqueuse intestinale extrait du sang des substances positives pour sa nutrition, tandis qu'elle repousse des matières négatives qui constituent le produit de sa sécrétion. Ces faits me paraissent concluans; je crois que l'existence de l'électricité et que la nature des fluides électriques dans les sécréteurs acides et alcalins sont suffisamment prouvées.

Cependant j'ai cru devoir faire une expérience directe. J'ai enfoncé sous l'épiderme, dans le tissu même de ma peau, une aiguille métallique et, en la mettant en contact avec un condensateur, j'ai obtenu de l'électricité négative; mais cette expérience, toute simple qu'elle paraisse, exige cependant de grandes précautions. La première fois que je la tentai, je pris une aiguille de platine que j'insérai sous l'épiderme et j'obtins, par son contact avec le plateau du condensateur, de l'électricité positive; mais je ne tardai pas à m'apercevoir que cette électricité était le résultat du contact de l'aiguille de platine avec le plateau en cuivre du condensateur. Des aiguilles d'or et d'argent produisirent le même phénomène. Dans mon expérience, il aurait fallu se servir d'aiguilles d'or et d'un condensateur doré, mais je n'en avais point alors. Je pris donc une aiguille de cuivre et, après m'être assuré qu'elle ne donnait point d'électricité par son contact avec le condensateur, je me l'enfonçai de nouveau sous l'épiderme ; cette fois je n'obtins aucun résultat. Je conçus alors que mon aiguille, en se chargeant de l'électricité particulière à la peau, la perdait au sortir de l'épiderme, en se trouvant enveloppée par la vapeur de la transpiration, qui est en communication avec le réservoir commun. Alors, je graissai avec du suif environ deux ou trois pouces carrés de l'étendue de l'épiderme, pour rendre cette membrane plus isolante et diminuer l'abondance de la transpiration autour de l'aiguille que je voulais y enfoncer; je couvris ensuite cette dernière d'un vernis isolant, en ne laissant le métal à nu qu'aux extrémités, et, en enfonçant l'aiguille ainsi préparée au milieu de la partie graissée de l'épiderme, j'obtins constamment de l'électricité négative. Le résultat fut tout-à-fait semblable en me servant d'une aiguille de platine et en prenant les mêmes précautions; mais pour ne pas être trompé dans ces résultats, j'eus l'attention d'établir la communication du plateau inférieur de l'instrument avec le réservoir commun, au moyen d'un fil également en platine. Cette expérience qui, faite avec les précautions que j'indique, réussit facilement, prouve d'une manière incontestable deux choses à la fois, savoir : qu'il se dégage constamment de l'électricité des tissus sécréteurs, et que cette électricité est négative pour les sécréteurs acides.

Les sécrétions alcalines étant le produit de l'électricité positive, et les sécrétions acides celui du fluide négatif, on se demandera sans doute pourquoi toutes les sécrétions alcalines ne sont pas identiques; comment toutes les sécrétions acides ne sont pas les mêmes, puisque tous les produits appartenant à chacune de ces deux classes sont le résultat de la même cause? Il est facile de répondre à cette question. Le produit de chaque organe sécréteur doit varier, non seulement suivant la nature du fluide électrique qui l'anime, mais aussi suivant une foule d'autres causes qui diffèrent pour chaque organe; ainsi sa forme, son volume, l'intensité de son électricité propre et l'influence électrique des organes voisins, la rapidité ou la lenteur de la circulation, la direction générale des vaisseaux artériels, veineux, lymphatiques, excréteurs doivent avoir une influence immense sur les variétés des sécré-tions. Le volume des nerfs qui partent de l'organe et la disposition relative des faisceaux qui le composent, doivent contribuer aussi à modifier la sécrétion; car, suivant qu'ils livreront un pas-sage plus ou moins facile au fluide électrique, ce fluide pourra s'accumuler plus ou moins dans l'organe, y acquérir plus ou moins de tension et altérer, par conséquent avec plus ou moins d'éner-gie, le sang qui vient l'arroser et en imbiber toutes les parties. Il ne faut pas croire en effet que les nerfs conduisent l'électricité, comme le fait un conducteur métallique; chaque cordon, chaque fi-lament est environné d'une gaîne cellulaire particu-lière, qui sert bien, à la vérité, à l'unir aux parties voi-sines, mais qui sert aussi à l'isoler; le fluide électrique marche donc, non pas à l'extérieur de ces cordons, de ces fibriles, mais bien à leur intérieur; le calibre de chacune des gaînes celluleuses, formé par la divi-sion du névrilème comparé à la quantité du fluide électrique qui se dégage des organes où aboutis-sent les nerfs, doit donc influer sur la quantité de fluide électrique que chaque organe contient, et par conséquent sur la nature des liquides et des solides qu'il extrait du sang.

Reil, d'après des dissections ingénieuses faites pour reconnaître la marche des fibriles élémentaires des cordons nerveux, prétendait que, dans l'inté-rieur des cordons, ces fibriles se joignent, s'anas-tomosent en se séparant, comme dans les plexus nerveux. Je sais qu'on a contesté la vérité de cette observation; mais il n'est pas probable qu'un observateur comme Reil ait vu moins bien que ses adversaires; il est moins probable encore que dans la position élevée où il était, il ait cherché à tromper pour agrandir sa réputation; il faut croire qu'il a examiné des cordons nerveux différens de ceux qu'ont étudiés les anatomistes qui ont contesté l'exactitude de ses recherches. Or, on conçoit que si les élémens des nerfs d'un organe sécréteur sont disposés comme Reil l'indique, il doit y avoir un retard énorme dans la marche du fluide électrique au travers de ses cordons nerveux, et par conséquent, accumulation de fluide dans l'intérieur de l'organe sécréteur. On comprend en effet que si chaque fibrile conduit du fluide de même nature au point d'anastomose, les parties de ce fluide tendant à se repousser mutuellement, il est arrêté dans sa marche, ce qui influera beaucoup sur la nature de la sécrétion.

Ayant réuni toutes les recherches qui précèdent et celles qui suivront sur l'électricité animale, j'en composai un mémoire que je lus à l'Académie des Sciences. Cette compagnie savante nomma quatre commissaires pour examiner mon travail; ceux d'entre ces messieurs que je rencontrai dans les visites que je leur fis, m'engagèrent à répéter d'abord mes expériences avec M. Becquerel, qui était un des membres de la commission. Je ne pus tomber d'accord avec ce savant, qui me fit un grand nombre d'objections; et comme il me fallut, pour les résoudre, entreprendre de nouvelles expériences, je vais rapporter ce qui se passa entre lui et moi, non pour me plaindre ni pour critiquer des opinions qui ne sont pas les miennes, mais seulement pour présenter une grande partie des objections qu'on peut opposer à mon travail et pour les résoudre d'avance. Les opinions de M. Becquerel pouvant paraître étranges à ceux qui ont lu ce que je viens d'exposer, je dois déclarer qu'il ne connaît mon mémoire que par un extrait fort abrégé que j'ai lu en séance publique à l'Académie ; il nia d'abord les résultats de mes expériences et, quand il en eut vérifié l'exactitude, il nia les conséquences que j'en avais tirées, sans bien connaître ces conséquences et sans avoir examiné aucune des raisons qui me les avaient fait adopter.

Dans la première conférence que nous eûmes ensemble, M. Becquerel soutint que les résultats que j'avais annoncés étaient impossibles ; il prétendit qu'on ne pouvait démontrer la présence de l'électricité dans le corps humain, car il avait vainement cherché à la constater avec M. Breschet, qui était aussi un de mes commissaires, en se servant des instrumens les plus sensibles que la science possède aujourd'hui. Il m'objecta ensuite que je n'avais point fait attention aux réactions chimiques qui se font, suivant lui, entre les différentes liqueurs animales, et qu'il y avait là une cause d'erreur capitale qui avait trompé M. Donné comme moi. « Ainsi, me dit-il, qu'on mette dans un vase « rempli d'eau distillée une portion de foie, sécré- « teur alcalin, et dans un autre vase plein du même « liquide, un morceau de reins, sécréteur acide, si « l'on fait communiquer ces deux vases au moyen

« d'un conducteur humide, il s'établira à l'instant
« un courant d'électricité allant de l'un à l'autre,
« et c'est là la cause des courans observés par
« M. Donné. » Mais il n'y a rien d'analogue entre
ce qui se passe dans cette expérience et ce qui a
lieu dans les animaux par le fait de la sécrétion ;
ici, l'électricité est produite par la combinaison
des acides qui se trouvent dans le morceau de
reins avec les substances alcalines qui sont restées
dans le morceau de foie, tandis que dans les sécrétions au contraire, au lieu d'une combinaison d'a-
cides et d'alcalis, il se fait une séparation de ces
principes qui étaient combinés dans le sang : or,
cette séparation détermine aussi un courant électrique qui va dans un sens opposé à celui qui résulte de l'expérience indiquée précédemment ; cela
est la conséquence nécessaire d'un fait reconnu par
tous les savans qui se sont occupés d'électro-chi-
mie, d'un fait exposé et admis par M. Becquerel
lui-même, dans son *Traité d'Electricité;* en un mot,
d'un fait fondamental, d'un fait qu'on ne peut nier
sans nier toute la science, et c'est ce courant que
M. Donné a vu, mais sur la direction duquel il s'est
trompé.

M. Becquerel prétendit ensuite que les plateaux
de cuivre de mon condensateur étaient une cause
d'erreur très grande, et qu'il ne pouvait admettre
des expériences faites avec de pareils instrumens.
En vain je lui prouvai que je m'étais mis en garde
contre les erreurs qui pouvaient en résulter ; je lui
exposai les précautions que j'avais prises pour les
éviter ; il me déclara qu'il ne consentirait à voir

mes expériences que quand je les aurais répétées avec un condensateur à plateaux dorés. Je fis établir ce nouvel instrument. Malheureusement, quand je voulus répéter avec lui mes expériences devant M. Becquerel, elles réussirent moins bien à cause de deux circonstances dont je n'avais pas encore eu l'occasion d'apprécier l'effet : l'une était l'humidité qui régnait alors dans l'atmosphère, et l'autre une transpiration abondante, à la suite d'une marche rapide que j'avais faite un instant avant la séance. M. Becquerel crut pouvoir attribuer les faibles manifestations que j'obtenais à la présence du corps résineux dont mes aiguilles étaient enduites et à un frottement qui, suivant lui, devait résulter nécessairement de ma manière d'expérimenter.

Je fis donc de nouvelles recherches et je trouvai un vernis parfaitement isolant qui, par le frottement, ne produisait point d'électricité ; quand je l'annonçai à M. Becquerel, avant de l'avoir essayé, il déclara que la chose était impossible ; mais l'expérience lui prouva son erreur. Je me servis alors d'une aiguille d'or enduite de ce nouveau vernis, qui n'était autre chose que de l'ichtyocolle, et j'obtins constamment une quantité d'électricité négative assez forte pour faire écarter les feuilles de l'électroscope d'aumoins quatre lignes. Il y a des jours d'ailleurs où la peau donne des écartemens de six à sept lignes. M. Becquerel m'objecta alors que cette électricité pouvait venir du contact de mon aiguille, dont l'or n'était qu'à dix-huit carats, avec l'or des plateaux de mon condensateur, qui devait être d'un titre plus élevé ; mais je lui fis voir

qu'une aiguille d'or pur, qui n'était pas même enduite de vernis isolant, donnait aussi, par le contact de sa pointe avec la peau, de l'électricité négative. M. Becquerel prétendit ensuite que l'électricité
obtenue pouvait être produite par le frottement de
l'épiderme contre l'or lui-même; mais je mouillai
mes doigts avant de toucher l'aiguille, je pris même
la précaution de ne la tenir que par un manche
isolant enduit d'ichtyocolle, et j'obtins toujours
le même résultat. M. Becquerel convint alors qu'il
existe de l'électricité dans la peau.

Mais, en avouant la présence de l'électricité dans
le tissu du derme, M. Becquerel ne voulait pas
qu'elle vînt de la source que je lui avais assignée; elle est sans doute produite, me dit-il, par
l'évaporation constante de la transpiration, qui,
étant une liqueur acide, doit laisser, en s'évaporant,
de l'électricité négative. Pour répondre à cette nouvelle objection, je couvris une portion de l'épiderme, tantôt avec du suif ou de la cire et tantôt
avec du diachylum gommé ou de l'ichtyocolle. Sous
ces enduits, qui empêchaient nécessairement toute
évaporation, je trouvai toujours la même électricité. Je rappelai d'ailleurs à cette occasion des faits
qui me semblent concluans. Saussure, Lavoisier,
Laplace et M. Pouillet ont cherché à constater la
nature de l'électricité produite par l'évaporation;
ces savans n'ont obtenu que des résultats variables,
faibles et incertains; et cependant ils opéraient
avec des vases portés à une température rouge,
dans lesquels ils projetaient des quantités notables de
liquide. Maintenant, qu'on examine la température

du corps humain, l'étendue de sa surface, sa communication avec le sol, et surtout la quantité d'eau entraînée dans les vingt-quatre heures par l'acte de la transpiration, et l'on verra s'il est possible qu'il résulte de là des effets électriques appréciables à nos instrumens. Lavoisier porte le poids de la transpiration cutanée de chaque jour à une livre quatorze onces ; je crois, pour des raisons que j'ai expliquées ailleurs, que l'estimation est un peu faible ; mais en la portant même à quatre livres, ce qui est évidemment bien au dessus de la vérité, et en admettant la supputation de Halès, qui estime à quinze pieds la surface d'un homme de moyenne stature, il en résulte que la portion de la peau que je touche avec mon aiguille est loin d'évaporer un centième de grain dans les vingt-quatre heures, et l'expérience dure à peine une seconde. Je le demande, l'évaporation qui a lieu dans un si court espace de temps peut-elle donner une quantité d'électricité appréciable ? M. Becquerel se rendit à ces raisonnemens et à ces expériences, et voulut bien avouer que l'évaporation cutanée n'était pour rien dans la production d'électricité que fournit la peau.

Mais, ne voulant absolument pas attribuer cette électricité à l'action de la peau sur le sang, à l'extraction d'une vapeur acide de cette liqueur saline, à la seule raison enfin qui découle des principes défendus par M. Becquerel lui-même, il me dit que cette électricité venait sans doute de la réaction des principes de la transpiration sur des corpuscules étrangers qui recouvraient l'or de mes aiguilles.

En vain j'objectai qu'il était impossible que des corpuscules adhérens à l'or, étant nécessairement tantôt d'une nature et tantôt d'une autre, donnassent toujours de l'électricité négative; il fallut me livrer à de nouvelles expériences. Je fis rougir au feu les aiguilles dont je me servais, et je les plongeai ensuite dans de l'acide hydrochlorique étendu d'eau et bouillant; je les y laissai quelque temps, puis je les lavai, ainsi que mes mains et les plateaux de mon condensateur, à l'eau distillée; j'obtins, après toutes ces précautions, les mêmes résultats qu'auparavant. Il y a plus, la transpiration étant une liqueur acide, il fallait, pour que l'objection de M. Becquerel fût juste, qu'en mouillant avec un acide la portion de ma peau sur laquelle j'expérimentais, j'obtinsse une quantité d'électricité négative plus considérable qu'auparavant; eh bien! c'est le contraire qui a eu lieu. Dans les momens où l'électricité de ma peau donnait quatre à cinq lignes d'écartement, en la mouillant légèrement avec de l'acide acétique, je n'obtenais plus rien; et, en prenant de l'acide chlorhydrique même étendu, j'avais de l'électricité positive; tandis qu'au contraire, en employant de l'ammoniaque ou de la potasse, c'est-à-dire en imprégnant ma peau d'un liquide d'une nature opposée à celle de la transpiration, j'augmentais la quantité d'électricité négative que cette membrane fournit habituellement. M. Becquerel voulut voir dans ces phénomènes le résultat de combinaisons purement chimiques: pour la potasse et l'ammoniaque, c'est probable; mais pour l'acide, surtout pour l'acide acétique, c'est impos-

15.

sible ; car il ne peut y avoir de combinaisons qu'entre lui et l'eau de la transpiration, et, vu la petite quantité d'acide qu'on emploie et la manière dont il est employé, il ne peut pas se produire des quantités d'électricité appréciables ; et d'ailleurs, la peau sans acides, sans alcalis, qu'elle soit sèche ou lavée à l'eau distillée, donne, dans tous les cas, de l'électricité négative, ce qui détruit l'objection.

Enfin, en dernier lieu, M. Becquerel m'objecta qu'il était possible que, pendant le contact, la peau se constituât à l'état positif et l'aiguille à l'état négatif ; mais il est évident que c'était là une objection faite uniquement pour faire une objection ; il faudrait, pour admettre une supposition semblable, qu'il y eût une réaction chimique entre l'or et la peau, puisqu'il n'y en a pas entre l'or et la transpiration ; il faudrait de plus que cette réaction eût lieu avec l'or de l'aiguille seulement, et non pas avec l'or du plateau non collecteur de l'électroscope, ce qui est impossible ; car, il ne faut pas l'oublier, on soutire l'électricité négative de la peau avec une aiguille de platine ou d'or pur, tout aussi bien qu'avec une aiguille d'or à dix-huit carats.

D'après toutes ces considérations, il est donc évident pour ceux qui examineront la question avec impartialité, que l'électricité que j'ai observée n'est pas produite par l'évaporation cutanée, par la réaction de la peau sur l'or, par le frottement, par des combinaisons chimiques entre l'humeur de la transpiration et des corpuscules étrangers adhérens à l'or de l'aiguille, par le contact de deux espèces d'or à différens titres, mais qu'elle existe dans la peau, où elle est formée par l'action de cet organe sur le sang et par l'extraction d'une substance acide de cette liqueur; cette électricité est soutirée par l'aiguille, à cause de sa forme pointue, et s'écoule de là sur le plateau du condensateur. Du reste je dirai, pour mettre les physiologistes et les physiciens à même de vérifier mes expériences, que l'instrument dont je me sers actuellement est un électroscope à feuilles d'or, surmonté d'un condensateur dont les plateaux, de six pouces de diamètre, sont en verre doré; cet instrument est assez sensible pour donner, par le contact d'un simple disque de zinc, un écartement de seize à dix-huit lignes dans les temps secs.

Je demandai à M. Becquerel une nouvelle réunion; mais il me répondit qu'il avait des travaux importans qui lui enlevaient actuellement ses loisirs. Je regardai cette réponse comme une fin de non-recevoir de sa part, quoiqu'il me déclarât qu'il sentait toute l'importance du fait que j'annonçais, et qu'il m'exprimât le désir de le voir se vérifier. Je répondrai à mon tour que M. Becquerel, à la vérité, me l'a dit, mais qu'il ne me l'a pas du tout prouvé.

Du reste, je suis entré dans tous ces détails, non pour me plaindre, non pour montrer combien il est difficile de faire adopter des idées nouvelles, quoiqu'elles soient simples et faciles à vérifier, quand elles appartiennent à un ordre de faits qui a passé mille fois sous les yeux des observateurs sans en être aperçu, et surtout quand l'ignorance où l'on était à cet égard enlève toute la valeur scientifique de nombreux travaux; je ne me suis livré à cette digression qu'à cause de l'importance du phénomène que j'annonce, et parce qu'en répondant aux objections qui m'ont été déjà faites, je réponds à ceux qui pourraient me les adresser de nouveau. On m'excusera, je l'espère, en faisant attention à l'influence que doit avoir sur le sort futur de la médecine la connaissance du fait dont je viens de m'occuper. Quelle puissance n'acquerra pas l'art de guérir, quand il pourra, à son gré, augmenter, diminuer, détruire même, l'énorme quantité d'électricité négative qui se forme constamment dans la peau, quand il pourra même la remplacer par de l'électricité positive! D'ailleurs l'histoire de la goutte ne saurait être comprise, si on ne connaît l'existence de l'électricité animale et si on ignore sa disposition et son influence dans l'organisation; cette connaissance, je l'espère, s'appliquera plus tard à toutes les maladies. Il y a plus, elle ne saurait être ignorée du physicien; et beaucoup d'expériences délicates dans lesquelles on s'est servi des doigts comme conducteurs du fluide électrique sont inexactes par la seule raison qu'on a ignoré la présence de l'électricité négative dans la peau. Je vais en citer un exemple.

M. Delarive, voulant combattre l'opinion de Volta sur le développement de l'électricité par le contact des métaux hétérogènes, s'est servi d'un condensateur dont l'un des plateaux était doré et dont l'autre était en zinc; après avoir fait souder à ce dernier une tige de platine, il le couvrit de plusieurs couches d'un vernis de laque ; en touchant le plateau doré et la tige de platine avec les doigts, le plateau de zinc se chargea d'électricité négative. M. Delarive attribue cet effet à l'humidité atmosphérique pénétrant à travers le vernis dont le plateau de zinc était recouvert : ce qui est impossible, son appareil étant placé dans une cage de verre où il y avait de la chaux |vive. Si, avec de pareilles précautions, l'humidité de l'air peut encore passer et pénétrer à travers un vernis de laque, de manière à produire un effet sensible, il faut renoncer à faire des expériences exactes ; on ne pourra plus se mettre en garde contre toutes les causes d'erreurs, et d'ailleurs cette humidité eût développé sur le zinc l'électricité contraire; mais, ce qu'on devine déjà, M. Delarive a recueilli sur son plateau de zinc l'électricité de la peau; car, en prenant beaucoup moins de précautions, si on pose sur le plateau supérieur d'un condensateur ordinaire un disque de zinc exposé à toute l'influence de l'atmosphère et qu'on le touche avec un morceau de platine ou d'or, tandis qu'on applique un doigt sur le plateau inférieur du con |ensateur, on n'obtient pas la moindre trace d'électricité, ou on en obtient à peine; tandis qu'au contraire, si on interpose un papier mouillé entre le disque de zinc et le morceau de platine, ou si l'on touche le zinc avec le doigt et le plateau inférieur du condensateur avec le platine, ce dernier se charge d'une grande quantité d'électricité positive. Mais il ne faut pas oublier que je ne dois m'occuper de la physique que dans ses rapports avec la médecine en général et avec l'histoire de la goutte en particulier : je me hâte donc de revenir à mon sujet.

CHAPITRE XVI.

Disposition générale du fluide électrique dans l'organisation animale.

D'après ce qui vient d'être dit, nous voyons qu'il existe, dans l'économie animale, des organes doués de l'électricité positive et d'autres qui sont chargés de l'électricité contraire. Remarquons d'abord que tout le système est enveloppé par l'épiderme qui a pour but de l'isoler; car l'épiderme, comme toutes ses productions, les ongles, les poils, la laine, les plumes, doit être un mauvais conducteur du fluide électrique ; il l'est tellement que M. Becquerel a trouvé que la peau bien sèche, c'est-à-dire l'épiderme, ne conduit pas du tout l'électricité. Les commotions électriques n'agissent probablement sur nous que par influence; et notre corps ne peut conduire l'électricité qu'au moyen de l'atmosphère humide que la transpiration insensible produit continuellement à sa surface. Cette disposition est sans doute la cause du peu de puissance que l'électricité possède comme agent thérapeutique, soit qu'on l'applique en bains, soit qu'on la fasse agir par commotions à la surface du corps ; elle trouble un instant l'équilibre des fluides,

mais cet équilibre se rétablit presque instantanément. Cet agent deviendra sans doute un jour l'un
des moyens les plus puissans de la médecine ; mais,
avant de l'employer d'une manière utile, il faut
savoir d'abord quelle route il parcourt, quel effet
il produit et quels sont les moyens les plus convenables de l'appliquer au solide vivant.

Tous les organes renfermés dans l'intérieur de
l'épiderme, qu'ils soient positifs ou négatifs, sont
isolés les uns des autres, comme nous l'avons déjà
dit, par des masses plus ou moins puissantes de
tissu cellulaire qui devient d'autant plus graisseux
qu'il s'approche davantage des organes négatifs ou
acides, comme on peut le voir sous la peau, autour
des reins, des glandes mammaires, dans le mésen-
-tère et les épiploons. L'isolement est donc des plus
complets entre les organes positifs et négatifs ; mais
ils peuvent communiquer ensemble, d'un côté, au
moyen des nerfs qui conduisent l un et l'autre fluide
à peu près à la manière des conducteurs métalliques,
et de l'autre, au moyen de la circulation sanguine
qui fait les fonctions de fluide excitateur et qui
complète l'arc électrique nécessaire à l'établissement des courans. Les nerfs font communiquer
les organes positifs et négatifs quelquefois d'une
manière directe ; mais le plus souvent c'est par l'intermédiaire des ganglions et de la masse cérébro-
spinale que cette communication a lieu. Cette masse,
comme on l'a cru si long-temps, n'est donc point
un producteur, un excitateur d'électricité ; elle ne
peut en être qu'un collecteur : sa position entre les
organes positifs et négatifs en est une preuve ; l'ab-

sence de toute sécrétion dans son parenchyme, l'homogénéité de sa substance avec la partie médullaire et conductrice des nerfs en est une autre. Le cerveau et ses divisions peuvent être considérés comme une pile de Ritter, destinée à accumuler les deux fluides électriques et à les conserver pour les besoins de la vie; ou bien, il fait les fonctions d'une batterie de Leyde se chargeant continuellement. Lorsqu'un des fluides arrive avec plus ou moins d'abondance sur la surface qui lui est propre, il appelle sur l'autre le fluide de nom contraire, non seulement pour les dissimuler l'un par l'autre, mais encore pour entretenir l'équilibre dans toute l'économie. La substance grise et la blanche sont peut-être les deux armatures de cette batterie, si elles ne représentent pas les élémens humide ou métallique, ou bien les masses et les intercalations d'une pile secondaire.

La seconde portion du circuit électrique est, comme nous l'avons dit, le sang, qui est l'excitateur et le conducteur humide de tout le système; il complète l'arc et agit comme les dissolutions destinées à exciter l'appareil de Volta. Cette disposition générale peut être comparée à une pile de Wollaston qui serait excitée par un liquide alcalin; dans ce système, le pôle zinc représenterait les organes négatifs, repoussant les acides et attirant les alcalis; et le pôle cuivre, les organes positifs repoussant les alcalis et attirant les acides.

Considérons maintenant quels sont les principaux organes qui jouent le rôle d'élémens positifs et d'élémens négatifs; nous avons besoin de cette connaissance pour concevoir comment l'électricité se distribue dans le corps. La peau, sécrétant une si grande quantité de liqueur acide, est évidemment la source principale de l'électricité négative dans l'économie animale; la plus grande étendue de la muqueuse des intestins jouit de la même électricité, puisqu'elle sécrète également des acides. C'est ici le lieu de discuter l'opinion de M. Donné, qui prétend que la muqueuse intestinale est alcaline, excepté dans sa portion gastrique; partageant l'idée de Wollaston et voulant trouver dans la peau l'élément positif, comme dans la muqueuse intestinale l'élément négatif, il fit ses expériences un peu à la légère, qu'il me permette de le lui dire, et il les fit de manière à trouver ce qui n'existe pas. On voit dans son mode d'expérimentation un grand nombre de causes d'erreurs dont il n'a pas tenu compte. Il appliqua une des extrémités du fil cuivre-soie d'un galvanomètre multiplicateur sur sa peau, mit l'autre dans sa bouche, et la déviation de l'aiguille du galvanomètre indiqua de suite un courant allant de la peau à la muqueuse; mais d'abord le moyen qu'il prit pour se garantir d'un courant thermo-électrique n'était pas suffisant; il fallait tenir la peau à la même température que l'intérieur de la bouche; il fallait ensuite faire attention à l'action chimique de la salive sur l'extrémité du conducteur et aux courans électriques qui devaient en résulter; or la salive est un liquide alcalin de l'aveu même de M. Donné; et si le platine dont l'expérimentateur a armé son galvanomètre n'est pas entièrement pur (il est bien rare que le platine le soit); les métaux qui sont alliés avec lui peuvent produire des courans par leur réaction sur la soude qui, à une haute température, attaque le platine lui-même.

En second lieu, M. Donné a mis en communication l'autre extrémité du fil de son galvanomètre, non pas avec la peau, mais bien avec l'épiderme. Or, si la peau est négative, comme nous l'avons prouvé, et si l'épiderme est un corps isolant, les vapeurs qui en émanent sans cesse, communiquant avec le sol, doivent être électrisées d'une manière positive. Du reste, quelles que soient les causes d'erreurs qui ont trompé M. Donné, il faut qu'elles existent; car si l'on admet son expérience comme vraie, il faut renoncer aux principes de la physique, tels qu'ils sont actuellement établis. Il faut croire que Berzélius et Hisinger, que Davy, MM. Gay-Lussac et Thénard et une foule d'autres expérimentateurs se sont trompés en posant ces principes; et, si j'ose me nommer à côté des savans d'un si haut renom, il faut croire que je me suis trompé moi-même en répétant quelques unes de leurs expériences et en les admirant.

En examinant la muqueuse intestinale, M. Donné y a trouvé des réactions alcalines. Nous avons déjà dit ce que nous pensons de ces expériences, et nous avons des raisons dont plusieurs ont été déjà indiquées, pour croire que la muqueuse intestinale est acide comme la peau, du moins dans la plus grande partie de son étendue. Lorsque nous jetons nos regards sur les animaux appartenant à l'organisation la plus simple, nous trouvons que la peau et la membrane intestinale ont une origine commune. Malgré les derniers travaux micrographiques, je reste persuadé que la surface extérieure du corps, dans la plupart des infusoires, est le seul point de l'animal par où l'alimentation puisse s'exécuter. A mesure que l'organisation se perfectionne, on voit cette surface se replier peu à peu à l'intérieur pour former les rudimens d'un canal alimentaire. Ce canal, dans les hydres, n'a encore qu'une seule ouverture, comme on le sait; or, la fameuse expérience de Trembley nous prouve qu'à cette époque de l'organisation, le canal alimentaire et la peau jouissent des mêmes propriétés, produisent une sécrétion semblable; ils sont par conséquent animés du même fluide électrique, puisqu'ils peuvent se remplacer l'un par l'autre. Nous avons tout lieu de croire que c'est là le résultat d'une loi générale, surtout quand nous voyons que dans le haut de l'échelle animale le mucus des intestins jouit de propriétés acides, comme la transpiration, ce qui a été constaté par les travaux de Berzélius et de Gmélin. Il y a plus : si les intestins au dessous de l'estomac sécrétaient des substances alcalines, ils n'auraient aucune tendance à absorber des substances semblables, ils n'auraient point d'affinité pour elles; et cependant l'on sait que le chyle, produit de l'absorption intestinale, est un liquide alcalin; pour absorber un tel liquide, il faut de toute nécessité que la muqueuse intestinale soit électrisée négativement, puisqu'elle attire à elle une substance positive, substance qui serait attirée également ment par le pôle négatif d'une pile. On voit que les principes que nous avons posés reçoivent ici une éclatante confirmation ; car, si la muqueuse intestinale attire à elle un fluide positif, elle ne peut en repousser ou en sécréter un semblable ; il faut donc de toute nécessité que la sécrétion intestinale soit acide. D'après cela, la muqueuse des intestins et la peau ne sont point en opposition électrique, elles sont négatives l'une et l'autre.

Une autre source aussi très importante d'électricité négative se trouve dans les reins qui sécrétent une liqueur acide. Le reste des voies urinaires ayant une conformation analogue à celle des intestins, ayant une membrane muqueuse à l'intérieur, étant à l'extérieur revêtu par le péritoine, et possédant dans une partie de son étendue une tunique musculeuse comprise entre ces deux membranes, comme dans le tube intestinal, doit avoir sa muqueuse négative. Les glandes mammaires sont douées de la même électricité, au moins pendant la lactation, puisque le lait est une liqueur acide. Tous ces faits sont incontestables.

Mais quelle est l'électricité particulière que produisent les poumons? Cette question est d'autant plus compliquée et d'autant plus difficile à résoudre que les faits nous manquent et que les expériences des meilleurs observateurs sont en contradiction les unes avec les autres. Le raisonnement ne trouve pas ici une base certaine sur laquelle il lui soit possible de s'appuyer ; il faut aller chercher ses conclusions au milieu d'un dédale dans lequel il est facile de s'égarer. Les fonctions du poumon sont encore presque inconnues, malgré des travaux im-

menses dus à nos plus célèbres expérimentateurs ;
cependant il serait de la plus haute importance
de les connaître, vu le rôle qu'elles jouent dans
l'organisation humaine. Beaucoup de physiologistes pensent que le poumon sécrète de l'acide carbonique et absorbe l'oxigène ; d'autres soutiennent au contraire que le poumon dégage, de la
masse du sang, du carbone, ou plutôt un carbure
d'hydrogène qui, à l'état naissant, rencontrant l'oxigène de l'air inspiré, se combine avec lui pour former de l'acide carbonique et de l'eau. Des expériences nombreuses viennent de part et d'autre à
l'appui de ces opinions ; mais il n'est pas impossible
de juger de la valeur de chacune d'elles à l'aide de
la doctrine électro-chimique ; d'après elle, il est évident que l'oxigène et l'acide carbonique étant deux
corps négatifs, le poumon ne peut à la fois absorber l'un et repousser l'autre ; car il faudrait qu'il fût
électrisé positivement pour absorber l'oxigène et
qu'il le fût négativement pour repousser l'acide carbonique, ce qui est impossible. Tout semble prouver que le poumon est un organe qui dégage du
fluide positif quand il est en action ; en effet, que
doit-il faire ? quel est le but qu'il doit atteindre ? Il
doit régénérer le sang veineux et le ramener à l'é-
tat de sang artériel ; or, le sang veineux contient
évidemment un excès de carbone, comme l'indique
suffisamment l'altération que l'air a subie dans le
poumon et comme le prouve d'ailleurs l'analyse
comparative du sang artériel et du sang veineux
par Michaëlis. Ce savant a trouvé que la composition de la matière colorante varie suivant qu'on

l'examine dans le sang des artères et dans celui des veines. Voici d'ailleurs le résultat de son analyse :

	Artériel.	Veineux.
Azote	17,253	17,392
Carbone	51,382	53,231
Hydrogène	8,354	7,711
Oxigène	23,011	21,666

Beaucoup de chimistes et de physiologistes pensent aussi, malgré ce travail, que le sang veineux avec l'excès de carbone contient également un excès d'hydrogène. Eh bien, que ces deux élémens soient séparés ou réunis, ils sont toujours positifs, ils sont attirés par le pôle négatif de la pile, et par conséquent repoussés par le pôle positif du même instrument : or, il faut que le poumon soit doué de la même électricité, c'est-à-dire de l'électricité positive, pour qu'il puisse produire le même effet, pour qu'il repousse l'hydrogène et le carbone qui sont en excès dans le sang dont il est pénétré. Je ne suis pas éloigné d'admettre, avec Lavoisier et d'autres expérimentateurs, cet excès d'hydrogène dans le sang, quoique l'analyse de Michaëlis, que nous avons citée, soit contraire à cette opinion; cependant je ne puis croire que toute l'eau que la respiration enlève aux poumons et jette dans l'atmosphère, soit le produit de la combustion de cet hydrogène. Il y aurait une absorption d'oxigène infiniment plus considérable que celle qu'on remarque, et l'on sait que l'acide carbonique expiré représente, quoi qu'en ait dit Lavoisier, à peu près tout l'oxigène qui a disparu; car Allen et Pepys estiment la diminution du volume d'air respiré seulement à deux tiers pour cent; et quoique MM. Dulong et Despretz trouvent cette diminution plus grande, il est bien évident qu'elle ne l'est pas assez pour brûler une quantité d'hydrogène capable de former toute l'eau de la respiration. D'ailleurs les expériences faites par les savans que je viens de citer sont entachées d'un vice radical; ils ont mêlé tous les produits gazeux de la transpiration avec ceux de la respiration.

Un fait peut nous éclairer sur ce qui se passe pendant la respiration; tout le monde sait que le sang tiré des veines, soustrait par conséquent à l'influence du solide vivant, produit, dans son contact avec l'air, des réactions semblables à celles qui s'exécutent dans le poumon : ainsi, d'un côté, il devient rouge et vermeil à sa surface, et, de l'autre, la composition de l'air mise en expérience est altérée; une partie de son oxigène a disparu, et se trouve remplacée par de l'acide carbonique. Or, comme cette réaction chimique est absolument la même que celle qui se passe dans le poumon, il y a tout lieu de croire qu'il se fait, dans ces organes, une production d'électricité analogue à celle qui est produite sans leur influence. Il était donc important de connaître l'électricité qui se dégage pendant l'action de l'air atmosphérique sur le sang veineux; c'est ce que j'ai essayé de faire. J'ai extrait le sang de la veine cave inférieure d'un lapin récemment mis à mort, et je l'ai recueilli dans un vase d'argent doré que j'ai posé sur le plateau supérieur du condensateur de Volta, après m'être assuré toutefois que, même à la température du sang, le

16

contact du vase avec le condensateur ne produisait
point d'électricité; ayant mis le plateau inférieur
de l'instrument en communication avec le réservoir commun, à la séparation des plateaux le supérieur était chargé d'électricité positive qui lui
avait été communiquée par le sang. Cette expérience fut faite en présence et avec l'aide de
M. Deshayes, un de nos naturalistes les plus habiles, qui, voulant rendre le phénomène plus évident, exigea, dans son zèle pour la science, que je
le saignasse afin d'avoir une plus grande quantité
de sang veineux. L'expérience recommencée, comme
mon savant ami le désirait, donna des résultats plus
évidens encore; il y eut une production plus considérable d'électricité positive. Il est donc probable
que cette électricité est toujours le produit de la
respiration, et que la vitalité du poumon, ou, en
d'autres termes, son état électrique, ajoute encore à l'effet du sang. Mais l'action de ces organes ne se borne pas là : elle a aussi pour but de
diviser à l'infini l'air et le sang, afin d'en multiplier
les points de contact; et leurs nerfs sont chargés
de porter dans le reste de l'économie l'électricité
dégagée; électricité qui n'est sans doute pas le produit le moins important de la respiration.

Cet état positif du poumon et du sang tend nécessairement à expulser le carbone et peut-être
aussi l'hydrogène en excès dans ce fluide nourricier, quand il est dans son état veineux; car l'hydrogène et le carbone étant des corps positifs, sont
repoussés par les corps électrisés positivement;
mais sous quelle forme sont-ils expulsés du tissu du

poumon? C'est encore un mystère. Lavoisier croyait qu'ils en sortaient à l'état de combinaison liquide, et qu'ils se brûlaient immédiatement, dans les utricules mêmes du poumon, au contact de l'air inspiré. Ce fait est bien loin d'être prouvé.

Le sang et le parenchyme du poumon étant positifs, ont aussi une grande tendance à absorber l'oxigène de l'air, qui est le plus négatif de tous les corps, et c'est peut-être au moment même de cette absorption que le carbone et l'hydrogène se combinent directement avec ce gaz, pour être expulsés sous forme d'acide carbonique et de vapeur d'eau. Ce mélange d'acide carbonique et d'eau étant négatif, aurait une grande tendance à rester dans le tissu du poumon, puisque ce tissu est positif; mais deux puissances s'opposent à ce séjour: la première, c'est la tension de la vapeur d'eau à la température du poumon, et la seconde l'état plus négatif de l'oxigène, qui fait que le poumon a plus d'affinité pour lui que pour l'acide carbonique.

Cette explication est d'autant plus probable que le poumon a la plus grande tendance à absorber l'acide carbonique, en vertu de l'état négatif de ce gaz: aussi, quand cet acide se trouve en trop grande quantité dans l'atmosphère, on sait avec quelle redoutable énergie il agit sur le poumon, et quels graves accidens il produit sur l'économie animale en pénétrant par cette voie; tandis que, introduit dans l'estomac, il ne cause aucun désordre, ce qu'il est aisé de comprendre quand on sait que la muqueuse de l'estomac est négative, et tend par conséquent plutôt à repousser l'acide carbonique qu'à l'absorber. Remarquons bien que l'action délétère de l'acide carbonique, agissant sur le poumon, est partagée par tous les autres gaz acides, parce que leur état négatif les rend également propres à être absorbés par la muqueuse pulmonaire. Cet effet délétère est produit par les gaz acides hydrogénés, comme par les gaz acides oxigénés: chacun connaît les effets promptement funestes de l'acide hydro-sulfurique, pour n'en citer qu'un seul exemple.

Nous devons noter ici un fait d'une grande importance et très propre, suivant moi, à éclairer la question qui nous occupe en ce moment ; quand un corps positif, volatil et odorant ayant des tendances positives, est introduit dans l'économie, il a une disposition particulière à s'échapper par le poumon, et il communique au produit de la transpiration pulmonaire l'odeur qui le caractérise; le phosphore, l'éther sulfurique, l'alcool, les huiles essentielles sont particulièrement dans ce cas : or, il est bien certain que ces substances se portent aussi vers le foie, organe évidemment positif. Tous les praticiens connaissent l'effet du mélange de Durande, dans les coliques hépatiques produites par les calculs biliaires. Cette tendance qu'ont les mêmes substances à se porter vers le poumon et le foie ne prouve-t-elle pas d'une manière évidente que ces organes sont animés par la même électricité ?

Quoi qu'il en soit, nous avons un fait qui prouve d'une manière péremptoire l'état positif des voies aériennes elles-mêmes: c'est la nature de la matière sécrétée par la muqueuse des fosses nasales, muqueuse qui appartient certainement à ces voies ; le mucus sécrété par cette membrane est alcalin ; nous en devons l'analyse à Berzélius. Ce chimiste pense que le mucus des fosses nasales est très liquide immédiatement après sa sécrétion ; il attribue la consistance épaisse qu'il prend ensuite à l'évaporation d'une partie de son eau, entraînée à l'état de vapeur par le passage rapide de l'air à travers les fosses nasales, et à l'absorption de l'acide carbonique par la soude du mucus. Du reste, d'après le travail du savant chimiste suédois, la soude est en grande proportion dans le mucus nasal, puisqu'elle forme un septième des parties solides qu'on y rencontre.

Une analogie frappante doit nous éclairer aussi sur l'état électrique du poumon et donner quelque poids à l'opinion que je viens d'émettre. Les voies pulmonaires et gastriques sont tapissées par une membrane muqueuse qui leur est commune ; on l'a appelée gastro-pulmonaire pour la désigner dans son ensemble et pour la distinguer d'une autre muqueuse appelée génito-urinaire : or cette dernière muqueuse a deux portions dont l'une est évidemment acide et négative, et l'autre positive et alcaline ; la portion acide est la partie de la membrane qui tapisse les voies urinaires ; elle aboutit aux reins, qui sont négatifs, comme nous l'avons expliqué ; l'autre portion, aboutissant aux testicules, qui sont des organes positifs et sécrétant un mucus alcalin, comme le mucus des fosses nasales, doit être positive. Il est très probable qu'il doit en être de même pour la membrane gastro-pulmonaire, qu'elle doit avoir aussi une partie alcaline et une autre acide : or, nous avons démontré que la portion gastrique est acide, donc la portion pulmonaire doit être alcaline. Il y a même entre les deux membranes muqueuses une autre analogie qui est digne d'attention : c'est que le point de jonction entre les parties urinaires et génitales, entre les parties négatives et positives de la membrane génito-urinaire, est environné, du moins chez l'homme, d'un système glanduleux, formé par les glandes de Cowper et la prostate; et qu'au point de jonction de la membrane gastro-pulmonaire, on trouve aussi des glandes remarquables, les amygdales et la thyroïde.

Indépendamment des membranes que nous venons de citer, les glandes lacrymales, les salivaires, les pancréas, le foie, sont évidemment des sources plus ou moins puissantes d'électricité positive, puisqu'elles repoussent, du sang qui les imbibe, des liqueurs alcalines. La partie vivante et sécrétoire du tissu osseux est dans le même cas : car le sous-phosphate et le sous-carbonate de chaux qu'elle sépare du sang sont des sels avec excès de base. Nous ne devons pas oublier, dans cette nomenclature, les capsules articulaires et les gaînes synoviales des tendons; elles sont le principal siége de la maladie qui est l'objet de ce livre. Les synoviales des articulations et des gaînes tendineuses ont avec les membranes séreuses la plus grande analogie de structure et de forme, comme Bichat l'a démontré; mais nous manquons de travaux suffisans sur les sécrétions de ces membranes. Nous avons une analyse de la synovie du bœuf par Margueron; cette analyse fut communiquée, en 1792, à l'Académie des sciences. Nous avons un travail de Vauquelin sur la synovie de l'éléphant, un de Lasseigne et Boissel sur la synovie de l'homme. John s'est occupé de la synovie du cheval; mais tous ces travaux sont insuffisans; et de plus nous n'avons presque rien sur le sérum des membranes séreuses, surtout dans l'état de santé; on soupçonne seulement que ce sérum, comme celui du sang et comme la synovie, est une matière albumineuse contenant de la soude libre: donc les membranes synoviales, comme les membranes séreuses, sont des organes positifs. La graisse, formée principalement de carbone et d'hydrogène, est une substance évidemment positive : par conséquent le tissu cellulaire, qui en est l'organe sécréteur, doit être aussi considéré comme une source de fluide positif.

CHAPITRE XVII.

De l'électricité agissant par influence dans les fonctions animales.

Si l'on fait attention à la manière dont se comporte l'électricité sur les corps conducteurs et aux lois qui en régissent la marche, on comprendra comment elle doit se diriger au travers des différens organes, et l'on concevra la cause d'une foule de phénomènes que l'on a complétement ignorés jusqu'à présent. Ainsi nous venons de voir que les séreuses et les membranes synoviales sécrètent une liqueur alcaline, et nous en avons conclu par conséquent qu'elles sont douées de l'électricité positive ; mais il est impossible de supposer qu'elles soient animées de cette électricité dans toute leur étendue, sans quoi l'absorption ne pourrait se faire à leur surface ; la liqueur qu'elles sécrètent ne serait point renouvelée, elle augmenterait sans cesse, elle s'accumulerait indéfiniment dans leur intérieur. Si dans ces membranes il y a des parties positives qui repoussent les élémens alcalins, il faut nécessairement qu'il y en ait de négatives qui absorbent le produit de la sécrétion à mesure qu'il est formé. Cet équilibre entre les deux électricités doit jouer un rôle immense dans le cours de la santé et dans la production des maladies. La disposition anatomique des synoviales et des séreuses prouve jusqu'à un certain point que les choses doivent se passer comme je l'indique. Le péritoine, par exemple, dans la portion qui recouvre les intestins, est séparé de la muqueuse par des couches de tissu cellulaire et de fibres musculeuses qui isolent les deux membranes; elles doivent conséquemment se trouver dans le même rapport que les surfaces métalliques du carreau électrique ou de la bouteille de Leyde; elles doivent, comme elles, réagir l'une sur l'autre, et lorsque l'une est chargée d'une électricité, l'autre doit naturellement et sans effort s'emparer de l'électricité contraire, et ces deux électricités sont nécessairement dissimulées l'une par l'autre: or, la membrane muqueuse des intestins étant négative, comme nous l'avons prouvé, il faut que la tunique péritonéale de ces organes soit positive; il faut que ce soit elle en partie qui sécrète la sérosité dont le péritoine est lubréfié; la partie de cette membrane qui recouvre les voies urinaires doit jouir de la même électricité, elle doit donc être appelée à produire les mêmes fonctions. Mais si la partie du péritoine qui recouvre des organes acides est positive, il n'est pas possible que celle qui recouvre des organes alcalins le soit aussi; il est extrêmement probable que la portion de cette membrane qui recouvre le foie, la rate, le pancréas et peut-être les parois musculeuses du ventre, est négative et qu'elle est chargée d'absorber la sérosité versée par les portions positives. Il y a plus : il est évident que certaines portions du péritoine doivent être négatives, surtout celles qui recouvrent des masses musculaires profondes : il faut de toute nécessité, par exemple, que les psoas et les iliaques aient avec le péritoine qui les recouvre les mêmes rapports que les muscles extérieurs ont avec la peau, il faut par conséquent que la membrane séreuse leur fournisse de l'électricité négative, comme nous le verrons plus tard.

Si la muqueuse gastro-intestinale réagit sur la portion du péritoine qui la recouvre, il est à présumer qu'à son tour la membrane séreuse réagit sur elle, et que là où le péritoine vient à manquer, la muqueuse cesse d'être positive et de sécréter par conséquent un mucus acide. Au fait, la portion inférieure du rectum sécrète un mucus qui semble jouir des propriétés alcalines; c'est sans doute pour cela que le contact des résidus de la digestion, encore légèrement acides, contribue à solliciter les contractions du rectum, en modifiant son électricité; il est possible aussi que la muqueuse vésicale ne soit acide que dans la partie de la vessie qui est recouverte par le péritoine.

Dans la poitrine, nous voyons la plèvre adhérer, d'un côté, d'une manière intime au poumon, que nous avons regardé, avec quelque raison, comme un organe positif; de l'autre, nous la voyons unie aux parois de la poitrine, que je considère aussi comme positive, par un tissu cellulaire lâche, contenant un peu de graisse ; ailleurs les plèvres sont unies entre elles. Cette disposition doit suffire pour que la portion de la plèvre intimement unie aux poumons soit électrisée autrement que la plèvre costale et que celle qui appartient au médiastin, et par conséquent, pour que le fluide épanché par l'une soit absorbé par l'autre. Il n'est pas impossible que cette différence d'électricité de la plèvre pulmonaire et de la plèvre costale soit la cause de la grande tendance qu'ont ces deux parties de la même membrane à adhérer l'une à l'autre.

Le péricarde offre des dispositions analogues à celles de la plèvre, et doit comme elle présenter des électricités différentes dans la portion qui couvre le cœur et dans celle qui se replie pour en former l'enveloppe externe. Les membranes du cerveau doivent nous présenter des dispositions semblables; mais ce viscère si important est encore très peu connu ; les fonctions dévolues à ses différentes parties sont encore trop ignorées pour que nous osions ici nous permettre quelques inductions à cet égard. Les capsules articulaires ont une disposition anatomique qui permet de supposer qu'elles ont aussi des portions positives et négatives dans leur étendue : car dans certaines parties elles sont recouvertes par la peau, membrane sécrétant un acide, et négative par conséquent : là, les membranes synoviales doivent être positives; elles doivent donc être aussi la source, l'origine de la synovie; ailleurs elles sont séparées de la peau par des pelotons graisseux et des masses musculaires plus ou moins considérables; elles doivent être là négatives et absorbantes.

Cet effet d'électricité, agissant par influence, ne se retrouve pas seulement dans les membranes séreuses et synoviales, il doit exister aussi dans d'autres organes et concourir aux phénomènes les plus importans de la vie. Nous avons vu, par exemple, que dans son état de vacuité la muqueuse de l'estomac ne sécrète que de très petites quantités d'un fluide à peu près neutre; mais que quand ce viscère contient des alimens ses parois sécrètent une liqueur d'autant plus abondante et d'autant plus acide qu'il est plus rempli. On sait que dans l'indigestion le chyme imparfait rendu par le vomissement contient assez d'acide chlorhydrique pour faire effervescence avec les carbonates alcalins; qu'est-ce donc qui produit ce phénomène? quelle cause mystérieuse fait que dans l'état de vacuité les parois de l'estomac sont lubréfiées par un mucus à peu près neutre; tandis que dans son état de plénitude elles laissent suinter en abondance un liquide contenant des quantités notables d'acide acétique et d'acide chlorhydrique libre? Est-ce l'ame des théologiens, l'archée de Van Helmont, ou la seconde ame de Barthez dont l'intelligence devine les besoins de l'économie animale et s'applique à les satisfaire? Ou bien, est-ce l'irritabilité, la force vitale, le principe vital, la puissance vitale, les propriétés vitales, ou quelques autres de ces agens secrets et purement imaginaires avec lesquels on a voulu expliquer tous les mystères

de la vie, mais avec lesquels on n'a réellement
rien expliqué? Non, ce phénomène si important a
une cause bien plus simple, bien plus matérielle,
une cause de la dernière évidence pour ceux qui
ne veulent pas soustraire l'économie vivante aux
lois de la nature, et qui pensent que la matière,
quoique organisée, est encore soumise aux lois de
la matière; à la vérité, au milieu de l'organisation,
ces lois ressortent d'une manière moins évidente,
elles sont nombreuses, elles se compliquent, elles
se voilent les unes les autres; mais ce n'est pas une
raison pour ne pas en tenter l'étude, pour en
abandonner la recherche; quoique plus difficiles,
les découvertes ici ne sont point impossibles, et
l'importance des résultats à obtenir doit payer
largement les efforts nécessaires pour surmonter
les difficultés.

Que se passe-t-il donc dans la circonstance que
nous venons de signaler? On sait que chaque fois
que deux corps de nature hétérogène sont appliqués l'un contre l'autre, leur équilibre électrique
est à l'instant rompu ; l'un se charge de l'électricité positive, et l'autre, de l'électricité négative.
C'est là un fait constant se présentant dans toute
la nature; c'est là le produit d'une loi générale, s'il
en fut jamais, d'une loi qu'on retrouve partout,
d'une loi à laquelle il n'y a pas d'exception, même
pour l'estomac : or, ce viscère gonflé par les alimens vient s'appliquer contre la rate et le foie, qui
sont deux organes positifs; pour le foie, c'est évident, nous l'avons déjà prouvé; pour la rate, c'est
extrêmement probable; car dans l'état de plénitude

de l'estomac, elle se gorge de sang, elle sécrète, à ce qu'il paraît, une plus abondante quantité de lymphe, liqueur alcaline, seul liquide, avec le sang veineux, qui sorte de la rate, circonstance rendant très probable les qualités positives de cet organe. Par l'application de l'estomac contre le foie et la rate, après la déglutition il doit nécessairement y avoir décomposition de leur fluide neutre; mais le foie et la rate étant positifs, l'estomac doit se charger de fluide négatif avec d'autant plus de raison qu'il a naturellement une grande tendance pour ce fluide ; l'électricité positive de l'estomac est repoussée par l'électricité de même nom qui est libre dans la rate et le foie, et elle s'écoule le long des nerfs. Ce phénomène est tout-à-fait identique avec celui qui a lieu entre deux élémens d'une pile voltaïque en activité. L'estomac, par cette réaction, étant chargé de fluide négatif, agit sur le sang qui imbibe son tissu de manière à en décomposer les sels neutres et à en repousser les élémens négatifs.

Il est à peine nécessaire de dire que l'estomac réagit à son tour sur la rate et sur le foie, qu'il augmente leur intensité positive en réagissant sur leur fluide neutre; cette surcharge d'électricité fait circuler plus rapidement le sang dans les deux glandes, et augmente la sécrétion de la bile, qui se produit plus abondamment, comme on le sait, pendant l'acte de la digestion.

Cette relation entre l'estomac, la rate et le foie, est extrêmement remarquable, elle est de la plus haute importance ; sans elle, la muqueuse gastrique n'aurait pu conserver son organisation ; nous avons dit, en effet, que cette membrane est soluble dans les acides, même étendus d'eau, qu'elle l'est dans le suc gastrique: si donc elle avait pu produire cette liqueur avant d'en trouver l'emploi, elle aurait été promptement détruite par le liquide même qu'elle sécrète ; il était alors d'une indispensable nécessité que le suc gastrique ne pût se former qu'au moment de son mélange avec les alimens, et qu'il fût versé, au fur et à mesure que ce mélange a lieu, dans le duodénum, où il rencontre la bile et le suc pancréatique qui en neutralisent les acides.

Une remarque qui n'est pas non plus sans importance, c'est que le contact de la rate et du foie n'influe pas seul sur l'état électrique de l'estomac, la présence des alimens doit contribuer à le modifier aussi ; et faisons bien attention que ce sont les corps hydrogénés et carbonés plus ou moins solubles dans l'eau, comme l'alcool, les éthers, les huiles essentielles, corps ayant tous des tendances positives très prononcées qui, en excitant l'estomac, contribuent le plus à augmenter son action digestive.

Il se passe sans doute un phénomène semblable entre les reins et les capsules surrénales : encore là deux couples électriques dont les reins sont les élémens négatifs ; et remarquons un fait, c'est que les capsules surrénales sont, proportion gardée, bien plus volumineuses dans l'enfance que dans un âge avancé, et que dans l'enfance aussi les urines sont bien plus acides et plus abondantes que dans le reste de l'existence; les capsules surrénales diminuent sans cesse et sont presque atrophiées chez les vieillards. Les urines des goutteux étant moins acides que celles des autres hommes, comme Berthollet l'a démontré et comme je l'ai vérifié un grand nombre de fois, il serait curieux de constater si les capsules surrénales de ces malades diminuent plus rapidement de volume que chez les hommes sains. Il est extrêmement probable aussi qu'une action semblable a lieu entre les muscles et la peau, que c'est à l'influence des masses musculaires qui sont au dessous d'elle que cette membrane doit une partie de l'état électrique qui lui est propre. Au fait, comme nous le verrons plus tard, quand les muscles sont en action, quand leur électricité est par conséquent augmentée, celle de la peau l'est également, et la transpiration devient plus active.

Il y a tout lieu de croire que dans la vie fœtale, le thymus a pour but de modifier l'électricité des poumons et d'imprimer à ces organes un état électrique différent de celui qu'ils doivent avoir dans les autres phases de l'existence.

Si les organes acides et alcalins exercent les uns sur les autres une influence destinée à augmenter et à modifier leur action, il y a une sympathie, une liaison, une tendance commune entre les différens organes appartenant à une même électricité : ainsi, dans l'état pathologique, si une cause quelconque développe l'électricité négative au sein de l'organisation, il y a tension, éréthisme, turgescence dans tous les organes qui sont animés par cette électricité. J'ai fait remarquer souvent, et je l'ai dit, que quand la transpiration est plus acide, les urines le sont également davantage. On sait avec quelle facilité une inflammation de la peau se propage à la muqueuse gastro-intestinale, et réciproquement quelle coïncidence il y a entre les affections de l'une et de l'autre membrane. Quel médecin ignore la sympathie qui existe entre les reins et l'estomac? qui n'a réfléchi aux nausées, aux vomissemens causés par les coliques néphrétiques, et à une foule d'autres phénomènes qui attestent les liaisons de ces organes? De plus, on retrouve les mêmes rapports dans le système positif: tout le monde connaît les relations qui existent entre les organes de la respiration et les organes génitaux. A l'âge de puberté, le larynx augmente de volume et la voix prend de la force ; c'est alors surtout qu'on a à redouter les affections de poitrine et principalement la phthisie pulmonaire. D'un autre côté, les phthisiques, même à une époque avancée de leur maladie, sont tourmentés de désirs vénériens. Ces faits, et plusieurs autres que nous aurons occasion de citer tout à l'heure, ne prouvent-ils pas d'une manière évidente que la fonction électrique que nous avons assignée au poumon est celle qu'il a réellement, et que cet organe doit être rangé parmi les producteurs d'électricité positive? C'est aussi à cet âge que le système cellulaire „système positif, se développe : il commence à sécréter une plus grande quantité de graisse. La coïncidence des maladies de poitrine avec les hémorrhoïdes, maladie de la fin du rectum, qui est, comme on le suppose, un organe positif; l'existence de cette dernière affection chez les goutteux, dont la maladie a son siége principal, ou du moins son plus grand appareil de douleurs, dans les capsules articulaires; la sympathie qui se manifeste entre les testicules et les glandes salivaires dans l'ourle ou oreillon et dans d'autres maladies, et vingt autres exemples que je pourrais citer, ne prouvent-ils pas la disposition qu'ont les organes doués d'une même électricité à souffrir ensemble et à reverser les uns sur les autres l'excès de fluide électrique qui excite leur énergie vitale? Je pourrais rappeler encore la tendance qu'a un coryza à se jeter sur la muqueuse du larynx, de la trachée-artère et des bronches, tandis qu'il ne se porte pas sur l'estomac; c'est sans doute aussi pour une raison semblable que la gonorrhée se propage aux testicules et pas à la vessie, la muqueuse de l'urètre est probablement alcaline jusqu'aux embouchures des vaisseaux éjaculateurs; c'est la même cause qui fait que l'irritation de la membrane de Schneider produit l'éternuement; tandis que celle de la muqueuse qui tapisse la base de la langue, la luette et le pharynx, provoque le vomissement.

Dans l'état physiologique, au contraire, quand chaque électricité n'est produite que dans les proportions que la santé exige, l'excitation d'un organe entraîne la diminution d'action dans ceux du même système; c'est ainsi que pendant la digestion stomachale, la transpiration est diminuée considérablement, comme Sanctorius l'a observé le premier. L'action des reins est peu énergique pendant que

la transpiration est abondante : on dirait que l'é-
lectricité négative est attirée tout entière vers
l'organe en fonctions, comme elle l'est dans un
conducteur isolé à l'extrémité duquel on présente
un corps chargé d'électricité positive.

Quand la production d'électricité diminue au
contraire dans l'un des systèmes, c'est le système
opposé qui en souffre; l'électricité doit se con-
centrer dans ce dernier, parce qu'elle n'est plus
neutralisée à mesure qu'elle se produit, et qu'elle
s'accumule par conséquent sur l'un ou l'autre de
ses organes, pour y développer l'exaltation des
propriétés vitales qui va souvent jusqu'à l'inflammation. C'est pour cela qu'un refroidissement de
la peau cause fréquemment la goutte, le coryza,
le catarrhe bronchique, la pleurésie, la périto-
nite, etc. La suppression brusque du lait chez
les nourrices et les femmes en couches produit
des accidens tout-à-fait semblables; ce sont les
musqueuses alcalines, les membranes séreuses et
les synoviales qui souffrent de celle suppression,
puisque le lait est aussi une liqueur acide. Tous
ces faits sont d'une haute importance; ils sont
connus depuis long-temps en médecine; mais le
lien qui les unit les uns aux autres, le mécanisme
qui les produit ne l'étaient pas. Il y a encore
d'immenses recherches à faire sur ce sujet, que
je suis obligé d'abandonner dans ce moment,
parce qu'il m'éloignerait trop de mon but; mais
ce que j'en ai dit suffira, je l'espère, pour éveil-
ler l'attention des médecins, pour exciter leur
zèle, pour leur ouvrir une nouvelle carrière de

découvertes, la seule, je crois, par laquelle on puisse arriver à de grandes améliorations pour l'art de guérir.

Nous voyons que l'électricité développée par les sécrétions, que l'électricité qui en est, sans contredit, le produit le plus important, agit de différentes manières dans l'économie animale; tantôt répandue sur l'une des surfaces d'un organe membraneux, elle attire sur la surface opposée l'électricité contraire, et ces deux fluides sont dissimulés, comme dans la bouteille de Leyde et l'électrophore. Le plus souvent les organes sont les uns par rapport aux autres dans la position de deux élémens galvaniques; ils sont liés entre eux immédiatement par le moyen des nerfs, ou bien, d'une manière moins directe, par l'intermédiaire des nerfs et du cerveau. Dans ces cas, la circulation sanguine forme le conducteur humide, et vient compléter le circuit.

Enfin, il y a aussi dans le corps une circulation de courant, une circulation électrique qui se fait à travers le système nerveux et le tissu des organes, comme il y a une circulation qui se fait dans les vaisseaux sanguins. Ce que j'en ai dit suffit pour faire comprendre combien cette circulation est importante à connaître, quel rôle elle joue dans les maladies, quelle grande influence elle a comme cause ou comme effet pathologique. On verra surtout qu'il est impossible de comprendre l'étiologie et la symptomatologie de la goutte, sans connaître les dispositions principales de cette circulation. Mais avant de revenir à cette maladie,

objet de nos recherches, il faut nous occuper encore de l'influence de l'électricité sur le système
musculaire, système qui est si fortement atteint
dans la plupart des accès de goutte, et qui s'y
trouve momentanément et partiellement frappé
d'une impuissance que la volonté la plus énergique ne saurait vaincre.

CHAPITRE XVIII.

Des sources de l'électricité qui produit les contractions musculaires, et de la marche de cette électricité.

Galvani nous a appris que l'électricité a la propriété remarquable d'exciter les contractions musculaires dans les animaux privés récemment de la vie : or, il est extrêmement probable que l'agent qui produit ces contractions après la mort est aussi celui qui les excite pendant l'existence; et cette probabilité se change en certitude, quand on voit les phénomènes de nutrition fournir des quantités de fluides électriques qui doivent être considérables, et qu'on voit que l'organisation a tout disposé pour isoler ces fluides, les recueillir et les diriger selon les besoins de l'économie. Les expériences de Galvani prouvent également que les contractions n'ont lieu qu'autant qu'il s'établit un courant électrique passant des nerfs aux muscles ou des muscles aux nerfs. Ayant isolé, sur un guéridon de verre, une grenouille convenablement préparée, il vit que ses contractions n'étaient excitées par l'étincelle électrique qu'autant qu'il établissait une communication avec le réservoir commun. Galvani se servait, pour établir la communication, d'une tige métallique qu'il tenait à la main, ou d'une chaîne de même nature qu'il laissait pendre jusqu'à terre ; il conclut, de ses expériences, que quand l'étincelle électrique est soutirée par les muscles, il faut que les nerfs soient armés d'un conducteur d'une certaine étendue. Cette conclusion était la seule qu'on pût tirer à une époque où l'étude de l'électricité n'était point assez avancée ; c'est, comme nous l'avons dit tout à l'heure, le courant produit par la communication métallique qui agit dans cette circonstance. Izarn a voulu nier l'exactitude des expériences du célèbre professeur de Bologne ; il a fait des efforts pour prouver que l'étincelle électrique excitait les contractions d'une grenouille isolée ; mais ses expériences sont loin d'être concluantes, et je crois que la nécessité du courant a été bien démontrée par Galvani.

Nous adopterons d'autant plus aisément ses conclusions que nous savons, à n'en pouvoir plus douter, qu'il se dégage des quantités énormes de fluide électrique dans les actes de composition et de décomposition qui ont constamment lieu dans l'économie vivante, fluide qui forme des courans très actifs et continus. Mais quels sont les organes qui produisent de l'électricité, pour fournir spécialement aux contractions musculaires, et comment ce fluide chemine-t-il pour former les courans dont Galvani a démontré la nécessité ? Répétons encore une fois que le cerveau ne saurait en être la source, comme l'avait pensé le professeur de

Bologne, et comme beaucoup de savans le croient encore. Le cerveau n'étant point un organe sécréteur, il ne se produit en lui de composition et de décomposition que celles qui sont nécessaires à l'entretien et au renouvellement de sa masse. Le cerveau (et quand je dis le cerveau, j'entends tout l'axe cérébro-spinal) ne peut donc être considéré comme un organe producteur d'électricité; son organisation particulière et la disposition générale du système nerveux à son égard semblent indiquer qu'il en est un collecteur, destiné autant à accumuler l'un et l'autre fluide qu'à en diriger la marche. Au contraire, dans les tissus sécréteurs, il se passe, comme nous l'avons déjà si souvent répété, des actions chimiques qui doivent mettre en liberté des quantités d'électricité très considérables. Les travaux de Faraday peuvent seuls nous donner une idée de l'énorme quantité de fluide électrique que les réactions chimiques dégagent, et par conséquent de la quantité produite dans les réactions qui ont lieu au sein des organes sécréteurs.

Le célèbre physicien anglais que je viens de citer croit pouvoir conclure, de ses expériences, qu'il faut, pour réunir les élémens d'une goutte d'eau, autant d'électricité que pour produire un coup de tonnerre ; si, par une réaction quelconque, cette goutte d'eau se décompose, toute l'électricité qui tenait unis l'oxigène et l'hydrogène dont elle était composée se dégage nécessairement. D'après cela, on peut estimer la quantité de fluide électrique mise en mouvement, quand l'oxigène se combine au carbone et à l'hydrogène pour produire la masse considérable d'acide carbonique et de vapeur qui est exhalée pendant la respiration ; on peut estimer aussi combien d'électricité est mise en liberté, quand l'action de l'estomac, des reins et de la peau parvient à extraire des liqueurs acides d'une liqueur comme le sang, où les alcalis dominent.

Maintenant, Galvani ayant démontré qu'il faut qu'un courant s'établisse entre les nerfs et les muscles pour exciter les contractions, quels sont les organes sécréteurs qui doivent spécialement fournir l'électricité nécessaire pour les exciter, et comment s'établit ce courant au travers des nerfs et des muscles? Nous savons que dans les contractions musculaires la peau se réchauffe, que la transpiration augmente et qu'elle va même jusqu'à la sueur, si les contractions sont vives, générales et soutenues pendant quelque temps. Cette observation est vulgaire, tout le monde l'a faite et la répète journellement; à peine est-il besoin des efforts de la science pour en constater l'exactitude. Cependant nous pouvons l'appuyer encore et la mettre à l'abri de toute contestation au moyen des résultats fournis par la balance. Sanctorius dit, dans l'aphorisme VII de la cinquième section de sa Statique médicale : *Exercitium post septimam usque ad duodecimam horam ab assumpto cibo, magis resolvit insensibiliter horæ spatio, quam tribus horis alterius temporis.*

On sait aussi que dans les mouvemens partiels, c'est la portion de la peau recouvrant les muscles en action qui s'échauffe davantage. Dans les plus fortes gelées, les pieds ne se refroidissent pas pendant la marche, et si l'on est obligé de s'appuyer sur un bâton, la main qui tient le bâton se refroidit d'autant moins qu'on est obligé de le saisir avec plus de force pour s'appuyer davantage. Cet échauffement partiel prouve que, dans les contractions musculaires, la portion de la peau qui recouvre les muscles en mouvement a une action plus énergique que les autres parties de cette membrane : il s'y produit probablement une sécrétion plus active et par conséquent un dégagement d'électricité plus considérable. Il est bon de rappeler ici que cette électricité est négative; mais nous n'avons pas besoin de revenir sur les preuves que nous en avons données.

D'un autre côté, pendant les contractions musculaires, pendant que l'action de la peau est augmentée, comme nous venons de le voir, celle du poumon l'est également; tout le monde sait que dans les efforts musculaires un peu violens la respiration devient précipitée et même haletante. Les efforts musculaires les plus légers ne peuvent avoir lieu sans être constamment accompagnés d'une augmentation de l'action pulmonaire, augmentation qui est en rapport direct avec l'intensité des efforts; ce fait résulte du travail de Lavoisier et Séguin sur la respiration, et des expériences entreprises sur ce dernier savant lui-même. Nous ne pouvons mieux faire que de citer ici un fragment du Mémoire de Lavoisier, sur la respiration, et d'emprunter les paroles mêmes de l'illustre chimiste.

« Il résulte des expériences auxquelles M. Séguin
« s'est soumis, qu'un homme à jeun, dans un état
« de repos, et dans une température de vingt-six
« degrés de thermomètre de mercure, divisé en
« quatre-vingts parties, consomme par heure douze
« cent dix pouces cubes d'air vital ; que cette con-
« sommation augmente par le froid, et que le même
« homme, également à jeun et en repos, mais dans
« une température de douze degrés seulement, con-
« somme par heure treize cent quarante-quatre
« pouces d'air vital.

« Pendant la digestion, cette consommation s'é-
« lève à dix-huit ou dix-neuf cents pouces.

« Le mouvement et l'exercice augmentent con-
« sidérablement toutes ces proportions. M. Séguin,
« étant à jeun et ayant élevé pendant un quart
« d'heure un poids de quinze livres à une hauteur
« de six cent treize pieds, sa consommation d'air,
« pendant ce temps, a été de huit cents pouces, c'est-
« à-dire de trois mille deux cents pouces par heure.

« Enfin, le même exercice fait pendant la diges-
« tion a porté à quatre mille six cents pouces par
« heure la quantité d'air vital consommé. Les efforts
« que M. Séguin avait faits dans cet intervalle équi-
« valaient à l'élévation d'un poids de quinze livres à
« une hauteur de six cent cinquante pieds pendant
« un quart d'heure.

« Dans toutes ces expériences, la température du
« sang demeure assez constamment la même, du
« moins à quelques fractions de degrés près. Mais
« le nombre des pulsations des artères et celui des
« inspirations varient d'une manière très remar-

« quable. Nous sommes parvenus, à cet égard, à
« constater deux lois de la plus haute importance;
« la première, c'est que l'augmentation du nombre
« des pulsations est assez exactement en raison di-
« recté de la somme des poids élevés à une hauteur
« déterminée, pourvu toutefois que la personne
« soumise aux expériences ne porte pas ses efforts
« trop près de la limite de ses forces, parce que,
« alors, elle est dans un état de souffrance, et sort de
« l'état naturel. La seconde, c'est que la quantité
« d'air vital consommé est, toutes choses égales
« d'ailleurs, lorsque la personne ne respire qu'aussi
« souvent que le besoin l'exige, en raison composée
« des inspirations et des pulsations, c'est-à-dire en
« raison directe du produit des inspirations par les
« pulsations. »

Maintenant si l'on rapproche des expériences de
Lavoisier et de Séguin ce que nous avons dit sur la
production de l'électricité dans l'acte de la respiration, on concevra facilement quelle relation il y a
entre les poumons et la peau dans les contractions
musculaires, et dans quel but l'action de ces organes
est simultanément augmentée. Nous avons dit que,
dans la respiration, il y a absorption d'oxigène et
dégagement d'hydrogène et de carbone, et que ces
opérations indiquent la formation d'une grande
quantité de fluide positif qui doit s'écouler par les
nerfs et se porter vers le cerveau. Par un acte de la
volonté, dont nous ne connaissons pas la nature,
mais cependant dont nous pouvons apprécier l'influence, le cerveau transmet cette électricité positive aux muscles, au moyen des cordons nerveux

qui président aux mouvemens volontaires. Cette marche est prouvée par la paralysie résultant de la ligature ou de la section de ces cordons nerveux. A mesure que le poumon dirige, par cette voie, un courant d'électricité positive sur les muscles en mouvement, la peau produit de l'életricité négative dans un rapport égal, et il s'établit ainsi un circuit électrique entre le cerveau et les muscles; circuit dont les poumons et la peau sont les organes électro-moteurs, et qui est complété d'un côté par le cerveau, et de l'autre par la circulation capillaire unissant la peau et les muscles. Cette existence des vaisseaux capillaires dans le circuit électrique explique la plus grande rapidité de la circulation pendant les contractions musculaires, le gonflement des veines, qui vient des parties mises en mouvement et peut-être aussi la plus grande rapidité des pulsations de cœur.

La théorie si simple que je viens d'exposer est basée sur les expériences dues à nos plus célèbres physiciens, parmi lesquels on compte plusieurs médecins du plus grand mérite; elle explique de la manière la plus naturelle et la plus neuve une foule de phénomènes que l'ancienne physiologie n'avait pas même entrepris d'aborder. D'après elle, on conçoit pourquoi l'asphyxie produit si promptement le collapsus des forces musculaires : un des élémens de la pile manque, le poumon ne fait plus de fonctions, le courant électrique est arrêté dans sa partie positive. On conçoit également pourquoi un froid violent rend les membres maladroits, ralentit les mouvemens musculaires et finit par les éteindre. La peau manque de calorique qui est son stimulant naturel; sa sécrétion diminue peu à peu, elle finit par cesser tout-à-fait, il n'y a plus de transpiration, il y a pour ainsi dire asphyxie de la peau; c'est alors l'élément négatif de la pile qui cesse d'agir et qui arrête le courant électrique; voilà par quel mécanisme et dans quelle circonstance principale le froid est sédatif. Si la privation de chaleur n'est point assez complète pour déterminer la mort générale ou partielle, si les muscles peuvent encore se contracter, alors la peau se réchauffe peu à peu, par l'effet du mouvement électrique qui se ranime pour produire les contractions musculaires; la circulation cutanée se rétablit, et la vie peut lutter avec avantage contre la cause destructive du froid. En disant que la circulation se rétablit, je dois faire remarquer que la peau étant condensée, comme tous les corps de la nature, par l'action du froid, indépendamment de la diminution apportée dans l'intensité du courant électrique, cette action doit resserrer les vaisseaux capillaires et opposer à la circulation un obstacle mécanique. On sait que les organes minces et privés de mouvement, comme le nez et les oreilles, sont bien plus exposés que les autres à la congélation. Les orteils et les doigts, qui sont presque aussi minces que ces organes et qui sont bien plus eloignés qu'eux du centre de la circulation, ne se gèlent que quand ils sont en repos; ces faits n'ont plus même besoin d'être expliqués.

Quand le froid n'est pas trop intense et que l'air est sec, la puissance musculaire, loin de diminuer, augmente beaucoup au contraire; la marche est

facile, rapide, et se soutient long-temps sans amener
la fatigue à sa suite. Pourquoi cela? Maintenant on
en comprend aisément la cause : la respiration
s'exécute facilement, à raison de la densité et de la
sécheresse de l'air; il se fait une plus grande consommation d'oxigène, comme l'ont prouvé Lavoisier et Séguin, il y a par conséquent production
d'une plus grande quantité d'électricité positive.
D'un autre côté, la différence qu'il y a entre la
tension de la vapeur d'eau à la température de la
peau et à celle de l'air favorise, surtout sous l'influence du mouvement, la transpiration cutanée.
Les deux électricités nécessaires pour établir le courant sont donc produites en grande abondance, et
il doit en résulter des contractions plus énergiques.
Je ne crois pas que les physiologistes modernes, qui
affirment d'une manière absolue que le froid est
sédatif, puissent expliquer l'énergie musculaire
pendant un froid modéré, d'une manière aussi
nette et aussi claire que nous le faisons ici.

Nous concevons également pourquoi il y a affaissement des forces musculaires pendant la chaleur,
quand l'atmosphère est humide; la respiration
agit avec plus de difficulté sur un air dilaté et
saturé d'eau, elle consomme moins d'oxigène;
la matière de la transpiration s'exhale avec plus de
difficulté, elle ne peut se dissoudre dans un air
humide dont la température approche de celle du
corps; elle s'écoule alors à l'état de sueur à la surface de la peau, et gêne, par sa présence, la continuité de l'action sécrétoire qui a besoin d'être excitée par le contact de l'air ambiant: voilà les vraies

causes de l'abattement qu'on éprouve pendant la chaleur, quand elle est humide.

Notre théorie explique aussi comment la fatigue s'aperçoit à peine pendant la marche, et comment elle s'augmente pendant le repos, jusqu'au point de produire de la douleur. L'action des poumons et de la peau est augmentée pour fournir lès électricités nécessaires à la contraction des muscles; cette action ne cessant point instantanément au moment où les muscles sont mis en repos, les fluides ne se neutralisent plus, il y a accumulation d'électricité, tension électrique dans les muscles; cette tension y appelle les fluides, y produit la douleur; car la douleur étant un phénomène nerveux, est, d'après ce que nous avons dit, nécessairement un phénomène électrique. Quand la contraction recommence, la douleur augmente d'abord, parce qu'il se produit une nouvelle quantité d'électricité; mais les contractions se répétant, les deux fluides se combinent peu à peu, la tension diminue, et la douleur se passe.

Ce n'est pas toujours dans les muscles que le repos, succédant à la fatigue produit de la souffrance. Dans les mouvemens violens, les poumons et la peau redoublent d'énergie, la sueur est abondante, et la respiration précipitée. Si, dans ces circonstances, le mouvement cesse d'une manière brusque et surtout si l'on se repose dans un lieu frais, qui enlève de la chaleur à la peau, la transpiration diminue alors tout d'un coup, et l'électricité négative par conséquent ne s'écoule plus en aussi grande abondance. Les poumons continuant encore

quelque temps leur action et la continuant avec
d'autant plus d'activité que l'air frais la favorise, il
y a dans le parenchyme pulmonaire accumulation
d'électricité positive qui ne trouve plus à s'écouler:
il y a là comme précédemment dans les muscles
tension électrique; le sang est appelé avec plus d'é-
nergie dans le réseau des capillaires, et il en résulte
des inflammations plus ou moins aiguës et plus
ou moins graves du poumon. Voilà la cause évidente des catarrhes, des péripneumonies et des
phthisies, plus redoutables encore, qui viennent
assaillir les danseurs à l'issue d'un bal, ou les marcheurs imprudens qui vont se reposer de leurs fatigues dans un lieu frais et aéré. Ici ce n'est pas la
suppression de la transpiration, comme les médecins le pensent, qui cause le désordre; cette sécrétion ayant été beaucoup plus abondante pendant
quelques heures, une diminution momentanée
qu'elle subit n'est sous ce rapport qu'une compensation; la vraie cause du mal ne peut être que celle
que nous avons assignée : le défaut d'équilibre dans
la production des deux électricités et la tension
dans un des organes producteurs. Le phénomène
dont nous parlons actuellement diffère essentiellement de celui qui cause la pleurésie, et dont nous
avons déjà entretenu nos lecteurs; dans celui-là, il
y a véritablement diminution de la transpiration
et accumulation dans le sang des matériaux qu'elle
aurait dû en extraire. Du reste, le transport de
l'action vitale sur la plèvre, que nous avons promis
d'expliquer, se conçoit maintenant avec facilité, et
se concevra mieux encore quand nous aurons

montré le mécanisme qui produit les douleurs de la goutte.

Après toutes ces explications, après tous ces faits qui leur servent de texte et en même temps de preuves, il est facile de comprendre comment la vieillesse amène successivement la diminution des forces; d'abord les organes se sont endurcis en attirant sans cesse à eux des matériaux ui n'ont pas été éliminés en proportion. L'équilibre des sécrétions est rompu; les liqueurs alcalines sont encore sécrétées en grande quantité; le globe de l'œil est recouvert de larmes abondantes que des paupières éraillées ne peuvent pas toujours retenir; les lèvres entr'ouvertes et pendantes laissent couler une grande quantité de salive; des évacuations bilieuses fréquentes, que le sphincter de l'anus retient à peine, prouvent que le foie conserve encore de l'activité; les jambes infiltrées démontrent que les sécrétions séreuses sont loin d'être suspendues. Tout le système positif conserve encore assez d'énergie; mais la peau du vieillard est froide, sèche, flétrie, couverte de rides; ses urines ont de la tendance à l'alcalinité; la seule sécrétion acide qui semble se faire encore avec quelque abondance est celle du suc gastrique : aussi le sang du vieillard est-il épais et facilement coagulable. Est-ce là du sang riche? je le demande. Les désordres amenés par l'âge dépendent donc du défaut d'énergie dans les sécrétions acides. Il y a quelque chose d'analogue entre les accidens qu'amène la goutte et ceux que cause la vieillesse; mais les accidens, dans ce dernier cas, sont modifiés par la densité et la raideur des tissus, par la faiblesse et les irrégularités de la circulation, par la diminution de la conductibilité des nerfs et, par conséquent, par le défaut de réaction dans toute l'économie. Remarquons pourtant que le vieillard a encore les membres endoloris; souvent ses articulations gonflées ne peuvent céder aux faibles et rares efforts des muscles qu'en produisant de la souffrance; mais ne l'oublions pas, tous ces désordres, amenés par l'âge, sont dus en grande partie à la perte de l'énergie des sécréteurs acides et principalement de la peau.

On ranimera bien plus le vieillard épuisé en réveillant l'action de sa peau et en rendant les caractères acides à sa sécrétion, qu'en le gorgeant de remèdes prétendus stomachiques et cordiaux. Il n'y a pas de doute qu'en redonnant à la peau autant d'énergie qu'elle peut en avoir encore, on augmentera l'action des reins qui ont avec elle une grande sympathie, ou rendra au sang un peu de fluidité, on ramènera l'électricité négative dans le système nerveux; on empêchera ces attaques d'apoplexie qui terminent si souvent l'existence des personnes âgées, attaques qui sont produites, comme je l'expliquerai plus tard avec détail et comme d'ailleurs on le comprend déjà, par des causes très analogues à celles de la goutte. Les médecins ne doivent pas perdre de vue, on ne saurait trop le dire, les fonctions de la peau. Nous devenons vieux principalement parce que notre peau se flétrit. Le vieillard peut être considéré comme une pile qui a fonctionné long-temps et dont l'action se ralentit;

ses élémens sont couverts d'oxide, son liquide excitateur est épuisé; mais on peut rendre à ce liquide
une partie de ce qui lui manque et ranimer encore
un peu l'action de l'instrument.

Je crois que tous les faits que je viens de signaler
sont évidens, que les explications que j'en donne
sont claires, précises et naturelles, qu'elles ne sont
pas déduites de suppositions gratuites, mais qu'elles
sont, au contraire, les conséquences forcées des
phénomènes de la vie et des lois générales de la
matière. Je pense que cette théorie est à l'abri de
toute objection sérieuse; qu'elle explique mieux
les phénomènes de la santé et de la maladie que
celles qui l'ont précédée et qui ne reposent toutes
que sur de pures hypothèses. J'espère que le lecteur incrédule sera convaincu, quand il verra
comment elle explique aussi toutes les douleurs de
la goutte, et surtout comment elle donne les moyens
de les soulager.

CHAPITRE XIX.

Quelques autres déductions des faits précédens.

La théorie que je viens d'exposer est le résultat des travaux d'un grand nombre de ces expérimentateurs célèbres, qui ont jeté tant d'éclat sur la fin du siècle précédent et sur le commencement de celui-ci ; elle prouve que la respiration n'est point, comme on le pense, la principale cause de la chaleur animale. La doctrine émise par Lavoisier, et conservée presque intacte jusqu'à nos jours, n'est qu'une admirable et savante erreur. La vraie cause de la chaleur animale, c'est le dégagement de l'électricité dans toutes les parties ou plutôt dans tous les points du corps, dégagement qui a lieu, comme dans le reste de la nature entière, partout où il y a des phénomènes de composition et de décomposition, soit dans les liquides, soit dans les solides, partout où il y a des frottemens, partout où il se trouve en contact des tissus de nature différente. Si le poumon était l'organe qui produit principalement la chaleur animale, il serait brûlé par suite du grand dégagement de calorique qui s'y ferait, comme Lagrange l'a judicieusement fait observer, ou du moins sa température serait bien supérieure à celle des autres organes, ce qui n'a pas lieu. Il y a donc une erreur évidente dans toutes les expériences qui ont été entreprises depuis Lavoisier, Laplace et Séguin jusqu'à M. Desprétz, pour faire coïncider la température animale avec la consommation d'oxigène faite pendant la respiration. La peau n'est pas davantage un organe spécial de réfrigération, comme le pensent les physiologistes de nos jours; car, si dans les mouvemens musculaires, cette membrane exhale des vapeurs d'eau qui enlèvent au corps du calorique, elle se réchauffe aussi, même au contact de l'air froid, en produisant une partie de l'électricité nécessaire à l'excitation des muscles. Si, dans ce phénomène, l'évaporation de la transpiration cutanée enlève assez de chaleur pour empêcher que la température du corps ne s'élève au delà du degré nécessaire à la vie, il serait difficile de ne pas reconnaître que l'exhalation de la transpiration pulmonaire a justement le même usage.

La combinaison des fluides électriques qui causent la chaleur animale a lieu dans toute l'économie. Chaque fois qu'un organe négatif agit, l'électricité qu'il développe sollicite l'action d'un organe positif en rapport avec lui, soit par l'intermédiaire du cerveau ou d'une partie du système nerveux, soit plus directement encore par le simple contact et même par la continuité du tissu: telle est la cause de l'équilibre dans la vie organique; telle est l'origine des sympathies. Quand l'équilibre est rompu, il y a nécessairement sensation et souvent douleur dans l'économie : ainsi, par exemple, la surface péritonéale des intestins est positive, tandis que leur surface muqueuse est négative. Pendant l'acte de la digestion, il doit y avoir un dégagement d'électricité plus considérable, puisqu'alors la muqueuse sécrète une liqueur très acide; dans le même moment l'intestin est animé de mouvemens péristaltiques; ce mouvement, qui est involontaire et dont le cerveau n'a pas la conscience, est dû très probablement à la communication des deux surfaces électrisées, communication qui se fait à travers la tunique musculaire par laquelle elles sont séparées. Dans l'état de vacuité de l'estomac, la muqueuse n'étant plus excitée, l'électricité positive, dégagée dans la tunique péritonéale par le fait de sa sécrétion, ne trouve plus d'électricité négative avec laquelle elle puisse se combiner; n'est-il pas probable que le péritoine alors se charge d'une plus grande quantité de fluide, et qu'une tension électrique se propage dans tout le système positif de l'économie jusqu'aux glandes salivaires? n'est-il pas probable aussi que la faim est un des produits de cette tension, ainsi que l'activité plus grande des glandes salivaires, activité qu'on remarque quand le besoin d'alimens se fait sentir? n'est-il pas également probable que la soif est causée par l'excitation négative de la muqueuse? Car on éprouve la soif principalement quand la digestion gastrique s'opère, ou, en d'autres termes, quand la muqueuse digestive est excitée et sécrète une liqueur acide. Remarquons en passant qu'une sueur abondante, qui est également une sécrétion acide, cause aussi le sentiment de la soif, que l'allaitement produit le même phénomène et par la même raison, et que de toutes les boissons, les boissons acidules sont celles qui désaltèrent le plus : or les boissons acidules doivent avoir pour propriété d'apaiser l'excitation de l'estomac et de diminuer par conséquent la sécrétion du suc gastrique.

Nous retrouvons encore un échange d'électricité positive et négative entre les organes spermatiques et urinaires. Tout le monde sait que les désirs vénériens déterminent une sécrétion plus abondante d'urine et une émission fréquente de petites quantités de cette liqueur. On se rend aisément compte de ce phénomène en songeant que les nerfs spermatiques tirent leur origine des plexus rénaux, et que le circuit électrique est complété par la continuité des membranes muqueuses appartenant aux systèmes génital et urinaire.

Il doit y avoir dans l'économie animale une foule de circulations électriques analogues à celles-là, s'exécutant entre les différens organes, tantôt avec l'un, tantôt avec l'autre, selon les besoins différens de l'économie. Ces relations s'établissent par contact, par superposition d'organes ou par voie de continuité; mais toujours les nerfs appartenant soit au système de l'axe cérébro-spinal, soit à celui du grand sympathique, concourent à l'action et complètent l'arc électrique. Ces considérations sont, je crois, de nature à jeter un jour nouveau sur les fonctions du système nerveux, et à solliciter une étude plus approfondie et plus philosophique des principales dispositions de ce système. En attendant il est facile de concevoir d'avance l'influence qu'il a dans la production de la goutte. On comprend que la culture de l'esprit, que l'habitude des études et de la méditation, que tout ce qui rend les nerfs plus irritables, plus sensibles, ou, en d'autres termes, qui augmente leur pouvoir conducteur, doit influer sur la propagation du fluide électrique dans l'économie, et par conséquent sur l'équilibre des sécrétions.

Je crois qu'on a bien compris la doctrine que je viens d'exposer et qu'on ne saurait en nier ni les bases ni les développemens principaux. D'après les principes sur lesquels la doctrine électrique repose, il ne peut y avoir de sécrétions, de nutritions, de mouvemens dans le corps, sans qu'il n'y ait en même temps dégagement d'électricité; ce fluide doit même nécessairement se produire par le contact de deux organes de nature différente; car chaque fois que deux corps de nature différente sont en contact, d'après les expériences de Libes, il y a dégagement d'électricité; chaque fois que ce fluide est accumulé en plus grande abondance dans un organe, il y appelle une plus grande quantité de sang et l'y fait circuler avec plus de rapidité; les fonctions alors s'exécutent avec plus d'activité; mais si l'excitation électrique est trop grande, l'inflammation survient; ce dernier phénomène doit se présenter aussi, quand il se développe dans un tissu, celui des deux fluides qui ne lui est pas destiné. Qu'une épine s'enfonce dans le tissu cellulaire, justement parce qu'elle est un corps d'une autre nature que celle de ce tissu, il doit y avoir développement anormal d'électricité, et par conséquent douleur; il doit en résulter un appel de sang qui arrive de tous les environs et circule avec une rapidité plus grande que d'habitude; il doit y avoir encore augmentation de chaleur, si la chaleur est le produit des mouvemens électriques du corps. Voilà, je crois, en peu de mots, la théorie jusqu'à présent si obscure de l'inflammation, devenue bien claire et bien précise; et les causes bien évidentes *de la douleur, de la chaleur, de la tumeur et de la rougeur.* Si la cause du mal persiste, si le mouvement pathologique continue, il n'est pas étonnant que cette électricité anormale produise une sécrétion anormale, puisque l'électricité préside aux sécrétions; et voilà aussi la doctrine de la suppuration qui se comprend avec la plus grande facilité.

Du reste, les détails dans lesquels nous sommes entrés ne sont point une digression, comme on pourrait le croire. La connaissance des principes que nous venons d'exposer est nécessaire pour comprendre le mécanisme de la goutte, pour concevoir la formation, le développement et la guérison de cette maladie, et les dégénérescences auxquelles elle est sujette. Il faut connaître la marche de la nature pour pouvoir la suivre dans ses écarts, et l'aider au besoin à reprendre une direction convenable. Maintenant que ces prolégomènes sont posés, nous allons en faire l'application à l'étude du mécanisme de l'arthritis et de quelques autres maladies, et nous indiquerons les moyens hygiéniques et thérapeutiques qui sont les dernières conséquences de ces principes. On voit déjà qu'il ne s'agit point ici d'une médecine empirique, comme l'ont cru jusqu'à présent tous ceux qui m'ont vu traiter des goutteux : c'est au contraire la médecine la plus rationnelle, j'ose le dire, qu'on ait jamais faite; car elle s'appuie sur l'observation, sur l'expérience et sur une série de raisonnemens où tout s'enchaîne de la manière la plus logique, depuis les causes du mal jusqu'à son traitement. Nous allons voir non seulement comment on guérit l'arthritis, mais aussi pourquoi on la guérit. Les principes sur lesquels ma doctrine repose sont tellement les vrais principes, ils démontrent d'une manière si claire et si exacte le mécanisme des accès de goutte qu'il devient facile d'imiter la nature et de faire naître artificiellement ces accès dans un moment où l'économie animale n'y semble pas disposée; j'en ai fait l'expérience sur moi-même. Je ne crois pas que jusqu'à présent il y ait eu en médecine une doctrine pathologique qui ait apporté avec elle une preuve aussi évidente de sa vérité et de son exactitude.

Mais avant de commencer l'examen des symptômes d'un accès de goutte et de voir en action les forces dont nous venons d'étudier la nature, nous devons récapituler une partie des faits que nous avons exposés; nous allons les présen'er maintenant dans l'ordre le plus naturel; celui que nous avons précédemment suivi nous était imposé par l'obligation de les appuyer de preuves nécessaires et de les soumettre à la discussion.

Quand Cotugno, Galvani, Volta, Aldini, de Humboldt, Ure et tant d'autres expérimentateurs ne nous auraient pas laissé leurs travaux admirables,

quand bien même ils ne nous auraient pas prouvé
que l'électricité se développe dans le corps des animaux et qu'elle préside aux actes principaux de la
locomotion; quand bien même Maujou, Wollaston,
Orioli et récemment M. Donné n'auraient pas fait
voir que ce principe exerce une grande influence
sur les sécrétions, le développement de l'électricité
dans les actes de la vie découlerait naturellement
de l'état actuel des sciences physiques. Les expérimentateurs qui ont aperçu l'existence de l'électricité dans les animaux ont fait de constans efforts
pour découvrir l'organe qui l'y développe; ils auraient dû voir qu'elle s'y forme naturellement partout, car partout il y a superposition de différens
tissus, frottement entre eux, altération des fluides
pour former des solides ou des fluides d'une autre
nature, passage des solides à l'état liquide dans les
actes de la nutrition; circonstances qui ne peuvent
avoir lieu sans dégagement d'électricité. Une fois
développé dans la substance des organes et dans
leurs moindres divisions, ce principe est retenu
par les mailles du tissu cellulaire qui étant un corps
graisseux se trouve être, par là même, un mauvais
conducteur: aussi voyons-nous ce tissu devenir
plus abondant et plus graisseux quand il doit
séparer des organes qui, par la nature de leurs
fonctions, produisent des électricités contraires.
Nous ne pouvons nous représenter la structure des
corps animaux que comme une agglomération de
fibres ou de grains dont chacun est enfermé dans
une gaîne ou une maille de tissu cellulaire; ainsi
enveloppée, chaque portion organique est isolée du

reste de l'économie, elle ne peut exercer d'influence électrique ou en éprouver qu'au moyen des vaisseaux et des nerfs qui y aboutissent. Les vaisseaux, remplis de liquide, qui vient se décomposer en partie dans cette petite portion d'organe pour sa nutrition, font l'office de conducteur humide; ils jouent un rôle analogue à celui d'une pièce de drap imbibée d'un liquide excitateur et placée entre deux couples voltaïques; tandis que le nerf qui aboutit au même point organique, étant infiniment plus conducteur de l'électricité que le liquide des différens vaisseaux, fait la fonction du conducteur métallique qui unit les élémens extrêmes de la pile, et, sous ce rapport, la substance médullaire des nerfs n'est pas un conducteur moins parfait que les métaux. Ainsi nous ne pouvons nous empêcher de considérer les divisions du solide vivant que comme des corps électro-moteurs isolés les uns des autres par le tissu cellulaire, ne communiquant entre eux qu'au moyen de leurs nerfs et de leurs vaisseaux. Tout ce système est enveloppé par l'épiderme, membrane sèche, produisant un isolement plus complet peut-être que les lames du tissu cellulaire.

Nous avons ensuite recherché de quelle nature devait être l'électricité dégagée dans les principaux organes des animaux, et nous avons vu que les organes produisant des sécrétions acides doivent être électrisés négativement, et que ceux qui produisent des sécrétions alcalines doivent jouir de l'électricité contraire. Parmi les preuves que nous avons citées pour appuyer cette opinion, nous ne devons pas oublier celles qui découlent de la composition chimique du parenchyme des organes, comparée à la composition du liquide que leur action produit. Ainsi nous avons vu que le foie, considéré par nous comme un organe positif, parvient en effet à extraire du sang, à s'assimiler principalement un acide et de l'albumine qui forment sa propre substance. Or, l'acide et l'albumine, faisant partie d'un mélange soumis à l'influence d'un courant électrique, seraient attirés au pôle positif, tandis que les matériaux de la bile, étant composés d'alcalis, unis à des substances chargées d'hydrogène et de carbone, seraient au contraire repoussés par ce pôle, comme ils le sont par le foie. Cette démonstration est concluante plus qu'aucune démonstration médicale ne l'a jamais été; je ne vois pas d'objections à y faire. Cette disposition, que nous saisissons facilement dans le foie parce que sa composition nous est bien connue, ainsi que celle de la bile à laquelle il donne naissance, doit être le résultat d'une loi générale pour tous les organes sécrétant des liqueurs alcalines, et l'analogie nous conduit à penser que des phénomènes semblables se passent dans l'acte simultané de la sécrétion et de la nutrition des sécréteurs acides : seulement ils s'y présentent dans un ordre inverse, ce qui d'ailleurs est prouvé par des expériences directes.

Laissant ensuite de côté la nature des liquides séparés du sang par les différens organes sécréteurs, nous ne nous sommes plus occupés que de l'électricité, qui en est le produit le plus important. Nous avons étudié les sources principales et les

origines diverses des deux fluides dans l'économie, et cet examen nous a fait voir entre autres
choses remarquables, que les poumons paraissent
être des organes positifs en opposition d'action
principalement avec la peau, qui est l'organe négatif par excellence.

En traitant cette question, nous avons vu que
les deux membranes muqueuses, la gastro-pulmonaire et la génito-urinaire, paraissent avoir chacune
une portion positive et une portion négative, en
d'autres termes, une portion sécrétant du mucus
acide et une autre du mucus alcalin.

Nous avons remarqué aussi que les différens organes réagissent les uns sur les autres dans la production de leur électricité. Cette réaction a lieu par
le voisinage, par le contact, par la continuité du
tissu, par une origine commune de vaisseaux ou
par des anastomoses, par la communication directe
des branches nerveuses, ou par l'intermédiaire du
cerveau. Ces influences électriques que les organes
exercent les uns sur les autres expliquent un grand
nombre de phénomènes, entre autres certaines absorptions, les sympathies, et cet équilibre remarquable qui existe entre les différens organes, et qui
tend toujours à se rétablir une fois qu'il a été
rompu.

Enfin nous avons vu comme les forces électriques
sont mises en jeu pour produire les contractions
musculaires. Nous avons fait remarquer que le poumon et la peau sont les principaux organes électro-
moteurs qui produisent le courant électrique nécessaire aux contractions; si nous n'avons point indi-

qué les principales théories émises jusqu'à ce jour pour expliquer la manière dont l'électricité agit directement sur les fibres musculaires pour les raccourcir, c'est parce que ces théories ne sont point encore suffisantes, et n'expliquent que d'une manière très imparfaite le mystère de la contraction; mais, en laissant de côté l'influence mécanique de l'électricité, nous avons étudié les circonstances qui peuvent faire varier sa production, soit dans le poumon, soit dans la peau, et nous avons expliqué, à l'aide de ces recherches, plusieurs phénomènes physiologiques et pathologiques qui, jusqu'à présent, étaient inexplicables.

Si, maintenant que tous ces principes sont bien compris, nous portons nos regards sur les causes de la goutte, nous pourrons nous en expliquer l'influence bien plus complétement que nous ne l'avons fait jusqu'alors. C'est surtout quand nous aurons exposé l'ensemble des lésions qui constituent un accès de goutte, et que nous aurons présenté, si j'ose m'exprimer ainsi, le mécanisme de cette affection, que l'on comprendra bien l'influence que chacune des causes prédisposantes et occasionnelles peut avoir sur la production du mal, et c'est ce dont nous allons nous occuper dans le chapitre suivant.

CHAPITRE XX.

Mécanisme des accès de goutte.

Si l'on fait attention à tout ce qui a précédé, on concevra aisément comment les causes de la goutte agissent, non seulement pour en préparer les accès, mais encore pour les développer et les entretenir. Si l'on se rappelle tout ce que nous avons dit jusqu'à présent, si l'on se souvient des causes que les meilleurs médecins ont assignées à la maladie qui nous occupe, et du mode d'action de chacune d'elles sur l'économie vivante, on ne pourra douter qu'elles concourent toutes à un effet commun : elles diminuent l'énergie des sécréteurs acides en augmentant celles des sécréteurs alcalins. Nous avons trop discuté ce point de doctrine, nous avons accumulé trop de preuves de cette vérité, pour être obligés de répéter ce que nous avons déjà dit, à ce sujet, dans une autre partie de cet ouvrage. Indépendamment des causes signalées par les auteurs, et dont nous avons discuté l'effet, nous avons dit que la conformation du goutteux, la disposition de tous ses organes, tendent à en favoriser l'action. Le défaut d'équilibre dans les sécrétions acides et alcalines forme le caractère principal de la constitution goutteuse, et parviendrait souvent à produire le mal indépendamment de l'influence des agens extérieurs. L'inégalité d'action entre des organes aussi importans que les sécréteurs altère d'abord, comme nous l'avons dit, la composition du sang; elle diminue peu à peu la proportion de la soude, qui est le dissolvant principal des matériaux de cette liqueur. Le sang s'épaissit, ses principes tendent à se précipiter, son albumine et sa fibrine sont plus susceptibles de coagulation.

Nous avons à peine besoin de faire remarquer qu'il n'est pas nécessaire, pour que la goutte se développe, que toutes les causes que nous lui avons assignées agissent à la fois. Il ne faut pas que l'action de tous les sécréteurs acides soit enrayée, ni que celle de tous les sécréteurs alcalins ait plus d'énergie que d'habitude; l'organisation ne résisterait probablement pas long-temps à un trouble aussi grave. Il suffit, pour altérer la composition du sang et pour le rendre moins alcalin, qu'une partie seulement de ces causes agisse; il ne faut qu'une diminution d'action dans un des sécréteurs acides, et une augmentation d'action dans un des sécréteurs alcalins; il ne faut même qu'une altération analogue dans un seul des organes sécréteurs, pourvu que cette altération ne soit pas compensée dans l'économie. Ainsi, la seule suppression de la sécrétion laiteuse suffit bien souvent pour produire une maladie qui ne diffère en rien de la goutte, comme nous l'avons déjà fait remarquer. Beaucoup de goutteux ont une transpiration très abondante; mais alors ils ont le ventre très relâché. D'autres éprouvent de la constipation, mais leur peau est sèche, aride; la transpiration est extrêmement diminuée, et les urines elles-mêmes le sont d'une manière notable. J'ai même vu des goutteux chez lesquels il y avait des transpirations abondantes et acides, des urines qui l'étaient également, sans que les sécrétions alcalines parussent être augmentées. La goutte, dans ces cas rares, ne peut être rapportée qu'à une cause; elle est due sans doute à un vice de nutrition en vertu duquel les sécrétions acides et alcalines se faisant équilibre, l'absorption intestinale introduit dans la circulation des élémens moins alcalins qu'il ne le faudrait.

Si la disposition à la goutte n'est ni très intense ni très ancienne, l'altération du sang et les causes qui la produisent ne sont point appréciables pour le goutteux; il n'éprouve aucune gêne, toutes ses fonctions semblent s'exécuter d'une manière libre, facile et complète; il a de l'appétit, un peu de soif, il digère bien; il a l'esprit quelquefois irritable, mais souvent enjoué, ce qui n'est regardé que comme une disposition naturelle de son caractère. Son ventre est relâché; il a tous les jours une selle molle, et quelquefois deux; ce qui l'entretient dans une sécurité profonde, et lui semble être la perfection de la santé. La diminution dans la qualité et dans la quantité de la transpiration insensible, et le défaut d'acidité dans ses urines n'étant point appréciable pour lui, il ne s'en inquiète point. Mais à mesure que l'altération du sang fait des progrès, que la prédominance alcaline y diminue, il arrive un trouble qu'il est facile à la théorie de prévoir.

et que la pratique et l'expérience constatent de la manière la plus évidente.

Il faut bien que la disposition qui a modifié la composition du sang change quand l'altération de cette liqueur est parvenue à un certain degré, sans quoi le sang cesserait d'être du sang, et l'organisation animale serait détruite. Il doit nécessairement arriver un moment où les sécréteurs acides trouvant plus abondamment les principes essentiels à leur sécrétion, malgré leur défaut d'activité habituelle, en séparent une plus grande quantité à la fois, tandis que les autres sécréteurs, trouvant moins d'alcali dans le sang, ne peuvent plus sécréter en même quantité les liqueurs dans lesquelles la soude entre comme principe essentiel. Les causes de la goutte étant connues, leurs effets étant étudiés avec le soin que nous avons apporté à toutes nos recherches, il était facile de prévoir ce phénomène, qui est trop important d'ailleurs pour que nous ne l'examinions pas avec attention.

Quand le sang a subi l'altération que nous avons tant de fois signalée, et que l'accès de goutte devient imminent, la peau, les reins, la muqueuse gastrique et intestinale semblent augmenter d'activité, et cette augmentation va quelquefois jusqu'à l'irritation. La soif est ordinairement plus vive; tantôt il y a une faim plus grande que d'habitude, et tantôt une véritable irritation d'estomac, avec aigreurs, éructations, perte d'appétit, dégoût pour les alimens. La peau est chaude, la transpiration est plus abondante et plus acide, le moindre effort détermine de la sueur; et si les articulations ne sont pas souffrantes à cette époque, le goutteux est plus fort et plus alerte, parce que l'électricité se dégage plus abondamment de la peau. L'urine se sécrète en plus grande quantité ; elle est rouge, contient plus d'acide phosphorique et souvent assez d'acide urique pour produire, en se refroidissant, un dépôt considérable. Ces urines, irritant la vessie, font éprouver aux goutteux le besoin de les rendre souvent ; ce besoin est quelquefois assez fréquent et assez impérieux pour gêner beaucoup les malades, qui sont obligés de se déranger à tous momens pour le satisfaire.

En considérant ce qui se passe dans les sécréteurs alcalins, nous trouvons des phénomènes tout-à-fait opposés. La salive et le mucus du nez se sécrètent en moins grande abondance; la bouche et les fosses nasales se dessèchent ; la bile et probablement aussi le suc pancréatique coulent en quantité moins grande. Le goutteux, de relâché qu'il était, devient constipé, il est plus disposé aux hémorrhoïdes ; le ventre est gonflé. Les malades éprouvent des désirs vénériens plus fréquens; il y a de la tension dans tout le système des organes alcalins, de l'orgasme, de la turgescence, comme on le dit dans le langage si vague de la médecine; mais qu'est-ce que cette tension, cet orgasme, cette turgescence? quel en est le mécanisme? quelle en est la nature essentielle? d'où vient cette gêne dans un système, et cette activité, cette liberté qui a lieu dans l'autre ? c'est ce que nous devons examiner.

D'après les principes que nous avons posés, les sécrétions acides sont le produit de l'électricité négative. En même temps qu'elles ont lieu, cette électricité se dégage et s'écoule le long des filets nerveux qui partent de l'organe sécréteur à mesure que le liquide sécrété s'écoule par les canaux qui lui sont propres; mais les acides du sang, y étant en plus forte proportion que dans l'état normal, étant retenus dans leurs combinaisons par une moindre quantité d'alcali, doivent s'en séparer en plus grande abondance sans dégager cependant plus d'électricité négative que d'habitude. Cette électricité s'écoule donc le long des nerfs qui lui sont propres sans aucune gêne, et elle traverse d'autant plus rapidement leur étendue qu'elle est en même proportion que de coutume et qu'elle est appelée par de l'électricité positive à un plus grand état de tension qu'à l'ordinaire, comme nous allons le voir.

Dans l'autre système, dans le système positif, il se passe des phénomènes entièrement opposés. Les substances alcalines qui doivent y être séparées du sang abondent moins dans cette liqueur; et, d'un autre côté, elles y sont unies à une bien plus grande proportion d'acide; elles sont par conséquent retenues dans leurs combinaisons par une attraction plus puissante, par une plus forte somme d'affinité : il faut donc pour les extraire un plus grand effort, ou, en d'autres termes, un dégagement d'électricité plus considérable que dans l'état ordinaire de la santé. Cette électricité s'écoule aussi le long des nerfs qui lui sont propres; mais ne rencontrant point dans le système opposé une quantité suffisante de fluide négatif pour la saturer, pour reconstituer avec elle du fluide neutre, il s'ensuit qu'elle s'écoule moins rapidement, qu'elle ne marche qu'en raison de sa recomposition lente, et à mesure qu'elle se forme, elle détermine une tension allant en augmentant jusqu'à un certain degré, dans tout le système nerveux qui lui est particulier Cette accumulation d'électricité qui ne s'écoule qu'avec peine, tout en appelant le sang dans le système positif où elle a lieu, enraie cependant l'activité des sécréteurs qui lui appartiennent et supprime en partie leurs sécrétions; elle les met dans la position d'un élément de pile, privé d'un conducteur suffisant pour transporter l'électricité qu'il dégage; son action sur le fluide excitateur est alors supprimée; ou mieux encore, l'accumulation d'électricité dont nous parlons met les organes sécréteurs où elle a lieu dans une condition analogue à celle où ils seraient si leurs nerfs étaient liés ou coupés. L'électricité, dans ce dernier cas, n'ayant plus d'écoulement, les sécrétions s'arrêtent tout-à-fait, comme mille exemples le prouvent. Ici la sécrétion n'est enrayée qu'en partie, parce que l'écoulement du fluide positif n'est point complétement arrêté, il est seulement diminué d'une manière notable. Voilà d'où viennent les phénomènes que nous avons rappelés tout à l'heure; voilà pourquoi toutes les sécrétions alcalines sont considérablement diminuées, et pourquoi aussi nous trouvons dans cette circonstance de la tension, de la propension à la douleur dans tout le système positif. D'après cela, il est facile de comprendre le mécanisme qui arrête la sécrétion de la salive et du mucus des fosses nasales; pourquoi la bile coulant

én petite quantité amène une constipation souvent
très énergique. C'est dans cette circonstance que le
teint est jaune chez beaucoup de goutteux avant et
pendant leurs accès; il est bilieux, comme les médecins le disent; il indique une altération dans les
fonctions du foie et des organes qui dépendent de
ce viscère. C'est ce qui sans doute, malgré les avis
répétés du grand Sydenham, a fait donner des purgatifs, dans les accès de goutte, par des praticiens
qui étaient loin de se douter de la nature du mal
qu'ils tâchaient de combattre. Les purgatifs, soit
dit en passant, peuvent bien dans quelques circonstances diminuer la douleur par une dérivation
qui n'est pas toujours sans un danger immédiat;
mais ces remèdes entretiennent le mal, le prolongent en augmentant l'altération du sang. Il faudrait, pour que cette médication fût avantageuse,
trouver des purgatifs agissant sur la muqueuse
intestinale, sans augmenter l'action du foie, du
pancréas et même du péritoine, et de tels purgatifs non seulement ne sont pas connus, mais ils
n'existent pas, ils sont impossibles.

C'est aussi la tension électrique dont nous venons de parler qui, appelant le sang dans tout le
système positif, produit entre autres phénomènes
les désirs vénériens dont beaucoup de goutteux
sont tourmentés, surtout à la veille de leurs accès,
désirs qu'il est dangereux de satisfaire, parce que
en augmentant la sécrétion du sperme on augmente
aussi le dégagement d'électricité positive. Nous
devons attribuer également à la même cause les
hémorrhoïdes, auxquelles les goutteux sont dis-

posés, et qui sont souvent l'avant-coureur de leurs accès; car la fin du rectum appartient, comme nous l'avons dit, au système positif.

La différence de tension entre les deux systèmes électriques est la cause évidente du trouble qu'on remarque dans les fonctions nerveuses de la plupart des goutteux. C'est elle qui produit la gêne de la respiration, l'essoufflement par lequel certains accès de goutte sont précédés. C'est elle aussi qui occasionne les crampes fréquentes auxquelles les podagres sont sujets, et les commotions nerveuses dont j'ai déjà parlé, qui viennent souvent les assaillir surtout au moment où ils s'endorment. C'est à elle principalement que l'on doit attribuer les accès d'impatience et de colère auxquels se livrent la plupart des goutteux pendant les paroxysmes de leur cruelle maladie. Un accès de goutte est un accès de colère, a dit Sydenham. A ce sujet nous devons faire une remarque; c'est que les hommes qui, dans leur état normal, éprouvent cette tension du système positif, qui ont la peau habituellement jaune, qui sont sujets à la constipation, aux hémorrhoïdes, etc., sont aussi souvent la proie des passions violentes et tristes; ils ont le tempérament colérique des anciens physiologistes; ce sont des hommes ardens, avides des plaisirs vénériens, qui habituellement ont au physique et au moral les mêmes dispositions que le goutteux n'a que d'une manière accidentelle, peu de temps avant l'invasion de ses accès. Ces remarques et ces réflexions doivent jeter un grand jour sur les causes et la nature du tempérament colérique et bilieux et sur le génie particulier des maladies auxquelles ils sont principalement exposés.

Il résulte donc des faits que nous venons de présenter que, quand les causes de la goutte ont agi assez pour altérer la composition du sang, il se fait nécessairement un changement dans l'ordre habituel des fonctions, changement que l'on a appelé souvent effort médicateur de la nature, mais dont on avait méconnu jusqu'à présent le caractère et le mécanisme. La combinaison chimique des élémens du sang, considéré comme liquide excitateur, ne pouvant plus se prêter au rapport réciproque des organes sécréteurs, regardés comme des élémens de pile, il se développe peu à peu une grande activité dans les organes qui appartiennent au système négatif, non seulement parce qu'ils trouvent en trop grande abondance dans le sang les principes dont ils ont besoin, mais aussi parce que leur électricité s'écoule facilement, rencontrant aux différens points de jonction des deux systèmes nerveux plus d'électricité positive qu'il n'en faut pour la saturer. D'un autre côté, les organes appartenant au système contraire fonctionnant mal, le sang y abonde; elles sont dans un état voisin de l'état inflammatoire, parce que leur électricité s'écoule avec peine et acquiert une tension trop considérable. Cette tension réciproque des deux systèmes positif et négatif, les effets qui en résultent, sont bien dignes de toute l'attention des médecins; une foule de faits pathologiques en reçoivent une explication claire et naturelle; on trouve ici la cause évidente et long-temps ignorée d'un

grand nombre de désordres de l'économie animale.
Un jour, qui peut-être n'est pas bien loin, on verra
cette doctrine s'élever, grandir et s'appliquer aux
différentes branches de la physiologie et de la pathologie; on verra alors avec étonnement comme
tous les phénomènes de la santé et de la maladie
se lient entre eux, s'enchaînent et s'expliquent. Mais
je ne dois pas oublier que cet ouvrage est consacré
spécialement à l'étude de la goutte, ni perdre
de vue l'étendue et les bornes de mon sujet.

La diminution des sécrétions alcalines et l'augmentation des sécrétions acides doivent évidemment remédier à l'altération du sang produite par
les causes nombreuses que nous avons examinées.
Cet antagonisme entre les systèmes positif et négatif et les efforts qui en résultent, sont un exemple
remarquable des moyens que la nature emploie
pour entretenir l'équilibre au sein de l'organisation. Nous voyons clairement ici comment le sang,
soumis à différentes causes d'altération, revient à
sa composition normale. Chez les goutteux, les
choses se passent souvent ainsi sans un grand trouble, surtout quand une médication imprudente ne
vient point déranger cette opération restée jusqu'à
présent mystérieuse. Chez les jeunes goutteux, qui
n'ont point encore eu d'accès, et chez ceux qui, en
ayant eu déjà, ont un mal encore léger, l'accumulation lente des acides dans le sang, et la
disposition électrique qui en est à la fois l'effet et
le remède, doivent se renouveler fréquemment
sans qu'on y fasse attention. Seulement, pour me
servir du langage vague et prétentieux de la science,

quand la nature fait effort pour chasser de l'économie les acides surabondans et y conserver les principes alcalins, les malades qui ont de la chaleur à
la peau, qui rendent des urines rouges et fréquentes, et qui ne vont point à la garde-robe autant que
d'habitude, disent qu'ils sont échauffés; heureux
quand leurs médecins ne se croient point obligés
de les rafraîchir avec leurs saignées, leurs sangsues
et leurs drogues évacuantes.

Qu'un lecteur inattentif, qui n'aura pas suivi avec
assez de soin les détails que j'ai donnés jusqu'à présent sur l'intéressant sujet dont nous nous occupons, ne se figure pas que je lui présente ici des
hypothèses au lieu de la réalité; qu'il ne croie pas
que la marche rapide de l'électricité négative dans
le système qui lui est affecté, et que la stagnation
et la tension du fluide positif dans les organes qui
lui sont propres soit une supposition purement
gratuite, comme il y en a tant en médecine; c'est
au contraire une conséquence nécessaire des principes que j'ai d'abord établis, et ces principes eux-
mêmes, loin d'être supposés, sont les résultats de
l'observation la plus éclairée et la plus attentive;
ils sont le fruit des recherches laborieuses des plus
savans expérimentateurs, ils appartiennent aux bases de la science, et sont tout-à-fait inattaquables.
Qu'on se rappelle comment nous avons procédé;
nous avons d'abord dit que toutes les sécrétions
sont ou acides ou alcalines; ce point de départ de
notre doctrine, ce fait fondamental, nous ne l'a-
vons point imaginé, ce n'est pas une supposition
hasardée, c'est au contraire le résultat remarqua-

ble des travaux des chimistes les plus célèbres, qui ont successivement brillé depuis les premiers jours de la science jusqu'à présent ; c'est un fait ancien, confirmé par tous les travaux postérieurs, reçu dans la science sans contestations, consigné dans tous les traités de chimie ; c'est un fait enfin reconnu par tout le monde et que personne ne peut ni ne veut nier. Par cela seul que les fluides acides et alcalins des sécrétions sont tous extraits d'une même masse de liquide, leur formation ne peut avoir lieu sans qu'il y ait dégagement des deux électricités ; il y a plus, c'est qu'aucun phénomène de nutrition ne peut avoir lieu dans aucun point de l'économie animale, sans produire un semblable dégagement. J'ai prouvé ensuite, à l'aide d'expériences dont chacun peut vérifier l'exactitude, que ces deux fluides, isolés à leur origine par des masses puissantes de tissu cellulaire graisseux, ne peuvent s'écouler, de chacune des molécules organiques où ils sont dégagés, qu'au moyen des nerfs et des vaisseaux sanguins qui s'y rendent. J'ai ajouté que le sang contenu dans ces derniers organes joue le rôle du liquide excitateur, du conducteur humide dans la pile, et que les nerfs qui conduisent le fluide électrique aussi bien que les métaux eux-mêmes représentent les conducteurs métalliques, dans ce dernier instrument. Toutes ces choses sont nécessaires, elles sont prouvées, non seulement par le raisonnement, mais aussi constatées par l'expérience. J'ai ensuite recherché auquel des deux fluides appartiennent chaque genre de sécrétions, et j'ai fait voir, malgré l'avis d'un grand nombre de savans, en m'aidant de leurs propres travaux, que c'est l'électricité négative qui se dégage dans les sécrétions acides, et l'électricité positive dans les sécrétions alcalines.

En santé, il faut absolument que les deux fluides électriques se produisent en proportions justement nécessaires, pour pouvoir se saturer l'un l'autre d'une manière complète; s'il en était autrement, si les proportions de l'un dépassaient celles de l'autre, le premier s'accumulerait plus ou moins promptement dans l'économie animale, et y fournirait bientôt un excédant qui, s'augmentant sans cesse, finirait tôt ou tard par troubler l'harmonie des fonctions. Mais, dans le goutteux, l'équilibre électrique est tel que, quand il se dégage autant d'électricité négative qu'il en faut pour saturer l'électricité positive, les sécrétions acides ne sont point en quantité suffisante pour compenser tout-à-fait les sécrétions alcalines, ce qui détermine une altération progressive du sang. Ceci est encore prouvé par la balance du physicien, par les réactifs du chimiste et par l'expérience médicale. Les causes accidentelles de la goutte viennent ajouter aussi leur influence à ce défaut de la constitution du goutteux; peu à peu son sang devient moins alcalin, et par conséquent plus épais et plus consistant que dans l'état normal: il n'est donc pas étonnant qu'au bout d'un temps plus ou moins long, l'équilibre électrique soit rompu, comme nous venons de le dire; cela ne peut être autrement; c'est un effet indispensable des causes qui ont précédé: d'ailleurs les phénomènes pathologiques prouvent jusqu'à l'évidence que cela se passe ainsi. Mais ce qu'il y a de remarquable, c'est que le dérangement momentané des forces électriques remédie au défaut d'équilibre des sécrétions, et ramène d'une manière plus ou moins prompte les élémens du sang à leurs proportions ordinaires.

Cependant les choses ne se passent point toujours ainsi ; la goutte ne serait alors qu'une légère incommodité à laquelle la plupart des hommes qui en sont affligés, ne feraient pas la moindre attention. Si le trouble est plus considérable, si la disproportion entre les deux fluides est très grande, que le positif ne trouve pas un écoulement suffisant, qu'il s'accumule en trop grande quantité dans le système qui lui est particulier, qu'il y acquière une tension trop considérable, il fait un effort plus ou moins énergique pour traverser les obstacles qui s'opposent à son passage ; il est alors dans la même condition que l'électricité, qui, à un certain degré de tension, traverse une carte, une couche de résine, une lame de verre et même une masse d'air atmosphérique de plus de mille mètres d'épaisseur. Les barrières que la nature a établies entre les deux systèmes sont comme un liquide interposé, qui peut isoler complétement les pôles d'une faible batterie galvanique, mais qui est traversée rapidement et même décomposée en partie par un appareil dont les effets sont plus puissans. Le fluide positif tend naturellement à s'écouler vers les points où il est le plus rapproché des organes électrisés négativement : aussi les goutteux sont très sujets aux maux de gorge, ou ils l'ont été beaucoup dans leur jeunesse, parce que c'est à la gorge que se rejoignent les portions positive et négative de la muqueuse gastro-pulmonaire; ils sont également sujets à des stranguries souvent très douloureuses et très rebelles; c'est même souvent par là que commence la série des accès de goutte qui doivent les assaillir; et c'est vers le col de la vessie, comme je l'ai dit, que se confondent les muqueuses du système génital et du système urinaire, dont l'une est acide ou négative, et l'autre positive ou alcaline. Les douleurs si cruelles et si menaçantes auxquelles certains goutteux sont très souvent en proie, et que l'on appelle vulgairement tantôt des coliques d'estomac, tantôt la goutte remontée sur l'estomac, sont probablement un phénomène analogue se passant dans le duodénum vers l'embouchure des canaux biliaire et pancréatique; c'est encore là un point d'union entre les organes acides et les organes alcalins. C'est probablement aussi pour la même cause que la goutte se porte aux ailes et aux lobes du nez; ces parties deviennent en effet quelquefois rouges, enflammées, très douloureuses chez les goutteux, et c'est là le point de jonction entre la peau, qui est acide, et la muqueuse du nez, qui est alcaline. Les hémorrhoïdes des goutteux tiennent sans doute aussi à la même cause; mais on ne voit point arriver cet accident aux lèvres et aux parties génitales extérieures, points où des muqueuses alcalines se joignent aussi à la peau: sans doute que la membrane rosée qui se trouve dans ces parties, et qui semble avoir une organisation intermédiaire entre celle des tissus muqueux

et cutanés, s'oppose à la production de ce phénomène; elle empêche probablement par sa présence
les fluides électriques de s'attirer et de s'unir en
ces endroits.

C'est principalement sur les organes minces, dont
une des surfaces appartient au système positif et
l'autre au système négatif, que la goutte se porte
de préférence: ce qui se conçoit aisément. La tension électrique se propageant dans tout le système
positif, et ce fluide faisant effort pour s'échapper
et pour atteindre le fluide négatif, a bien moins
d'obstacles à vaincre dans les organes qui offrent
la disposition que je viens de mentionner, qu'il
n'en rencontre dans les autres; aussi le tube intestinal, dont les surfaces péritonéale et muqueuse se
trouvent en opposition et sont en même temps
rapprochées l'une de l'autre, est-il souvent envahi
par la goutte. Cet accident très douloureux, et qui
met le malade dans le plus grand danger, est bien
plus à craindre pendant la digestion, et cela se
conçoit; puisque alors la muqueuse devient plus
négative, elle doit par conséquent augmenter, par
influence, la tension du péritoine qui est en rap
port avec elle, en y appelant une plus grande quantité d'électricité positive.

C'est ici le lieu de faire remarquer que les membranes en général sont bien plus disposées à s'enflammer que les organes épais. Les membranes
muqueuses, les séreuses, les capsules synoviales et
la peau sont bien plus fréquemment le siége d'une
inflammation que le cerveau, les glandes salivaires
le parenchyme du poumon, du foie, des reins, de

l'utérus, etc.; encore lorsque ces organes sont en-flammés, ils ne le sont la plupart du temps que par le transport de l'affection d'une membrane qui les recouvre à leur parenchyme. Cette tendance qu'ont les organes minces à s'enflammer, est le résultat de phénomènes analogues à ceux qui se présentent dans le développement de la goutte des articulations, phénomène qui va nous occuper im-médiatement.

Sans que nous ayons besoin de le dire, on sait que les capsules articulaires et les gaines tendineuses sont plus exposées que tout autre organe à devenir la proie de la goutte. Portons notre attention sur toutes les causes qui déterminent cette tendance, et nous verrons que ce fait nouveau vient corrobo-rer encore la doctrine électro-chimique par de nouvelles preuves. La peau, fonctionnant sans cesse, est par conséquent sans cesse chargée de fluide négatif; or, de toutes les parties du système positif, les capsules articulaires sont celles qui sont le plus rapprochées de cette membrane; elles n'en sont séparées, dans la plupart des cas, que par une couche fort mince de tissu cellulaire, contenant à peine quelques traces de graisse. Lorsque l'altéra-tion du sang est poussée aussi loin que possible, aussi loin que la constitution peut le supporter, quand tous les sécréteurs alcalins sont obligés de re-doubler d'efforts pour arracher au sang les prin-cipes de leurs sécrétions, les capsules articulaires partagent l'effort commun, et l'électricité positive y acquiert, comme dans le reste du système, une tension considérable; elle est à peine retenue par le tissu cellulaire qui sépare les capsules de la peau, le seul des organes environnans où se trouve l'électricité négative. Les plus légères causes qui surviennent alors suffisent pour vaincre l'obstacle; ces causes agissent tantôt sur l'ensemble de la constitution, tantôt sur les capsules articulaires et tantôt sur la peau.

Ainsi, lorsqu'un goutteux est sur le point d'éprouver un accès, l'abus des plaisirs de la table, un excès vénérien, un chagrin, une préoccupation d'esprit, l'impression d'un air froid et surtout d'un air froid et humide, suffisent pour déterminer l'invasion du mal. Ces causes agissent sur la constitution en général, non seulement en augmentant l'altération du sang, mais en déterminant la rupture de l'équilibre entre les systèmes positif et négatif et en préparant par conséquent une réaction.

Une marche forcée, la fatigue des articulations en augmentant la sécrétion de la synovie, augmente aussi la tension de l'électricité dans la capsule articulaire, et précipite l'invasion d'un accès de goutte; car ceux qui ont réfléchi, et surtout ceux qui ont souffert des articulations, savent bien que les capsules articulaires et leurs dépendances ne sont point dans les mouvemens musculaires des organes purement passifs. Le refroidissement des pieds chez les podagres, et l'action prolongée de l'humidité sur ces parties où se trouvent tant d'articulations, tant de gaînes tendineuses placées immédiatement sous la peau, contribuent beaucoup aussi à hâter le début de l'accès. Dans ce dernier cas, la transpiration locale a été diminuée d'une manière notable, l'électricité des capsules qui sont au-dessous n'ayant pu s'échanger avec celle de la peau, qui était à peu près nulle, s'est accumulée, a augmenté sa tension; quand la réaction survient, que la peau se réchauffe, la transpiration devient plus abondante, il se développe par conséquent dans le tissu cutané une plus grande quantité d'électricité négative; cette électricité réagissant sur celle de la capsule articulaire qui est à un grand état de tension, l'aide à vaincre l'obstacle qui la retient, et produit entre la capsule et la peau un échange de fluide. L'électricité, en traversant le tissu cellulaire qui sépare les deux membranes, y active la circulation du sang dans les vaisseaux capillaires, cause de la chaleur, de la douleur, enfin tous les phénomènes locaux d'une inflammation ou d'un accès de goutte.

Cette influence de la peau nous explique pourquoi la goutte, et surtout la podagre, commence ordinairement entre minuit et deux heures du matin, comme Sydenham l'a remarqué: c'est le moment où la peau agit avec le plus d'énergie. Sanctorius nous a dit, dans des aphorismes déjà cités, que pendant un sommeil tranquille, la transpiration est plus abondante que pendant un exercice violent et qu'elle est au moins deux fois plus considérable que dans l'état de veille; il n'est donc pas étonnant qu'à cette époque l'électricité positive qui a un grand degré de tension dans les capsules articulaires, soit plus disposée à se porter vers la peau. Une autre cause y contribue également, c'est que pendant le jour, la position verticale détermine, par l'influence de la pesanteur, un gonflement plus ou moins fort des pieds, surtout chez les goutteux ; alors la peau qui enveloppe ces organes est plus éloignée des capsules articulaires ; mais pendant la nuit, quand la position devient horizontale, les pieds se dégonflent, la peau se rapproche des capsules articulaires justement au moment où elle dégage le plus d'électricité ; l'échange a lieu et l'accès commence. Cette explication fait comprendre pourquoi les goutteux affectés de goutte chronique ont le matin de la peine à se tenir debout et à faire les premiers pas, et pourquoi la station et surtout la marche enlèvent une grande partie de leur gêne. Aussi, comme on le conçoit facilement, ce sont les articulations les plus sèches, celles dont la capsule est le plus rapprochée de la peau, qui sont le lieu d'élection de la douleur et le siége ordinaire des premiers accès de goutte. La théorie est ici d'accord avec l'expérience et puise dans cet accord une éclatante confirmation : on sait que ce sont les nombreuses articulations du pied et surtout celles du gros orteil qui ont au plus haut degré la funeste prérogative d'être envahies par les premiers accès de goutte.

Le passage de l'électricité traversant avec effort le tissu cellulaire pour aller de la capsule articulaire à la peau, cause d'abord de la chaleur, de la douleur, et active la circulation du sang : voilà l'inflammation établie. La plus grande abondance du sang dans la partie malade détermine un gonflement d'abord léger ; mais bientôt l'influence de l'électricité sur des tissus plus abreuvés que d'ordinaire produit une sécrétion anormale de sérosité qui infiltre le tissu cellulaire et amène peu à peu un gonflement d'autant plus considérable que la goutte est plus ancienne ou plus violente. A mesure que le gonflement se forme, la douleur diminue, parce que la peau s'éloignant davantage de la capsule articulaire, la réunion d'une électricité à l'autre est de plus en plus difficile; voilà la cause d'un fait observé par le vulgaire lui-même: *La douleur de la goutte diminue quand le gonflement survient.*

Lorsque la violence de la douleur a cessé de se faire sentir dans une articulation qu'elle a envahie et qui s'est gonflée, elle se reporte sur une autre, si la tension électrique et la cause qui la détermine n'a point cessé. Mais quand la goutte est récente, le sang a bientôt repris sa composition normale; le malade entre en convalescence après le premier paroxisme; la sensibilité morbide qui survit aux grandes douleurs diminue peu à peu; le liquide épanché s'absorbe; les sécrétions reviennent à leur marche habituelle et la tension électrique reprend son égalité ordinaire dans les deux systèmes, jusqu'à ce que cet équilibre vicieux qui constitue l'idiosyncrasie goutteuse ait peu à peu ramené l'altération du sang, le trouble de l'appareil nerveux que nous venons de décrire et les phénomènes qui en sont la suite.

Beaucoup de médecins ont prétendu que la douleur de la goutte est une crise, un effort de la nature pour détruire la cause du mal; mais

cette croyance tenait évidemment à l'ignorance
où l'on était de la nature de cette cause. Si ma
pratique et mes nombreuses recherches me permettent d'avoir une opinion, je ne puis partager
cet avis. Les phénomènes locaux, l'inflammation
des capsules et de la peau qui les recouvre, la
douleur cruelle qui en est la suite sont des accidens qui, loin de remédier au mal, enraient au
contraire la crise et gênent les efforts que fait
la nature pour ramener le sang à sa composition
normale. La véritable crise, l'effort médicateur,
c'est l'augmentation des sécrétions acides et la diminution des sécrétions alcalines, dont nous avons
donné le mécanisme. La tension du système positif qui produit ce changement si remarquable
dans l'équilibre habituel des sécrétions, ne peut
qu'être diminué par le passage de son fluide électrique à travers le tissu cellulaire qui enveloppe
l'articulation malade; et, d'un autre côté, la réaction causée par la douleur sur la peau et sur les
autres sécréteurs acides retarde évidemment la
dépuration du sang, si j'ose me servir d'une expression dont on a tant abusé. En effet, quand
la douleur est développée, la peau devient sèche, elle est parcourue par des frissons; les urines
quoique très acides s'écoulent en quantité bien
moins considérable, et l'estomac s'affadit. Dans ce
moment, la nature n'arrive plus à son but que par
la diminution dans le produit des sécrétions alcalines; aussi remarque-t-on que quand l'éloignement de la capsule articulaire et de la peau
amène une diminution de la douleur, l'appétit se

ranime, les urines deviennent plus copieuses, la peau se couvre d'une moiteur légère et souvent d'une sueur très abondante; un sommeil répara- teur vient souvent se joindre à ce mouvement des organes acideset notre, doctrine en donne la raison.

Quoique la douleur ne soit, comme on le voit, qu'une fâcheuse complication, on ne peut la re- pousser par les moyens ordinaires en s'adressant directement à elle, sans faire courir au malade de très grands dangers : aussi un médecin prudent la respecte-t-il toujours. Je conseillerai la même ré- serve, malgré mon opinion sur l'inutilité de cette douleur et ma persuasion qu'elle est un obstacle au retour de l'ordre dans l'économie : car, si la souffrance de l'articulation malade nuit à la régé- nération du sang, elle diminue la tension du sys- tème positif, qui est bien loin d'être sans danger. On conçoit, en effet, que si le mal local cesse tout à coup, sans que la tension du système positif di- minue, le jeu électrique qui constitue l'accès de goutte peut se reproduire sur une autre capsule, et, ce qui est infiniment plus dangereux, sur des organes essentiels à la vie. Le médecin ne devra donc chercher à diminuer la douleur que quand elle entraîne de trop grands inconvéniens à sa suite, qu'elle nuit trop à l'effort médicateur, quand il est sûr de pouvoir calmer la douleur sans faire courir de dangers à son malade, et surtout quand il est parvenu à exciter les sécrétions acides d'une manière abondante, tout en continuant à arrêter les sécréteurs alcalins, et par conséquent en ramenant le sang à sa composition normale. Mais alors on n'a plus un grand effort à faire pour arrêter la douleur; elle cesse d'elle-même avec les causes qui la produisaient, surtout lorsque la goutte n'a point encore amené de désorganisation à sa suite.

CHAPITRE XXI.

Développemens de la goutte.

Nous avons vu dans le chapitre précédent que les douleurs occasionnées par la goutte ne sont point une crise, un effort fait par la nature pour remédier à l'altération des humeurs et pour détruire la cause du mal. Nous ne saurions trop le répéter, la véritable crise, c'est le défaut d'équilibre entre le dégagement des deux fluides électriques, défaut qui change la marche des sécrétions et qui ramène plus ou moins promptement le sang à son état primitif. La douleur n'est qu'un accident de ce mouvement vital; loin de le favoriser, elle lui nuit au contraire; elle retarde le rétablissement de l'ordre; elle favorise, comme nous allons le voir, les causes qui tendent à *désalcaliser* le sang.

Le passage du fluide positif à travers le tissu cellulaire qui recouvre la capsule malade et la sépare de la peau, doit nécessairement diminuer la tension dans la portion du système animal qui appartient à ce fluide. Il résulte, d'un côté, que les sécrétions alcalines s'exécutent plus facilement, et de l'autre, que les sécrétions acides se trouvent plus ou moins empêchées, parce que le fluide né-

gatif est attiré vers le positif en suivant une direction tout-à-fait différente de celle qu'il doit prendre.
Le sang conserve, par conséquent, plus long-
temps le vice de sa composition , et la crise doit se
prolonger.

Un fait digne de remarque et qui prouve que
l'inflammation des articulations , loin d'être la
crise de la goutte, augmente au contraire les désordres qui la produisent, c'est qu'une entorse
amène souvent un premier accès de goutte, accès
qui revient ensuite sans qu'une cause locale détermine de nouveau son retour. Pourquoi cela?
parce que le tissu cellulaire enveloppant une articulation , s'étant une fois laissé traverser par
le fluide électrique, devient par cela même moins
isolant, et que les deux électricités ont de la tendance à s'y combiner encore. Il résulte de cette
circonstance que la tension du fluide positif ne
pouvant plus s'élever au degré nécessaire pour
suspendre assez complètement les sécrétions alcalines, le sang altéré ne saurait se régénérer
d'une manière suffisante, sans qu'une douleur plus
ou moins grande se fasse sentir dans l'endroit affaibli. Indépendamment des observations que l'on
trouve à ce sujet dans les auteurs et de celles qui
sont particulières à ma pratique, je dois en citer
une que j'ai faite sur moi-même ; elle aura plus de
poids qu'une autre, parce que je suis pour moi un
sujet d'observations plus constantes, et parce que
j'ai trouvé, dans le désordre de mes fonctions animales et dans la nature intime de mes douleurs, des
sujets de graves méditations qui n'auraient point

frappé des malades étrangers à l'art de guérir, ou du moins, qui ne les auraient point frappés de manière à ce qu'ils eussent pu rendre un compte exact de leurs sensations.

Étant déjà goutteux depuis trois ans, je me suis fracturé l'extrémité du péroné gauche immédiatement au dessus de la malléole; le pied s'est luxé en même temps et l'appareil articulaire qui l'unit avec la jambe fut en partie déchiré. Dans ce désordre grave, d'habiles confrères me prodiguèrent leurs soins : M. Jean Noël de Bayon, MM. Lemoine et Schacken, de Nancy, joignirent pour moi l'empressement et les consolations de l'amitié à la sollicitude et aux efforts éclairés de la médecine. Toutefois la partie lésée fut bien long-temps faible et douloureuse; elle l'est même encore aujourd'hui, quoique sept années se soient écoulées depuis l'accident. Cependant, il est impossible que le rapport des parties déchirées ou brisées soit rétabli d'une manière plus complète; le tact le plus attentif peut à peine retrouver le calus qui unit le péroné à son fragment; et néanmoins depuis cette époque j'ai toujours souffert comme je viens de le dire.

Avant que j'aie bien connu la nature de la goutte, avant que j'aie trouvé les moyens de la combattre, elle faisait chez moi d'effrayans progrès, depuis mon accident. Les accès débutant toujours par l'articulation lésée, devenaient bien plus fréquens, bien plus douloureux et bien plus longs ; chaque fois qu'ils arrivaient, ils envahissaient un plus grand nombre de parties, ils se guérissaient d'une manière moins complète;

chacun d'eux enfin laissait dans la marche une gêne beaucoup plus grande que les précédens. Je souffrais sans cesse, non seulement dans les parties cicatrisées, mais encore dans toute l'étendue des deux pieds, dans les deux genoux, dans la main droite, sans compter les accidens généraux : tels que, douleurs de tête, souffrances de la région précordiale, crampes, étouffemens spasmodiques et autres accidens qui ont complètement disparu. Maintenant je ne conserve plus dans mon pied luxé qu'un léger sentiment des douleurs que j'éprouvais autrefois.

Un fait sur lequel je dois appeler l'attention, c'est qu'avant mon accident, la goutte débutait toujours par le pied droit ; elle se faisait sentir d'abord à l'articulation de la phalangine avec la phalangette du gros orteil, puis ensuite elle passait à l'articulation de cette phalangine avec le premier os du métatarse ; et, après avoir parcouru les articulations et les gaînes tendineuses du pied droit, elle arrivait seulement au pied gauche où elle était moins douloureuse et durait moins long-temps ; elle y débutait aussi par le gros orteil et suivait la même marche que dans l'autre pied. Depuis mon accident le contraire a lieu. Un accès de goutte chez moi commence toujours par la malléole externe du pied gauche ou par l'une des articulations les plus voisines ; le mal parcourt tout ce pied d'abord, puis il arrive seulement ensuite au pied droit où il débute par le gros orteil ; mais il y est infiniment moins douloureux qu'à l'autre pied, et j'éprouvais le contraire auparavant. Je dois faire remarquer ici que depuis que j'ai conçu ma doctrine sur la goutte et que j'emploie le traitement qui en est la conséquence, le paroxisme ne dure que trois ou quatre jours dans mes plus violens accès ; tandis qu'en Lorraine , où j'habitais auparavant et où la goutte cède bien plus aisément qu'à Paris, il durait toujours de trois semaines à un mois. Aujourd'hui, mes accès devenus bien moins fréquens me font rarement garder la chambre pendant huit jours.

Une fois donc que le tissu cellulaire qui sépare les capsules de la peau a cédé à la tension du fluide positif qu'il devait retenir et s'est laissé traverser par lui, il devient plus perméable à cet agent, il lui oppose un moindre obstacle; après chaque accès nouveau, il résiste de moins en moins et cède à des tensions qui vont sans cesse en décroissant; il arrive même un moment où il oppose si peu d'obstacle à la communication des deux fluides électriques, celui de la capsule et celui de la peau, que cette communication se fait continuellement; c'est ce que l'on remarque dans la goutte chronique. Alors la douleur est en permanence, elle ne cède presque jamais; il y a une inflammation à peu près continuelle, sous l'empire de laquelle il se fait une nutrition vicieuse qui amène des changemens de formes, des adhérences contre nature, des sécrétions anormales, des absorptions de tissu, enfin tous les maux qui viennent à la suite de la goutte chronique.

L'accident le plus fâcheux qui résulte de cette perméabilité ou de cette conductibilité du tissu cellulaire, c'est l'obstacle qu'elle oppose à la régénération du sang. Quand les fluides électriques peuvent s'écouler et se réunir dans une partie du corps qui n'est pas destinée à cette réunion, la tension qui suspend les sécrétions alcalines ne peut plus être ni aussi grande ni d'aussi longue durée. Les sécrétions alcalines continuent à s'exécuter trop facilement, le sang se régénère avec plus de lenteur, et le plus souvent ne se régénère jamais d'une manière complète. Cette cause est une de celles qui contribuent le plus à faire passer la goutte à l'état chronique.

Il est un phénomène de la goutte qui jusqu'à un certain point apporte un obstacle à ses ravages et retarde les inconvéniens dont je viens de parler : c'est l'épanchement séreux qui se fait dans le tissu cellulaire environnant la capsule, en produisant un gonflement plus ou moins considérable. Ce gonflement rend plus difficile le passage du fluide électrique entre la peau et la capsule articulaire, il l'arrête même en grande partie; c'est pour cela que la douleur de la goutte diminue dès que le gonflement est formé. A mesure que le mal fait des progrès et que le fluide électrique a plus de tendance à passer, le tissu cellulaire devenu plus conducteur devient en même temps plus lâche et se prête à un gonflement plus considérable autour des articulations qui ont été le plus souvent la proie du mal. Chez les vieux goutteux, ce gonflement est quelquefois énorme et dure très longtemps. Il est le résultat nécessaire du passage de l'électricité qui, attirant le sang et les autres liquides, produit dans le tissu cellulaire une sécrétion anormale. La sérosité épanchée , cause matérielle du gonflement, est très probablement le résultat d'une sécrétion locale et particulière.

On doit le remarquer, il y a encore ici un effort médicateur de la nature, et l'on voit à nu, si j'ose le dire, les causes secrètes de cet effort et son mécanisme. Mais ce qui se passe à la suite du gonflement amené par les douleurs de la goutte, prouve jusqu'à la dernière évidence ce que j'ai déjà avancé, savoir : que ni ces douleurs ni la sécrétion séreuse qu'elles produisent ne peuvent être la crise du mal; car, si après le développement de la partie malade et, par conséquent, après la cessation de la douleur, le sang n'est point encore régénéré, la tension continue dans le système positif et vient faire irruption sur un autre point de l'économie. Quand la goutte est régulière, c'est d'une autre capsule que l'écoulement du fluide électrique a lieu. Les articulations se prennent ainsi successivement dans un ordre qui varie suivant leur organisation particulière, de façon que les plus sèches, que celles qui s'approchent le plus de la peau et où, par conséquent, le fluide électrique trouve un moindre obstacle, sont envahies les premières.

Les gaînes tendineuses qui ont une organisation et des fonctions analogues à celles des capsules articulaires et qui ont les mêmes rapports qu'elles avec la peau, ont aussi la funeste prérogative de devenir le siége de la goutte. L'ordre dans lequel les capsules articulaires et les gaînes tendineuses sont prises, varient, comme nous venons de le dire, selon l'organisation particulière à chaque in-

dividu, et suivant que chacune de ses articulations
est isolée de la peau par des couches plus ou moins
épaisses et plus ou moins graisseuses du tissu cellulaire. Ordinairement le mal commence, comme
on le sait, par les articulations d'un des gros orteils.

Plusieurs causes contribuent à rendre les articulations du premier des orteils plus propres à devenir
le siége de la goutte que les autres articulations
du corps humain. Ce sont d'abord les plus sèches
de toutes, celles dont les capsules sont le moins
isolées de la peau; ce sont elles ensuite qui fatiguent le plus; car, quoique petites, elles ont à supporter dans certain temps de la marche la plus
grande partie du poids du corps, elles se fatiguent
donc davantage ; et nous avons dit plus haut
quelle part la fatigue des articulations a dans les
accès de goutte, quand l'altération du sang est à
son comble et quand la tension du système positif
est par conséquent aussi grande que possible.
Il est une cause qui contribue également à faire des
articulations du gros orteil le lieu de prédilection
de la goutte: c'est le gonflement léger qu'éprouvent
les pieds pendant le jour, même chez un homme
sain; ce gonflement, cessant pendant le repos
de la nuit, au moment même où la transpiration se
fait avec le plus d'abondance, permet à la peau
d'agir avec plus d'énergie sur la capsule articulaire.
Il faut remarquer aussi que le gros orteil est justement la partie du corps la plus éloignée du cœur;
la circulation doit s'y faire lentement pendant la
station; car le réseau capillaire a dans cette position à supporter le poids d'une colonne de sang

veineux qui s'élève jusqu'au cœur; dans la nuit, pendant le décubitus, la pression de cette colonne est à peu près supprimée; la circulation doit alors être plus rapide et les vaisseaux moins distendus. Quelle que soit la manière d'agir de cette cause et de la précédente, elles ont cependant l'une et l'autre une influence réelle : car les goutteux qui ont fait une trop longue marche éprouvent une grande fatigue et fort souvent de la douleur; si, sollicités par le besoin de repos, ils y cèdent trop promptement et qu'ils se couchent immédiatement après leur marche, ils sont très exposés à être pris d'un accès pendant la nuit; et, en tout cas, la sensibilité douloureuse qu'ils éprouvent ne diminue pas; leurs douleurs se prolongent; ils dorment fortpeu, parce que la peau se rapproche trop tôt de la capsule articulaire au moment même où celle-ci se ressent encore vivement de la fatigue. Si, au contraire, avant de se coucher, ils se reposent sur leur chaise et se lèvent de temps en temps pour faire quelques pas dans leur chambre, ils laissent passer leur plus grande fatigue en entretenant l'écartement de la capsule et de la peau. La douleur diminue par le repos, et quand le malade se couche, les membranes cutanées et synoviales ne se rapprochent que quand le danger a cessé.

Après les articulations des gros orteils, ce sont les malléoles qui ont le plus de tendance à être prises par la goutte. L'articulation de la jambe avec le pied est aussi une de celles qui se fatiguent le plus; elle se trouve sous beaucoup de rapports dans la même condition que celles des gros orteils; les

capsules de ses jointures sont aussi fort rapprochées de la peau dans tout le pourtour des malléoles ; elles n'en sont séparées que par les ligamens latéraux interne et externe et par un tissu
cellulaire chargé de très peu de graisse. Après ces
différens points, la goutte a une grande tendance
à se porter sur le dos du pied et à envahir successivement ou collectivement, non seulement la partie
supérieure des articulations du tarse et du métatarse, mais aussi les appareils ligamenteux et synoviaux qui dirigent et favorisent les mouvemens des
tendons du jambier antérieur, de l'extenseur propre du gros orteil, de l'extenseur commun des
orteils et du péronier antérieur. La goutte aussi
très souvent se porte sur les parties latérales et
postérieures du tendon d'Achille, là où il est le
plus rapproché de la peau ; ce tendon ne glisse
pas dans une gaîne synoviale proprement dite ;
mais il paraît que les mailles lâches du tissu
cellulaire qui l'unissent aux parties voisines en lui
permettant des mouvemens assez étendus ont des
fonctions analogues à celles des appareils synoviaux.

Quand la goutte a tourmenté ces parties, elle
peut se porter vers les autres portions du pied et
les attaquer toutes successivement ; mais, ne l'oublions pas, c'est vers les parties qui sont le plus
rapprochées de la peau qu'elle a le plus de tendance à se porter : d'ordinaire, elle n'envahit les
autres que quand les premières sont distendues par
le gonflement. L'aponévrose plantaire et le talon
sont aussi très souvent le siége du mal. Au bout de
quelques accès, la tension électrique du système

positif durant encore, quand toutes les articulations du pied ont été envahies et protégées par le
gonflement, la goutte se porte sur l'autre, et en
p acourt aussi plus ou moins toutes les parties,
suivant son intensité. Mais, en général, le second
pied devient moins malade que celui qui a été affecté le premier, et cela se conçoit, puisque la maladie a marché et que les causes du mal sont épuisées jusqu'à un certain point.

La goutte faisant des progrès, l'équilibre ne
se rétablit plus pendant la souffrance des pieds.
D'autres parties sont prises dans un ordre qui
dépend de l'organisation particulière de chaque
individu. Ce sont les genoux et les mains qui ont,
après les pieds, le plus de tendance à souffrir. Il
faut bien remarquer que dans ces organes la goutte
affecte toujours la prédilection que j'ai signalée
pour les portions des capsules qui sont le plus
rapprochées de la peau. Ainsi aux genoux la goutte
fait le tour de la rotule; ce n'est que plus tard et
chez les grands goutteux qu'elle se fait sentir sur
la partie moyenne et antérieure de cet os; elle
affecte aussi les ligamens qui unissent les condyles
du fémur à ceux du péroné et du tibia; elle se
fixe également sur les tendons du biceps fémoral
et sur celui du demi-tendineux, du demi-membra-
neux et du couturier qui bornent, à la partie supérieure et postérieure du genou, le creux du jarret.
A la main, c'est toujours la partie dorsale qui a le
plus de tendance à être affectée, et cela se conçoit.
Les côtés interne et externe de l'articulation du
poignet sont également le siége du mal; puis après

dans l'ordre de tendance, le coude, les articulations de la clavicule, celle de l'humérus avec l'omoplate, celles des vertèbres entre elles et avec les côtes, l'union de ces dernières au cartilage du sternum ainsi que les sutures des os du crâne. L'articulation coxo-fémorale elle-même peut devenir comme les autres le siége de la goutte; mais à raison de sa profondeur et de son éloignement de la peau, elle a beaucoup moins de tendance à être prise.

Un lecteur intelligent comprendra facilement que l'ordre que nous venons d'assigner ici est loin d'être constant; il varie nécessairement suivant la disposition anatomique particulière à chaque goutteux. Il y a plus : quand la tension du système positif persiste après que toutes les articulations ont été parcourues par la goutte et même avant qu'elles ne l'aient été, les aponévroses elles-mêmes peuvent devenir le siége de la maladie : on voit quelquefois le fascia-lata et surtout l'aponévrose de la jambe, à la partie postérieure du mollet, être la proie de la goutte. Le périoste, quand il est sous-cutané, comme celui de la rotule de la face antérieure du tibia, peut devenir fréquemment le siége des douleurs et du gonflement goutteux, du reste, quand la goutte est très ancienne et très grave, il n'y a guère de parties sur lesquelles elle ne puisse étendre ses ravages, soit à l'intérieur, soit à l'extérieur.

Ces faits confirment ce que j'ai déjà avancé, savoir, que les douleurs locales, loin d'être une crise, sont au contraire un accident, et que loin de remédier à l'altération des humeurs, elles apportent un obstacle à l'effort que fait la nature pour les ramener à leur composition normale. Si, en effet, la douleur et l'inflammation des articulations étaient une crise, le malade devrait être d'autant plus soulagé que l'inflammation serait plus grande, plus durable et plus complète ; mais loin de là, cette inflammation n'épuise pas les causes du mal; on devient d'autant plus goutteux qu'on a davantage de ces prétendues crises. Quel médecin, d'ailleurs un peu habile, pourrait se tromper sur le but et les effets de l'inflammation goutteuse? Les symptômes locaux d'un accès de goutte ont-ils un seul caractère de ces grands et salutaires efforts de la nature qui ramènent l'ordre et la santé dans l'organisation troublée et menacée par la maladie? Non certainement; car ces efforts médicateurs de la nature, que l'on appelle crises, sont précédés par les phénomènes morbides qu'ils font disparaître ou qu'ils atténuent, tandis que dans la plupart des cas, le goutteux est bien portant jusqu'au début des douleurs locales. Déjà il y a, comme nous l'avons expliqué, effort pour remédier à l'altération du sang, effort qui produit l'augmentation des sécrétions acides et la diminution des sécrétions alcalines ; ce mouvement vital se passe sans douleur, sans trouble, sans que le goutteux en ait la conscience; il arrive même souvent qu'il en éprouve une amélioration notable, un bien-être inaccoutumé. Plusieurs jours, en effet, avant le début d'un accès de goutte, dans beaucoup de cas, le goutteux se trouve plus leste, plus à l'aise et plus gai;

mais peu de temps après l'arrivée de l'accès, indépendamment de la douleur locale, il commence à
ressentir une gêne intérieure, une souffrance générale, qui disent assez haut que l'inflammation
articulaire est loin d'être un effort critique, mais
que c'est elle au contraire qui apporte le malaise,
le trouble et le désordre.

C'est ordinairement après le développement de
l'inflammation qu'arrivent l'abattement des forces,
l'affadissement de l'estomac, la perte de l'appétit,
le dégoût pour les alimens et souvent le vomissement de matières glaireuses extrêmement acides.
Alors aussi on remarque chez le malade cette excitation particulière du système nerveux, cette dis
position à l'emportement qui a fait dire à Sydenham qu'un accès de goutte est un accès de colère.
C'est également après l'invasion de la douleur
locale qu'arrivent le trouble de la circulation, la
fièvre souvent violente qui accompagne les douleurs de certains goutteux. Au contraire c'est
quand l'accès est sur le point de se terminer et
après de longues souffrances que les efforts véritablement critiques reparaissent et se montrent dans
toute leur intensité. On voit alors arriver souvent
des accès de gravelle aussi douloureux pour le
moins que les accès de goutte, mais qui ont, eux, le
véritable caractère des crises; ils sont évidemment
produits par l'effort que fait un sécréteur négatif
pour enlever au sang une partie des acides qui sont
en surabondance.

A la vérité, chez certains goutteux, surtout chez
ceux qui sont malades depuis long-temps, les accès

de goutte sont précédés par de la tristesse et par des accidens intérieurs, généraux ou locaux. Ces accidens, quelquefois fort graves, disparaissent lorsque la goutte vient à éclater sur une articulation. Cette marche, qui est loin d'être la plus commune, tient à plusieurs causes que l'observation peut aisément faire reconnaître. Il arrive d'abord souvent que, par suite de certaines dispositions organiques, la goutte a de la tendance à se porter vers les parties intérieures, parce que les deux électricités trouvent moins d'obstacles pour s'atteindre dans certaines portions viscérales qu'elles n'en rencontrent pour traverser le tissu cellulaire qui sépare les articulations de la peau. Dans ce cas, le malade doit nécessairement éprouver une gêne, une souffrance, une douleur et souvent même une maladie aiguë qui menace son existence, mais qui cède tout à coup, quand la goutte se porte sur une articulation. Il est évident ici que le déplacement de la goutte n'est point une crise ; c'est simplement une métastase, un transport avantageux de la maladie sur un autre point. Dans d'autres cas, la tension électrique du système positif, et par suite la marche lente et embarrassée du fluide qui y circule, tandis que le fluide négatif court dans les nerfs qui lui sont affectés, causent un trouble nerveux très appréciable pour l'observateur ; cette disposition constitue un défaut d'équilibre qui produit quelquefois de la souffrance dans certains organes. On conçoit qu'une souffrance qui tient à de pareilles dispositions doit cesser après l'irruption de la goutte ; car alors le passage de l'électricité à travers l'articulation malade diminue la tension dans le système positif. Mais encore là, il n'y a rien d'une véritable crise, car l'inflammation locale, en faisant cesser le trouble nerveux et la souffrance intérieure, loin de remédier à l'altération du sang, nuit au contraire à sa régénération.

En remontant à ce que nous avons dit plus haut, o voit que plus la douleur parcourt d'articulations et plus le mal augmente : donc la douleur des articulations n'est point un effort que fait la nature pour atténuer les causes du mal, ou si c'en est un, c'est un effort mal dirigé et bien malheureux. A la vérité, on pourrait tirer cette conséquence, que les causes de la goutte augmentant avec l'âge, la multiplicité des affections locales est un redoublement d'efforts pour mettre les crises en rapport avec l'étendue du désordre. Mais dans le chapitre suivant, où nous allons étudier la marche que suit notre maladie pour passer à l'état chronique, nous verrons que les choses ne se passent point ainsi, et que plus les articulations sont malades, plus le mal général augmente.

CHAPITRE XXII.

Mécanisme du développement de la goutte chronique.

Quand la goutte se prolonge au delà d'un certain nombre de jours, et que ses accès durent un et même plusieurs mois, les auteurs l'appellent chronique; mais souvent c'est bien à tort qu'ils lui donnent cette dénomination; car, dans la plupart des cas, cette prétendue goutte chronique est bien plus douloureuse, et présente une inflammation bien plus vive, bien plus aiguë, elle est accompagnée de beaucoup plus de fièvre que celle qui marche rapidement. Quand la goutte est revenue un grand nombre de fois, qu'elle a fatigué l'économie tout entière et surtout les articulations, celles-ci restent constamment sensibles, douloureuses même; leurs mouvemens ne se font plus qu'avec une difficulté souvent très grande; elles sont gonflées presque continuellement: c'est là la goutte chronique. Ces goutteux que l'on voit toujours marcher avec peine, qui évitent soigneusement les inégalités du terrain, qui souffrent, retirent vivement le pied et manquent de tomber quand un objet, même d'un petit volume, se trouve sous leur semelle, qui descendent les escaliers en se cramponnant à la rampe, en s'avançant toujours du même pied et en se tournant de côté, comme font les enfans, ceux-là ont la goutte chronique; souvent aussi ils ont des accès très violens qui les retiennent dans leur lit, enchaînés par d'horribles souffrances, mais c'est alors un accès de goutte aiguë entée sur cette goutte chronique; ces accès peuvent durer plusieurs mois; j'ai été appelé quelquefois par des malades chez lesquels ils duraient depuis plus d'un an. Lorsque cette dernière variété de la goutte est arrivée à son plus haut degré, elle a épuisé la plupart du temps les forces; alors on ne voit plus de ces exacerbations aiguës dont nous venons de parler. La douleur habituelle augmente bien quelquefois; mais cette douleur n'acquiert plus une grande intensité, seulement elle dure très long-temps, est accompagnée de beaucoup de faiblesse, et produit dans les articulations un gonflement considérable à la vérité, mais pâle et sans rénitence: c'est plutôt un œdème qu'une inflammation. Nous allons examiner quel mécanisme amène peu à peu cette variété de la goutte, qui d'ailleurs est quelquefois primitive, et quels sont les accidens dont elle est accompagnée de temps en temps.

Quand le tissu cellulaire qui environne une articulation a été souvent envahi par la goutte, ou, en d'autres termes, quand il a été traversé fréquemment par un courant électrique allant de la capsule à la peau, il devient plus perméable à l'électricité, il lui oppose un moindre obstacle; la preuve de ce fait, c'est qu'à mesure que les accès reparaissent plus souvent, ils sont aussi plus longs et reviennent avec plus de promptitude : dans la plupart des cas, il y a un an, dix-huit mois ou deux ans d'intervalle entre les premières attaques de goutte; elles arrivent ensuite deux ou trois fois par an, et, au bout d'un petit nombre d'années, elles ne cessent plus d'une manière complète; elles laissent une gêne et une douleur constantes qui nuisent au mouvement des articulations. Il est de toute évidence que cette gêne, cette douleur tiennent à la même cause essentielle que l'accès de goutte proprement dit, dont elles ne sont que la continuation : c'est toujours, et cela ne peut être que le passage de l'électricité allant de la capsule à la peau, en traversant le tissu cellulaire qui les sépare : seulement ce passage est moins rapide; il est moins violent; il est en rapport avec la douleur dont il est la cause.

Je sais bien qu'un esprit exact et sévère pourra contester ma doctrine, et exiger, avant d'y croire, que je prouve directement, au moyen des instrumens de physique, l'existence de ce courant électrique, qui va des capsules articulaires à la peau, en produisant les phénomènes particuliers à la goutte. Ce genre de preuves n'est point impossible à administrer, et j'aurais entrepris des expériences à ce sujet, si j'avais pu retarder la publication de cet ouvrage, et si je n'en avais été empêché d'ailleurs par différentes circonstances. Mais que le lecteur veuille bien remarquer cependant que l'existence de ce courant n'est point une pure fiction de ma part; que je suis parti, pour la démontrer, de faits incontestables, prouvés par l'expérience, et dont elle est la conséquence rigoureuse. Je vais rappeler les points principaux de l'argumentation qui m'a servi à établir l'existence de ce courant : car, en quittant les routes battues, en menant la science sur un terrain nouveau, on ne saurait marcher avec trop de précaution, on ne saurait regarder trop fréquemment le point de départ et la route suivie, on ne saurait enfin trop souvent revenir aux principes.

J'ai fait voir d'abord que la nutrition ne peut s'exercer sans dégagement de fluide électrique ; j'ai démontré que les sécrétions acides et alcalines devaient surtout en produire un dégagement plus abondant; j'ai dit que les premières donnaient du fluide négatif et les autres de l'électricité positive ; j'ai dit en outre qu'il fallait que ces deux fluides fussent produits l'un et l'autre en quantité suffisante pour se saturer réciproquement, sans quoi il serait résulté de la disposition contraire une accumulation sans cesse croissante du fluide surabondant. Chez les goutteux, cet équilibre des deux fluides est tellement établi qu'il se sépare, d'un côté, plus de liqueurs acides que de liqueurs alcalines; de sorte que les acides venant à prédominer dans le sang, cette liqueur devient plus épaisse, plus coagulable, sa composition se rapproche de l'état neutre. Il doit résulter de cette altération sans cesse croissante une modification dans les sécrétions, sans quoi la composition du sang serait complétement changée. Il faut de toute nécessité, au bout d'un certain temps, que les sécrétions acides l'emportent à leur tour sur les sécrétions alcalines, et c'est ce qui arrive, c'est ce que l'expérience nous fait voir. Mais ce changement ne peut avoir lieu sans une altération notable dans la production des deux fluides électriques. Il faut, pour que le sang revienne à son état normal, que dans le dégagement de ces fluides l'égalité soit rompue; en effet, le sang étant moins alcalin, les acides de ces sels peuvent être dégagés en plus grande quantité par les organes sécréteurs, sans augmentation d'efforts, et sans une production plus grande d'électricité négative; tandis qu'au contraire les alcalis, retenus dans le sang par une plus grande portion d'acide, ne peuvent être ramenés à l'état de liberté qu'en détruisant une affinité plus puissante qu'à l'ordinaire et en dégageant par conséquent une plus grande quantité de fluide positif. Il doit résulter nécessairement de ce mécanisme un fait que l'expérience pratique du médecin vient merveilleusement confirmer. Le fluide positif, trop abondant, ne trouvant pas assez d'électricité négative pour se saturer, s'accumule dans l'économie et arrête ou diminue du moins d'une manière considérable les sécrétions alcalines; il met jusqu'à un certain point les organes chargés de les produire dans la position où ils seraient, si on avait lié ou coupé leurs nerfs, ou si on avait empêché d'une manière quelconque leur électricité de s'écouler : aussi le praticien attentif et philosophe qui aime à pénétrer d'un regard curieux le voile dont la nature enveloppe ses mystérieuses opérations remarque-t-il avec une admiration mêlée d'étonnement ce travail, qui, au moyen d'un désordre momentané, ramène l'ordre au sein de l'économie du goutteux; en même temps que la bouche et les narines se sèchent, que le ventre se resserre, que des hémorrhoïdes viennent attester l'encombrement du foie et la tension générale du système positif, la peau se relâche au contraire, la transpiration devient plus aigre et plus abondante, et les urines se chargent de quantités plus considérables d'acide phosphorique, d'acide urique, et probablement aussi d'acide lactique; ce qui explique pourquoi, aux approches d'un accès de goutte, la vessie ordinairement est sollicitée davantage, et le besoin d'uriner est plus fréquent.

La tension de l'électricité, dans le système positif, irait dans beaucoup de cas en augmentant sans cesse, et finirait par détruire l'existence, si elle n'avait pas des moyens de dérivations, si elle ne trouvait des routes pour s'écouler. Je suis même intimement convaincu qu'une foule de maladies n'ont d'autres causes que l'accumulation d'un des fluides électriques dans le système qui lui est prrticulier quand il ne peut pas s'écouler, comme cela a lieu chez les goutteux : ainsi les attaques d'apoplexie, de paralysie, par exemple, ne reconnaissent pas d'autre cause, comme nous le verrons plus tard. Mais une circonstance anatomique particulière aux goutteux, en produisant une douleur cruelle, s'oppose du moins pour long-temps à ces accidens graves qui détruisent tout d'un coup l'existence ou annihilent pour jamais certaines fonctions plus ou moins importantes ; la plupart de ces malades, quoique gras, ont les articulations petites et maigres, de sorte que les capsules articulaires sont chez eux très rapprochées de la peau. Il résulte nécessairement de cette disposition que le fluide électrique accumulé dans ces capsules, comme dans toutes les autres portions du système positif, étant attiré par le voisinage d'un organe négatif et trouvant un moindre obstacle qu'ailleurs, le surmonte et s'écoule en traversant le tissu cellulaire : aussi voyons-nous, comme je l'ai dit, la goutte commencer par les articulations les plus sèches, et quand elle en a envahi une nouvelle, se fait-elle sentir d'abord dans le point où la capsule articulaire est le plus rapprochée de la peau ; c'est ainsi que quand elle arrive au genou, elle tourne d'abord tout autour des rotules. Je ne crois pas qu'aucune vérité médicale ait été jusqu'à présent démontrée d'une manière plus satisfaisante et plus complète.

Mais si la goutte aiguë, qui cause une douleur violente et ordinairement de peu de durée, est le produit du passage d'un courant électrique allant de la capsule à la peau, il est permis de penser que la douleur de la goutte chronique, étant la continuation de celle de la goutte aiguë, est aussi le produit de la même cause, agissant avec une intensité en rapport avec le mal. Le tissu cellulaire devenu plus perméable au fluide électrique, comme nous l'avons prouvé, cède à une tension moins grande, livre passage par conséquent à un courant moins intense qui produit moins de douleur et des accidens inflammatoires moins violens ; mais il résulte de ce passage plus facile des phénomènes généraux et locaux qu'il nous importe d'examiner.

Une fois que le tissu cellulaire étant devenu plus perméable, laisse passer facilement le fluide positif à mesure qu'il s'accumule dans le système où il s'est développé, ce fluide, comme je viens de le dire, ne peut plus acquérir une grande tension; le sang par conséquent ne peut plus se débarrasser, d'une manière complète, des acides qui s'y trouvent en trop grande quantité. Il y a sans cesse un effort pour expulser ces acides et cet effort est sans cesse impuissant, répétons-le, parce que la tension électrique ne peut jamais arriver à un assez haut degré ou s'y maintenir assez long-temps. Je crois avoir déjà démontré que ce n'est pas la persistance des causes de la goutte qui la rend chronique, mais seulement la lésion des articulations : j'ai cité mon exemple et je puis en citer une foule d'autres qui attestent cette vérité. Parmi eux, j'en prendrai un qui me frappe davantage aujourd'hui, parce qu'il vient de s'offrir à moi récemment. Je donne des soins à un habitant de New-York, affecté d'une goutte chronique des plus fâcheuses, qui ne lui laissant de repos dans aucun moment de l'année, commence à déformer ses membres et donne lieu, deux fois par an, à des exacerbations aiguës, aussi cruelles par la violence des douleurs qu'elles excitent que par leur durée. Cette goutte très supportable, il y a quelques années, était bien loin de la gravité qu'on lui trouve aujourd'hui; mais le malade qui en est affecté a eu une luxation du pied droit; et depuis ce moment la goutte est passée à l'état chronique et a pris le caractère fâcheux que nous lui remarquons.

Il faut le dire cependant, les goutteux qui ont éprouvé un pareil accident ne peuvent faire autant d'exercice qu'il le faudrait pour leur santé. Cette cause peut bien agir aussi et contribuer à augmenter les accidens de la goutte; mais cependant il ne faut pas lui donner plus d'importance qu'elle n'en a réellement. Il existe une foule d'hommes qui par état et par goût prennent très peu d'exercice et n'ont cependant pas la goutte. Il est même beaucoup de goutteux qui, obligés au même repos, ne voient pas cependant leur maladie passer à l'état chronique.

Avant d'étudier l'action de la goutte chronique sur la généralité de l'économie animale et sur les articulations, je dois d'abord répondre à une objection qu'on ne manquera pas de me faire. Comment, me dira-t-on, quand le tissu cellulaire des articulations est si perméable qu'il cède à la moindre tension électrique, peut-il permettre à cette tension de s'élever au point nécessaire pour produire un accès aigu, accès qui vient souvent s'enter sur la goutte chronique? Ce phénomène tient à des causes que ceux qui ont lu mon livre avec attention ont deviné déjà : c'est que dans de certaines circonstances, qu'il est facile d'apprécier, le sang se charge tout d'un coup d'une plus grande quantité d'acide, il se produit plus d'électricité positive qu'il ne peut s'en écouler par les voies ordinaires et par les articulations malades, et puis ces articulations se gonflant promptement et avec facilité, opposent à l'écoulement du fluide positif un obstacle assez grand pour en permettre l'accumulation.

Voyons maintenant ce qui se passe, dans l'intérieur de l'économie animale, chez les malades affectés de goutte chronique. Le sang, ne pouvant se régénérer d'une manière complète, détermine continuellement des efforts analogues à ceux qui se font dans la goutte aiguë. Ces efforts sont bien moins violens, à la vérité, mais ils sont continuels. Le système positif semble y participer davantage que le système négatif; car les sécrétions alcalines sont diminuées continuellement sans que les sécrétions acides soient augmentées, du moins en proportion. Ainsi, il y a une constipation assez forte qui indique une diminution dans la sécrétion du foie et sans doute aussi dans celle du pancréas, tandis que la peau reste sèche constamment; elle présente, même dans la goutte ancienne, lorsqu'elle est grave, un phénomène fort remarquable qui a échappé à l'attention des médecins, ou que du moins je n'ai vu signaler dans aucun ouvrage, quoiqu'il soit des plus prononcés et des plus caractéristiques. Dans cette espèce de goutte, non seulement la peau est sèche, mais elle est tout-à-fait froide; les flanelles et les vêtemens chauds dont les malades se couvrent ne peuvent la réchauffer, sans qu'ils aient cependant la conscience de ce froid; tout indique que l'électricité s'y dégage bien moins abondamment que dans l'état normal; cette peau n'absorbe plus qu'avec une peine extrême, même les substances alcalines pour lesquelles elle a ordinairement une grande avidité à cause de son état électrique; j'ai trouvé même de ces peaux tellement sèches que l'épiderme se réduisait constamment en une sorte de farine qui remplissait les vêtemens. Les médecins ont fait si peu d'attention à cet état particulier de l'organe cutané, que j'ai vu constamment les goutteux étonnés des questions que je leur adressais à cet égard; tous étaient surpris qu'aucun des médecins qui m'avaient précédé n'eût porté son attention sur ce symptôme de leur maladie.

Quelle peut être la cause de cette altération si digne de remarque dans les fonctions d'un organe aussi important que la peau? C'est probablement la faiblesse originelle de cette membrane qui, ayant développé d'abord la goutte aiguë, augmente par les progrès de l'âge et de la maladie. Sans doute que l'impression continuelle d'un sang moins alcalin accroît cette faiblesse; car les alcalis sont un des stimulans les plus puissans de la peau, et les acides sont un sédatif pour elle, comme nous le verrons plus tard.

Les reins ne semblent pas partager tout-à-fait cette grande faiblesse de la peau; ils sécrètent des urines qui de temps en temps sont encore acides, surtout dans les momens où les douleurs sont les plus fortes; alors il y a encore un dépôt d'acide urique : il est moins abondant, à la vérité, mais on le remarque beaucoup plus long-temps. Cette disposition donne lieu à une complication fâcheuse de la goutte; elle permet à l'acide urique de se cristalliser dans l'intérieur des voies urinaires et

notamment dans les bassinets ; elle devient la cause
de la gravelle, maladie très douloureuse, à laquelle
beaucoup de vieux goutteux sont sujets. Il est à
remarquer que c'est après les accès de goutte et
quand ils sont terminés que la gravelle arrive
ordinairement. Les graviers se détachent alors des
bassinets et coulent le long des uretères en produisant des douleurs déchirantes et des coliques néphrétiques; cependant, j'ai vu quelquefois cet accident arriver aussi au milieu d'un accès de goutte.
Les malades en proie aux coliques et aux vomissemens sont ordinairement fort effrayés dans ce cas
et croient que leur goutte est remontée sur l'estomac, ou sur les entrailles; mais un médecin habile
ne s'en laisse pas imposer par cette apparence; il reconnaît bien facilement la nature de cette complication qui cause plus de douleur qu'elle ne présente de
dangers, et tout en rassurant son malade, il parvient aisément d'ordinaire, par un traitement
approprié, à lui procurer un soulagement assez
prompt.

L'estomac et les intestins ne partagent pas non
plus dans le plus grand nombre de cas la faiblesse
de la peau; ils paraissent sécréter abondamment
le suc gastrique et intestinal, car la plupart des
goutteux affectés de goutte chronique conservent
un grand appétit et digèrent avec assez de facilité
une très grande quantité d'alimens. Les médecins
doivent se tenir en garde contre cet appétit extraordinaire de quelques goutteux; non seulement il
entretient le mal par des causes que nous avons
expliquées ailleurs, mais il expose aussi les malades

à divers accidens de goutte remontée et surtout aux attaques d'apoplexie auxquelles les vieux goutteux sont particulièrement sujets, à cause surtout de la tension continuelle du système positif et du défaut d'action de la peau.

Après avoir examiné les effets de la goutte chronique sur l'ensemble de l'économie, voyons ce qu'elle produit sur les articulations qu'elle affecte; voyons ce qui résulte du passage lent, mais continuel d'un courant allant de la capsule à la peau. La nutrition étant en même temps la cause et l'effet de l'électricité, doit être nécessairement altérée d'une manière plus ou moins profonde, dans les parties douloureuses, par l'action d'un courant anormal, et c'est aussi ce que la pratique et l'observation nous démontrent tous les jours. L'électricité attirant les fluides dans les points où elle s'accumule comme dans ceux qu'elle traverse, le premier effet de la goutte chronique est d'entretenir l'afflux du sang dans les capsules articulaires et dans les parties environnantes; elle détermine bientôt une infiltration de sérosité dans le tissu cellulaire qui environne l'articulation, infiltration qui se reproduit d'abord pour des causes légères et qui finit ensuite par être permanente; le gonflement qu'elle cause devient quelquefois fort considérable, et comme dans la goutte aiguë, il oppose un obstacle plus ou moins grand au passage de l'électricité. Mais quand cet obstacle est assez puissant pour arrêter l'écoulement continuel du fluide électrique, ou du moins pour le diminuer d'une manière notable, alors cet écoulement a lieu sur une autre articulation et souvent sur plusieurs à la fois. Les douleurs des goutteux dont le mal est devenu chronique sont continuelles; les chaleurs et la sécheresse de l'été leur apportent à peine quelque soulagement.

Je viens de dire que le gonflement produit par la sérosité est quelquefois très considérable; cela arrive surtout quand un accès de goutte aiguë est venu s'ajouter à la goutte chronique. Il arrive souvent, et surtout dans certains pays, que ce gonflement se dissipe avec une lenteur extrême et qu'il laisse après lui une collection de matières molles qui diminuent peu à peu de volume en acquérant sans cesse de la consistance et même une dureté souvent considérable. Ces amas, dont nous avons parlé sous le nom de nodus ou de tophus goutteux, se font autour des articulations et des capsules tendineuses, ils pénètrent quelquefois dans leur intérieur. Les tumeurs qu'ils forment par leur présence a fait donner à la goutte qui les occasionne le nom de goutte noueuse. On sent tout ce que de semblables amas doivent apporter de gêne aux mouvemens des membres, et combien ils causent de difformités. Le gonflement que les accès suivans amènent, semble dissoudre ces nodus et les faire disparaître; mais quand il se dissipe, on les retrouve bientôt plus volumineux qu'ils ne l'étaient auparavant. La présence de ces concrétions irrite souvent d'une manière mécanique les tissus au milieu desquels elles sont placées et qu'elles distendent par leur présence. Cette irritation va quelquefois jusqu'à déterminer une fonte suppuratoire, quoique la goutte par elle-même, quelque violente qu'elle soit, ne détermine pas la suppuration. A la suite de cet accident, la peau qui recouvre la concrétion rougit, s'amincit et s'ulcère; le nodus dont le pus détache des portions plus ou moins volumineuses, est à peu près entraîné au dehors. Mais cette suppuration est extrêmement lente; il s'écoule souvent des années avant que la concrétion soit détruite entièrement et que l'ulcère qui lui donne issue soit cicatrisé.

Jusqu'à présent, on a expliqué la formation de ces nodus, en disant que les vaisseaux absorbans qui repompent le liquide épanché, laissent une partie des sels et de la matière animale qu'il tient en dissolution. Cette explication peut convenir à ces doctrines vagues qui se sont tour à tour succédé en médecine; mais certes elle n'est point en harmonie avec les faits et les principes des sciences exactes. Quelle que soit la quantité du liquide épanché, il est bien évident qu'il ne peut tenir en dissolution quelques uns des sels qui concourent à la formation du nodus; car plusieurs d'entre eux sont à peu près insolubles, comme le sous-urate de chaux, par exemple, qui se retrouve dans presque toutes les analyses, comme aussi le phosphate de chaux, rencontré par John, sel qui ne peut être que du sous-phosphate, puisqu'il était accompagné de carbonate de chaux et même d'un peu de carbonate de magnésie. Il faut donc de toute nécessité que les matières insolubles qui composent le nodus soient produites par des réactions qui ont lieu au sein du liquide épanché; il est impossible qu'elles existent primitivement ; leurs élémens seuls peuvent se trouver dans la liqueur au moment de sa formation. Les affinités chimiques agissant plus ou moins long-temps, parviennent à les réunir, et très-probablement que le courant électrique, qui va constamment de l'organe synovial à la peau, contribue aussi à cette réunion.

La goutte chronique ne se borne pas à causer de la gêne, de la douleur, des infiltrations séreuses et des concrétions salines ; elle détermine souvent des adhérences vicieuses, principalement entre les tendons et leurs gaînes ; elle produit aussi des épanchemens de matière tophacée entre les surfaces articulaires des os, qu'elle prive de leur mobilité, quelquefois des ankiloses véritables, et souvent des déviations considérables qui déforment les membres de la manière la plus hideuse. C'est à cette cause que l'on doit rapporter principalement l'aspect particulier des mains d'un grand nombre de goutteux, que Sydenham comparait à des bottes de pánais. Enfin, l'influence des courans anormaux que nous avons signalés, altèrent tellement la nutrition des parties qu'ils traversent, que tantôt les os et le périoste sont gonflés d'une manière considérable et subissent une sorte d'hypertrophie, tandis que d'autres fois les parties molles sont atrophiées et que des portions articulaires des os sont résorbées en plus ou moins grande partie. On a vu même des phalanges entières disparaître d'une manière complète.

CHAPITRE XXIII.

Des principes sur lesquels repose le traitement de la goutte.

Ce n'est point par un vain motif de curiosité que je me suis livré aux recherches longues et pénibles qui viennent d'être exposées dans les chapitres pré-cédens. Si j'ai fait des efforts pour connaître la na-ture d'un mal si long-temps inexplicable, c'est pour parvenir à la détermination d'un traitement ration-nel, et pour sortir enfin la science de l'ornière où les facultés et les académies de médecine la traînent depuis si long-temps. Je pouvais appliquer mes re-cherches à tout autre point de la doctrine médi-cale. Le travail que j'ai entrepris sur une maladie si difficile à connaître et plus difficile encore à sou-lager, je pouvais lui donner une autre direction. Mais, indépendamment du besoin que j'avais d'étu-dier un mal qui m'accablait, j'étais bien aise de commencer mes travaux par un des points les plus difficiles de la thérapeutique, pour prouver que les principes que j'ai développés sont applicables à toutes les parties de l'art de guérir. Si les circon-stances me le permettent, je continuerai mes re-cherches, et je ferai voir qu'une foule de maladies que l'on regarde encore aujourd'hui comme incurables, ne sont pas au dessus des efforts possibles de la science. Mais, avant d'aller plus loin, cherchons, par des procédés analogues à ceux que nous avons employés jusqu'ici, quel est le traitement convenable à l'affection que nous venons d'étudier. Ce sera peut-être pour la première fois, qu'en dédaignant ces principes vagues et élastiques qui servent de bases à toutes les dissertations médicales, qui varient à peu près selon chaque auteur, selon chaque médecin, et, qu'en appliquant les principes rigoureux de la physique et de la chimie, on sera remonté des causes des maladies à leurs effets, et de ces effets à leurs traitemens.

Mais pour trouver le traitement rationnel de la goutte, rappelons-nous d'abord la nature intime de cette affection. Nous avons dit que le sang, arrivant aux organes sécréteurs, agit sur eux tout-à-fait comme le fluide excitateur d'une pile agit sur ses élémens. De cette action il résulte une production d'électricité tantôt positive, tantôt négative, selon la nature de l'organe, électricité qui s'écoule le long des nerfs, pour être employée aux besoins de la vie et concourir à différentes fonctions; et d'un autre côté, le sang qui arrose l'organe est altéré en partie pour produire une sécrétion. Cette action de nos organes sur le sang, action d'où résultent les phénomènes fondamentaux de la vie, est évidemment analogue à celle des élémens cuivre et zinc d'une pile sur le liquide excitateur avec lequel ils sont en contact; mais la cause physiologique de cette réaction est cachée aussi profondément que la cause physique. Nous ne saurons pourquoi le foie, le poumon, les glandes salivaires dégagent de l'électricité positive, pourquoi les reins, la muqueuse gastrique et la peau dégagent de l'électricité négative, que quand nous aurons trouvé par quelle raison le zinc d'un couple voltaïque, plongé dans un acide, se charge de fluide positif, et le cuivre de l'électricité contraire.

Maintenant, dans l'état parfait de santé, les deux fluides doivent nécessairement être produits en quantité telle, que dans l'accomplissement des actes vitaux, ils soient neutralisés l'un par l'autre; et de plus, il faut que ce dégagement des deux fluides électriques détermine une production de sécrétions acides et alcalines en proportion convenable pour que la composition du sang ne soit point altérée, et que la quantité relative de ses élémens reste toujours la même. Mais, chez les goutteux, cet équilibre qui constitue la santé n'existe pas, ou du moins il est facilement troublé par des circonstances très légères auxquelles on ne peut se soustraire qu'avec peine. Quand les fluides électriques se dégagent en proportion convenable, il se produit trop peu de sécrétion acide, ou bien une trop grande quantité de sécrétion alcaline, de façon que le sang devenant de moins en moins alcalin, se rapproche davantage de l'état neutre. Arrivé à ce point, l'équilibre, dans la production des électricités, est troublé à son tour par un mécanisme que nous avons indiqué pour ramener les proportions ordinaires dans les élémens acides et alcalins du sang. Dans la guérison de la goutte, le médecin doit imiter la nature. Il faut qu'il excite, dans certains cas, les sécrétions acides, et que, dans d'autres, il modère les sécrétions alcalines; il est obligé le plus souvent de faire à la fois l'un et l'autre.

Mais, avant d'examiner les moyens que nous avons d'atteindre ce but, il importe de résoudre une question préalable. Peut-on guérir radicalement la goutte? Je ne le pense pas. La cure ne peut être que palliative; on peut constamment remédier à l'altération du sang particulière aux goutteux, mais on ne saurait s'opposer aux causes qui produisent cette altération d'une manière constante. Ces causes dépendent trop souvent de la constitution primitive des organes, de leur nature intime, de leurs relations réciproques et de leur puissance; elles dépendent enfin de circonstances que le médecin ne saurait modifier, du moins d'une manière complète, et contre lesquelles il est obligé de lutter constamment. Tout ce qu'il peut faire, c'est de diminuer les accidens que ces circonstances amènent. Ainsi, en soumettant son malade à un traitement rationnel, il suspendra le retour des accès de goutte, presque indéfiniment, du moins chez les malades qui n'ont point une affection invétérée; dans tous les cas il diminuera la durée et l'intensité de leur douleur; mais voilà tout ce qu'il est possible d'obtenir. A la vérité, on a vu quelquefois des goutteux guéris fortuitement d'une manière complète, mais ces guérisons, excessivement rares, sont le produit d'un travail de la nature, que l'on ne connaît pas encore, et que par conséquent l'on ne saurait imiter;

d'ailleurs elles sont loin d'être bien authentiques.

Maintenant, on sait que pour guérir la goutte, c'est-à-dire pour en retarder ou en diminuer les accès et pour combattre les accidens qu'ils laissent dans leur intervalle, il faut augmenter les sécrétions acides et diminuer autant qu'on le peut les sécrétions alcalines. On pourrait faire à cette méthode générale de traitement une objection qui paraîtrait spécieuse; on pourrait dire qu'il est à craindre, qu'en augmentant les sécrétions acides, on ne produisît chez les goutteux des accidens diamétralement opposés à ceux auxquels ils sont sujets. En excitant les sécrétions acides et en diminuant les sécrétions alcalines, on pourrait craindre une production trop considérable d'électricité négative, et par suite une tension dans tout le système négatif analogue à celle qui a lieu dans le système positif, à l'approche des accès de goutte, et pendant leur durée; mais cet accident, je ne l'ai jamais vu, sur plus de cinq cents goutteux que j'ai soignés par ma méthode de traitement, et au fait, on conçoit en y réfléchissant qu'un pareil accident est peu à redouter; car la disposition générale du tempérament des goutteux s'y oppose; et, d'un autre côté, je crois qu'il y a dans l'économie un organe régulateur qui, en produisant de l'électricité positive, empêche l'électricité négative d'être jamais en excès; cet organe, c'est le poumon.

En considérant d'une manière générale les moyens qui sont à notre disposition pour diminuer l'action des organes positifs, nous voyons qu'ils sont en petit nombre et doués d'ailleurs de peu de puissance. Nous n'avons point de sédatif pour tous ces organes; notre action sur eux se borne à éloigner les causes d'excitation, et presque tous d'ailleurs se trouvent hors de notre portée. Nous ne pourrions agir directement tout au plus que sur la muqueuse du nez, des poumons, de l'anus, et nous ne pouvons avoir d'influence sur la muqueuse génitale qu'en supprimant les causes générales qui stimulent l'appareil générateur. Nous pourrions bien certainement agir sur la muqueuse pulmonaire, au moyen des substances volatiles, des corps odorans et des gaz; mais les recherches médicales n'ont point été faites d'une manière assez philosophique pour pouvoir apprécier ce mode d'administration des remèdes; et j'ignore si, poussé aussi loin qu'il le faudrait pour obtenir des résultats appréciables, il ne serait point accompagné de dangers. Je compte être à même un jour de me livrer à des recherches sur ce sujet important.

Parmi les organes acides, nous n'avons que le tube intestinal et la peau sur lesquels nous puissions agir d'une manière directe. Nous ne pouvons modifier l'action des reins qu'en agissant sur des organes qui ont avec eux de la sympathie; mais nous devons exercer sur ces sécréteurs acides une action tout-à-fait différente de celle que nous dirigeons sur les sécréteurs alcalins. Ici il faut exciter, il faut irriter l'organe, il faut en augmenter la sécrétion. Malheureusement nous ne pouvons guère exciter la muqueuse gastrique et intestinale sans augmenter aussi l'action du foie, ce qui rétablit l'équilibre. Encore cet équilibre est-il bien loin d'exister tou-

jours : car il paraît que la plupart des purgatifs enlèvent plus d'alcali, en excitant l'action du pancréas
et du foie, qu'ils n'enlèvent d'acide en stimulant l'estomac et les intestins : et, comme nous l'avons fait
remarquer ailleurs, il y aurait encore un grand
désavantage à faire évacuer des quantités propor-
tionnelles de ces deux principes, car la nature a
pris toutes les précautions pour empêcher une
grande déperdition d'alcali, et elle a fait, au contraire, beaucoup d'efforts pour déterminer l'évacuation la plus prompte et la plus abondante des
liqueurs acides. C'est par ignorance de ces principes qu'on a tant prodigué les purgatifs dans la
goutte, malgré l'avis de Sydenham, aussi ont-ils eu
constamment les suites les plus funestes : la plupart des malheureux que la goutte a rendus impotens, le sont devenus, plus par le fait des purgatifs
que par celui de leur maladie. Ces remèdes n'ont
jamais agi que comme dérivatifs; c'est comme cela
qu'ils calment pour quelque temps les douleurs
violentes auxquelles les goutteux sont en proie; ils
partagent momentanément l'irritation entre la
capsule malade et les organes digestifs; mais, n'enlevant point la cause du mal et l'augmentant au
contraire, ils ne produisent qu'un calme trompeur
et dangereux. L'irritation, quoique moins vive,
se prolonge plus long-temps; les accès se rapprochent davantage; au bout de quelques années,
quoique faibles, ils sont presque continuels. Les
articulations constamment irritées s'affaiblissent,
se déforment, cessent de pouvoir servir et souvent
une altération profonde de la santé vient s'ajouter à

ces douleurs générales et à l'impuissance de se mouvoir. C'est ainsi qu'agissent les préparations de colchique et tous ces remèdes que le charlatanisme débite continuellement. La seule portion de l'intestin que l'on pourrait médicamenter avec avantage, serait le rectum, dont la muqueuse, alcaline à ce qu'il paraît, a des rapports sympathiques très intimes avec le poumon, le foie et probablement aussi le pancréas. Mais quel mode d'action y a-t-il à exercer sur cet intestin? c'est encore un sujet de recherche. Les demi-lavemens froids et légèrement alcalins seraient peut-être utiles; mais il faudrait vérifier cette présomption par l'expérience.

Nous ne pouvons agir sur les reins qu'au moyen de l'estomac ou de la peau. Nous pouvons adresser à l'estomac la série assez nombreuse des médicamens diurétiques; mais que produisent-ils? une quantité plus grande d'urine, et voilà tout. Ce ne sont pas des urines copieuses qu'il faut chercher à obtenir, mais bien des urines acides. Les urines des goutteux, dans l'intervalle des accès, étant neutres, comme Berthollet l'a prouvé, qu'importe qu'on en rende beaucoup? Les urines des accès, au contraire, les véritables urines critiques, contiennent des quantités considérables d'acides urique, phosphorique, lactique : ce sont celles-là qui remédient à l'altération du sang. Il y aurait une recherche importante à faire; il faudrait voir si, parmi les diurétiques connus, il y en a qui impriment aux urines des qualités acides : ceux-là seraient extrêmement utiles pour les goutteux.

Dans ces derniers temps, on a cherché à obtenir des urines alcalines ; mais cette pratique tient à un manque évident d'observations ; des considérations très superficielles peuvent seules y avoir conduit ; car là on contrarie évidemment la nature, on fatigue les organes, on les altère à la longue en leur faisant produire une liqueur d'une nature opposée à celle qu'ils doivent rendre ; et on est loin de dégager par cette sécrétion vicieuse le fluide électrique qui doit l'être et qui influe si puissamment sur le mouvement morbide. Du reste, en modifiant l'action de la peau, on peut agir sur les reins d'une manière avantageuse ; je l'ai éprouvé très souvent : chaque fois que par les procédés que j'indiquerai plus tard, j'ai modifié l'action de ma peau de manière à rendre ma transpiration plus acide, j'ai trouvé que mes urines l'étaient aussi toujours davantage.

Mais c'est sur la peau que nous pouvons agir avec le plus de puissance, et c'est heureusement aussi cet organe qui est l'émonctoire le plus abondant de tout le corps. Cependant ce serait une grave erreur que de croire qu'il suffise de charger l'estomac de remèdes diaphorétiques pour guérir les goutteux. J'ai dit ailleurs que la sueur de ces malades n'est point acide dans l'intervalle de leurs accès, et ce ne sont que les sueurs acides qui peuvent être de quelque utilité. On a cherché récemment à exciter une violente transpiration au moyen des bains de vapeur simples ou aromatiques et par les bains russes, qui sont des bains de vapeur très chauds, suivis d'une affusion d'eau froide sur tout le corps. Ces moyens ont deux inconvéniens très graves : le premier, c'est d'exciter une action très violente et momentanée de la peau, après laquelle cet organe cesse de fonctionner comme un arc qu'on a trop tendu et dont on a affaibli le ressort; le second inconvénient, c'est d'exciter seulement une transpiration aqueuse qui, n'étant point acide ou l'étant très peu, ne peut remédier que d'une façon très incomplète à l'altération du sang. Ces transpirations nuisent même en enlevant des parties aqueuses aux liqueurs animales qui sont déjà trop épaisses chez le goutteux.

Faute d'avoir assez étudié la nature et ses principaux agens, pour avoir orgueilleusement dédaigné les immenses secours que la physique et la chimie pouvaient apporter à leur science, les médecins sont restés dans le vague des expressions, et par suite dans le vague des idées; ils ont beaucoup parlé d'exciter, de stimuler, et la plupart d'entre eux ne se sont point douté que, suivant la nature de la stimulation, elle peut produire des effets diamétralement opposés. Ainsi pour appliquer cette réflexion au sujet qui nous occupe, on peut stimuler la peau avec de l'air sec et chaud et de l'air froid, de la vapeur d'eau, d'alcool, etc., avec différens gaz, avec des frictions sèches ou l'urtication; on peut la stimuler au moyen des lotions acides ou alcalines, des bains chauds, salins ou médicamenteux, et ces différentes stimulations, produiront des effets tout-à-fait différens et même souvent opposés. Pour pouvoir apprécier l'effet de

ces moyens ou plutôt de quelques uns d'entre eux;
car nous sommes loin d'être assez avancés pour pouvoir les apprécier tous, il faut savoir quelle cause
détermine l'action organique de la peau et quelles
circonstances peuvent modifier ces causes.

L'action de la peau est déterminée par la présence et la température du sang qui l'arrose et par
la propriété qu'elle a de dégager de l'électricité
négative par son contact avec le sang. Il est important d'analyser ce concours des deux puissances
qui détermine la transpiration pour trouver les
moyens de la modifier. Evidemment si la peau
était dépouillée de toutes les propriétés d'un organe
vivant, quelle fût une membrane inerte, sillonnée
comme elle l'est par une quantité infinie de vaisseaux dont un liquide à 37 degrés environ parcour-
rait les innombrables lassis, il est évident, dis-je,
qu'en vertu de la tendance qu'a l'eau à s'évaporer
sous toutes les températures, et en vertu de la tension que la vapeur d'eau acquiert à 37 degrés, cette
membrane inerte aurait comme la peau une transpiration particulière; mais il ne s'échapperait que
de l'eau et quelques substances volatiles existant
en combinaison avec elle. Cette évaporation, dé-
pendant uniquement de la température et de la
volatilité de l'eau, se retrouve dans le tissu cutané,
où elle est une des causes les plus actives de la
transpiration. Mais cette évaporation est puissamment modifiée, comme je viens de le dire, par l'é-
lectricité négative, dont j'ai démontré la présence
dans la peau. En vertu de cette électricité, le
sang éprouve une décomposition qui en sépare les

élémens et les combine d'une autre manière. Les parties positives du liquide sont attirées par l'organe et employées à sa nutrition, et les négatives sont au contraire repoussées par la peau. Une portion est entraînée dans le liquide qui s'évapore sans cesse ; elle forme les matériaux constitutifs de la transpiration ; elle imprime à ce liquide les caractères qui lui sont propres.

En recherchant maintenant les circonstances qui peuvent modifier ces causes, nous trouverons des moyens d'augmenter ou de diminuer la transpiration, de diriger cette fonction importante comme il est nécessaire qu'elle le soit dans les différentes maladies. Nous pourrons rendre la transpiration plus ou moins abondante, plus ou moins acide, en modifiant la température de la peau et son électricité : il ne restera plus qu'à chercher pour chaque maladie lequel de ces effets on doit produire ; mais il faudra entreprendre pour chacune d'elles une partie des travaux que j'ai exécutés pour la goutte et qui sont déjà applicables à une foule d'affections. En pensant à l'importance de la peau dans l'économie animale, tant comme organe sécréteur que comme organe absorbant et sensible, en pensant qu'elle expulse, à elle seule, du corps un poids au moins égal à celui de tous les autres émonctoires réunis, et qu'elle dirige dans l'appareil nerveux d'énormes quantités d'électricité négative, on pourra juger de la puissance que la médecine va acquérir par l'étude à laquelle nous nous livrons : car il n'est pas un organe qu'on ne puisse modifier en modifiant les fonctions de la peau. Ce sera aussi un grand avantage d'avoir à sa disposition des moyens puissans et de pouvoir en les appliquant d'avance en apprécier les résultats. La médecine sortira enfin de cette routine, de cet empirisme, de ce vague dans lequel elle roule depuis tant de siècles, et elle pourra marcher, je l'espère, l'égale de la physique et de la chimie, l'égale des autres sciences d'observation.

Nous allons examiner dans le chapitre suivant les puissances qui modifient l'action de la peau, et nous trouverons des moyens plus énergiques et plus maniables que les sudorifiques employés jusqu'à ce jour. Ces remèdes sont infidèles; ils tourmentent souvent beaucoup le malade sans produire l'effet que l'on attend d'eux, et d'ailleurs qu'est-ce que cet effet? La peau qui sue davantage par l'action des sudorifiques, donne-t-elle une sueur plus ou moins acide que la sueur naturelle? c'est ce qu'on ne s'est pas seulement donné la peine d'examiner; et cependant il y a long-temps que l'on administre des sudorifiques et que l'on connaît la composition chimique de l'humeur de la transpiration.

CHAPITRE XXIV.

Des circonstances qui modifient l'action de la peau.

Nous avons vu quel rôle joue la peau dans le développement de la goutte et quel rang considérable la lésion de sa fonction principale tient parmi les causes de cette cruelle maladie. Il nous importe donc, pour pouvoir préciser les règles du traitement, de connaître les circonstances qui modifient l'action de cette membrane, soit pour en diminuer, soit pour en augmenter la puissance sécrétoire; il faut que nous sachions comment le mal est venu, pour savoir par où nous devons le chasser.

Nous avons vu dans le chapitre précédent que la transpiration tient nécessairement à deux causes : d'abord à la perméabilité du tissu cutané, qui fait que le sang l'imbibe facilement et que les parties volatiles de cette liqueur peuvent céder à l'expansion que la température animale leur imprime; ensuite à l'électricité qui résulte du contact de la peau et du sang, électricité en vertu de laquelle les principes de cette liqueur sont modifiés de façon que les élémens acides et négatifs peuvent seuls se volatiliser, tandis que les principes opposés sont repoussés dans le torrent de la circulation ou utilisés pour la nutrition propre de la peau. Il est évident, d'après cela, que les causes qui modifient la sécrétion cutanée peuvent agir de deux façons différentes; elles peuvent en effet augmenter ou diminuer l'afflux du sang vers la peau; dans ce cas, elles augmenteront ou diminueront la quantité de la transpiration qui s'évapore dans un temps donné; elles peuvent aussi exercer leur influence sur l'électricité de cette membrane, alors elles rendront la transpiration plus ou moins acide, et en modifieront peut-être aussi la quantité. En examinant les rapports de la peau avec les autres parties de l'organisation, et avec les objets extérieurs, nous aurons donc à rechercher si ces rapports peuvent exercer une action sur sa perméabilité, ou sur son électricité.

Les causes principales qui peuvent modifier l'action de la peau sont la sécheresse et l'humidité, le chaud et le froid, la pression plus ou moins grande de l'atmosphère, la lumière et l'obscurité, la nature des vêtemens, l'état de l'ame, l'action de certains alimens, de certaines boissons, celle d'un grand nombre de médicamens pris à l'intérieur, celle des applications extérieures faites dans un but médical, etc. Nous allons examiner en particulier chacune de ces causes, et nous verrons quelle influence elle peut avoir sur le développement de la goutte, ou le parti que la médecine peut en tirer pour combattre cette affection.

La sécheresse exerce sur la peau une action des plus puissantes; elle favorise la transpiration en dissolvant les vapeurs aqueuses à mesure qu'elles se répandent sur la surface de l'épiderme. L'affinité qu'a l'air sec pour la vapeur d'eau ajoute son action à toutes celles qui concourent à former la transpiration cutanée; aussi cette fonction a-t-elle beaucoup plus d'activité dans les temps secs que dans les autres; mais la sécheresse ne borne pas là ses effets; elle contribue également à augmenter la puissance électrique de la peau, comme celle de la plupart des instrumens destinés à conserver ou à dégager l'électricité; à la vérité, les expériences directes nous manquent pour prouver cette assertion. Les physiologistes et les physiciens ont malheureusement négligé de diriger leurs travaux vers ce point important de la science. J'ai bien vu qu'en se servant de l'électroscope armé d'un condensateur de Volta, on trouve plus d'électricité dans la peau pendant les temps secs que pendant les temps humides; mais ce phénomène tient-il à l'augmentation réelle de l'électricité cutanée, ou bien à la plus grande puissance de l'instrument pendant la sécheresse? Les observations physiologiques sur l'influence que l'air sec fait éprouver au corps humain, peuvent, jusqu'à un certain point, suppléer à cette lacune de la science, et le raisonnement d'ailleurs prouve d'une manière suffisante que la sécheresse doit augmenter l'action électrique de la peau : en effet, cet organe est négatif, comme nous l'avons prouvé surabondamment; il est recouvert par l'épiderme, corps isolant qui se trouve enveloppé lui-même d'une couche humide que produit la transpiration ; il faut nécessairement alors que cette couche extérieure, qui est en communication avec le sol, s'électrise positivement. L'électricité positive de la couche de vapeur, séparée de la peau par l'épiderme, doit réagir à son tour sur l'électricité de cette première membrane, et en augmenter l'intensité; il doit y avoir un effet tout-à-fait analogue à celui du condensateur, ce qui est prouvé, non seulement par le raisonnement, mais aussi, jusqu'à un certain point, par l'expérience; car la présence de l'électricité externe, de l'électricité des vapeurs de la transpiration a été constatée par de Saussure, et ses recherches ont été continuées par Volta, Bertholon et Landriani. Mais tous ces travaux ont besoin d'être examinés de nouveau; car l'électricité positive répandue au dessus de l'épiderme se trouve masquée par l'électricité négative qui se dégage continuellement au dessous. Quoi qu'il en soit, on comprend que plus la sécheresse sera grande, moins l'électricité extérieure tendra à se dissiper et plus elle réagira sur celle qui se dégage dans le tissu du derme. Ainsi, l'air sec augmente la transpiration par le fait de son affinité pour les vapeurs aqueuses, et, développant aussi l'action électrique de la peau, il modifie cette transpiration en la rendant plus acide. C'est pour ce double motif que, pendant la sécheresse, nous nous trouvons plus dispos, plus forts, plus énergiques, et que nous avons en général moins de dispositions à contracter la goutte et les maladies qui dépendent des mêmes causes.

Il est à peine besoin de dire que l'humidité a des propriétés diamétralement opposées à celles de la sécheresse. On sait en effet qu'à mesure que l'air se sature de gaz aqueux, il a pour les vapeurs une affinité beaucoup moins grande, il excite moins, par conséquent, la transpiration; car il n'a que peu de tendance à la dissoudre; aussi, dans les temps humides, pour peu que la température soit élevée, ou qu'on se livre au mouvement avec une certaine activité, l'humeur de la transpiration coule sur l'épiderme à l'état de sueur. D'un autre côté, l'air humide permettant au fluide électrique de s'écouler facilement dans le sol, l'électricité du derme ne peut arriver à une tension aussi considérable, et la transpiration, déjà moins abondante, quoiqu'elle se manifeste sous forme de sueur, doit être aussi moins acide. Les expériences nous manquent pour vérifier ce fait que la théorie rend très probable. J'examinerai un jour cette question, si j'en ai le loisir et si personne ne le fait avant moi, car j'en sens toute l'importance; c'est en partie sur elle que repose l'avenir de la médecine. Quoi qu'il en soit, d'après ce qui vient d'être dit dans ce chapitre et dans ceux qui précèdent, nous comprenons pourquoi, dans les temps humides, on éprouve de l'abattement, pourquoi les contractions de nos muscles n'ont pas leur énergie habituelle, et pourquoi aussi nous sommes alors sujets à ces maladies nombreuses qui reconnaissent pour cause la diminution de l'exhalation cutanée.

On voit que le défaut de ton, que le prétendu relâchement de la fibre, qui servait à expliquer les phénomènes physiologiques et pathologiques produits par l'humidité, ne sont que des niaiseries dont les médecins se sont contentés long-temps, et dont un grand nombre se contente encore ; ce sont de ces mots entièrement vides de sens, avec lesquels on expliquait tant de choses, et on parvenait à cacher aux yeux de chacun sa propre ignorance. En effet, une fibre ne peut être tendue ou relâchée qu'autant qu'elle est attachée à un point fixe par chacun de ses bouts, comme une corde de violon ou de harpe; mais la plus grande partie des fibres du corps humain ne se trouve jamais dans ce cas; leur tension ou leur relâchement n'est donc qu'une chimère; c'est une supposition qui, non seulement ne peut pas être prouvée, mais qui est impossible; et je ne puis m'empêcher de sourire en songeant que, malgré toute la peine que je me donne pour prouver jusqu'à l'évidence la plupart des faits dont ma doctrine se compose, elle me sera contestée cependant par un grand nombre de ces médecins qui, ayant gravement pensé toute leur vie que le vent du nord tend la fibre et que le vent du sud la relâche, regarderont leur opinion comme suffisamment prouvée et trouveront, à moi, mes preuves incomplètes !...

L'air sec et l'air humide doivent agir aussi d'une manière directe sur la muqueuse pulmonaire, pour augmenter ou diminuer la consommation d'oxigène, l'émission de la vapeur d'eau , de l'acide carbonique et le dégagement d'électricité positive. Ces modifications de l'appareil respiratoire doivent exercer une grande influence sur le développement et sur la marche des maladies; mais les expériences nous manquent ici complètement; le raisonnement et l'analogie ne peuvent plus nous servir de guides ; nous ne pourrions donner que des présomptions hasardées, tant qu'on n'aura pas étudié cette question difficile comme il convient qu'elle le soit. Cependant nous devons faire remarquer que, dans l'ordre pathologique, la sécheresse dispose la peau à certaines affections dartreuses, à des gastrites, à l'érysipèle et à d'autres maladies analogues appartenant au système négatif, tandis que l'air humide produit le coryza, l'esquinancie, le croup, la bronchite ; en un mot l'inflammation plus ou moins étendue de la muqueuse pulmonaire ; et, dans l'ordre physiologique, la sécheresse excite toute l'économie en favorisant la transpiration cutanée, et peut-être aussi la transpiration pulmonaire. Son résultat général est d'enlever au sang une partie de ses acides et de le rendre par là plus fluide ; en même temps elle verse dans l'organisation une quantité plus considérable d'électricité, ce qui facilite le jeu des fonctions animales.

L'humidité produit des phénomènes absolument opposés ; aussi voyons-nous dans les contrées sèches de la terre, qu'elles soient chaudes ou froides, les hommes actifs, énergiques, capables de supporter les plus grandes fatigues, comme les Tartares, les Arabes, en général les habitans des pays élevés ; tandis que les pays humides, surtout s'ils sont chauds, comme le Bengale, par exemple, ne donnent qu'une population molle, faible et sans courage.

La chaleur est un des stimulans les plus énergiques de la peau ; elle peut en augmenter l'action dans les limites physiologiques; elle peut exciter cette membrane de manière à produire une réaction qui trouble toute l'économie; elle peut y causer de l'inflammation, elle peut même la désorganiser et la détruire. Mais nous n'avons à nous occuper ici que de cette chaleur générale et modérée qui augmente l'action de la peau sans en troubler les fonctions. Il est facile de comprendre comment la chaleur favorise l'action de la peau sans recourir à ces explications vagues que la médecine crée continuellement et qu'elle fait varier sans cesse, suivant les idées dominantes. C'est en agissant sur le tissu du derme, comme sur tous les autres corps de la nature, que la chaleur favorise l'exercice de ses fonctions; d'abord elle le dilate et le rend d'autant plus perméable au sang, qu'en pénétrant une peau plus chaude, cette liqueur devient elle-même plus fluide et plus coulante; ainsi la première influence de la chaleur est de mettre la peau en contact avec une plus grande quantité de sang. D'un autre côté, une température plus élevée augmente l'activité des réactions chimiques qui constituent la nutrition, et produit par conséquent un dégagement d'électricité négative plus considérable, de sorte que la transpiration devient plus acide; elle augmente aussi en quantité, du moins si la sécheresse se joint à la chaleur de l'air; car si l'air est humide, la chaleur, loin de favoriser l'évaporation cutanée, la diminue au contraire, parce que cet air se trouve saturé de vapeur à une température qui se rapproche de celle de la peau; aussi la chaleur, jointe à l'humidité, diminue d'une manière bien évidente l'activité de l'organisation.

J'ignore si la chaleur favorise la transpiration pulmonaire, comme elle favorise la transpiration cutanée; la science ne possède aucun fait qui puisse éclairer cette question. Nous savons seulement, par les expériences de Lavoisier et de Séguin, que pendant la chaleur le poumon absorbe moins d'oxigène et dégage moins d'acide carbonique, ce qui nous donnerait lieu de croire avec quelque raison que, dans cette circonstance, son action est diminuée.

C'est ici le lieu de faire remarquer qu'une transpiration abondante est bien loin d'affaiblir, comme le croit le vulgaire; car la transpiration rend le sang plus fluide en lui enlevant une partie des acides qui enchaînent son alcali; elle augmente en même temps le dégagement d'électricité négative, ce qui excite l'activité et l'énergie des fonctions qui s'exécutent au moyen de cette électricité. Au fait, c'est dans les pays secs et chauds, là où l'on transpire le plus, que l'on trouve les hommes les plus actifs et les plus capables de supporter la fatigue. Que l'on voie les peuples du midi de la France, de la Corse, de l'Espagne et de l'Italie; que l'on voie l'Arabe dans les déserts brûlans de l'Afrique, là où la transpiration doit être excessive à cause de la chaleur et de la sécheresse du climat, on sera convaincu de ce que j'avance ici, et les malades ne craindront plus que les médecins les affaiblissent trop en provoquant chez eux de la transpiration et de la sueur. Je puis citer à cette occasion un fait très remarquable :

Je donne en ce moment des soins à un goutteux qui était, il y a trois mois, dans un état désespéré; toutes les articulations étaient gonflées et douloureuses; le genou droit entre autres avait une circonférence de vingt-deux pouces, égale justement à celle de la tête du malade; depuis huit mois ce malheureux ne pouvait plus marcher, et tout annonçait qu'il devait rester à jamais impotent. La peau des membres, et surtout celle des membres inférieurs, était sèche et glacée, quoiqu'il habitât un appartement très chaud et qu'il fût couvert, non pas de flanelle, mais bien de fourrures. Ce qu'il y a de remarquable, c'est qu'aucun médecin jusqu'alors n'avait fait attention à cet état particulier de la peau. Sous l'empire du traitement que je prescrivis à ce malade, il ne cessa d'avoir une sueur presque continuelle, mais d'abord froide et gluante, qui néanmoins lui procura un soulagement presque immédiat; au bout de quatre jours de traitement, il put faire quelques pas en s'appuyant sur des potences, et, vers le quinzième ou le seizième jour, la circonférence du genou avait diminué de près de quatre pouces; en continuant le traitement, l'amélioration a graduellement augmenté; son genou a repris son volume naturel; il peut marcher sans canne et ses forces s'améliorent tous les jours, quoiqu'il transpire d'une manière vraiment extraordinaire; sa peau maintenant est toujours chaude; il sue sans cesse le jour comme la nuit, et il sue tellement, que le matin, quand on soulève sa couverture, il sort de son lit un nuage de vapeur qui s'élève jusqu'au plafond de l'appartement. Quand il est levé, on trouve son premier matelas traversé entièrement par la sueur, et souvent le second même est très mouillé.

On voit, par cet exemple, qu'une transpiration abondante est loin d'affaiblir , comme le croit le vulgaire , quand elle est de bonne qualité. A la vérité, certaines sueurs sont le symptôme d'une faiblesse extrême ; elles accompagnent souvent les maladies les plus graves ; mais il ne s'agit point de celles-là , qui sont purement accidentelles et sur la nature desquelles nous n'avons d'ailleurs aucune notion satisfaisante. Il est très probable que ces sueurs fâcheuses, symptômes assez ordinaires des plus dangereuses maladies , accompagnant la prostration extrême des forces et quelquefois une exacerbation du mal, et que nous appelons, dans ce dernier cas , sueurs d'expressions, ne sont point des sueurs acides comme celles de la santé ; il est possible qu'elles soient le produit de la seule température du sang qui tend à réduire en vapeur les parties les plus volatiles de ce liquide ; l'électricité de la peau exerce probablement sur leur formation une faible influence.

C'est une grande erreur , et cependant une erreur générale que de croire que le froid produit, sur le tissu cutané et sur le reste de l'économie, un effet diamétralement opposé à celui de la chaleur : il suffit pour s'en convaincre de faire attention aux effets du froid sur les corps vivans et de rechercher , par l'analyse, comment ils peuvent avoir lieu. On considère encore aujourd'hui le froid comme un sédatif puissant ; et néanmoins il n'y a qu'à se heurter les doigts, quand ils sont refroidis, contre un corps dur, pour voir que le froid, loin de diminuer la sensibilité, l'exalte au contraire considérablement ; car alors le choc est très douloureux. Il suffit de marcher par un temps sec et froid pour s'apercevoir qu'une température basse ne diminue pas les forces musculaires, mais les excite et les augmente ; jamais on n'est plus leste et plus fort que quand on marche pendant une belle gelée. Je sais bien que, la température s'abaissant davantage, les forces s'affaiblissent et la sensibilité diminue ; mais ici il y a un autre ordre de phénomènes ; il faut donc étudier avec attention l'action du froid pour pouvoir connaître les causes de cette contradiction apparente.

Le froid agit sur la peau, comme sur tous les corps de la nature : il la condense, il la resserre, il la rend moins perméable aux fluides qui l'arrosent, il diminue leur température et, par conséquent, la tendance qu'ils ont à s'évaporer. Sous ce rapport, il oppose un obstacle à la transpiration ; mais en même temps il augmente la tension de l'électricité de la peau en s'opposant à sa déperdition ; car l'air sec et froid, comme on le sait, est très peu conducteur. Cette tension de l'électricité du derme explique déjà la sensibilité plus grande dont il est doué, quand le froid n'est pas d'une violence extrême. Si ensuite le mouvement et l'agitation augmentent la rapidité de la circulation sanguine, les tissus, en contact avec le sang qui se renouvelle sans cesse, produisent une plus grande dose d'électricité; cette électricité, à son tour, accélère la décomposition du liquide excitateur et donne lieu à une transpiration plus acide; il résulte de là une élévation de la température du corps qui augmente encore par l'abord du sang venant de l'intérieur. La différence entre cette température et celle de l'air ambiant favorise l'évaporation cutanée. Quand on sait que les muscles ne peuvent se contracter sans une augmentation de l'action de la peau, on conçoit aisément cette théorie, et l'on comprend pourquoi la force musculaire augmente d'une manière si remarquable par l'influence d'une belle gelée.

Mais, si le froid est d'une grande violence, la peau se resserre davantage, le calibre de ses vaisseaux capillaires peut être assez diminué pour apporter un grand obstacle à la circulation du sang : car en examinant au microscope les vaisseaux du dernier ordre, on voit qu'ils sont tellement petits dans leur état ordinaire qu'ils ne peuvent laisser passer qu'un globule à la fois; si, par l'action du froid, le calibre de ces vaisseaux se rétrécit, la marche des globules sanguins peut y être arrêtée tout-à-fait; alors la peau se décolore, elle devient d'une pâleur extrême, elle se trouve dans le cas d'un élément de pile qui manque de fluide excitateur : la tension de son électricité doit nécessairement diminuer. Si la peau ne se réchauffe pas, et que la circulation ne puisse s'y ranimer, la vie est prête à s'éteindre en elle; l'existence de l'individu se trouve même en un très grand danger quand la réfrigération de la surface est générale. Voilà

24.

comment le froid peut devenir sédatif. Lorsque l'humidité vient se joindre à l'action du froid, elle en augmente encore l'inconvénient, parce qu'elle ajoute un nouvel obstacle à l'évaporation cutanée; mais, dans les températures très basses, cette complication n'est point à craindre, car l'air très froid est toujours sec.

Quoiqu'un froid modéré soit en général excitant et qu'il favorise, comme nous venons de le dire, la transpiration, cependant, quand il est prolongé, et quand il est humide surtout, il oppose à l'action de la peau un obstacle qu'elle ne peut pas toujours surmonter; sa sécrétion diminue, sa tension électrique s'affaiblit, toute l'économie tombe ordinairement dans la langueur. Quelquefois la tension du système positif résultant de cette circonstance produit des accidens qui varient suivant les individus et suivant leur disposition; il survient alors des bronchites, des pleurésies, des péritonites, des rhumatismes, des affections articulaires, etc., etc. On peut juger de l'influence de cette cause par le nombre et la nature des maladies que l'hiver amène dans nos climats. On sait que nos hôpitaux qui sont presque vides en été se peuplent en hiver et sont souvent insuffisans dans cette saison. Le phénomène opposé a lieu dans les pays chauds; c'est en été que les hôpitaux y sont remplis; mais alors ce sont d'autres affections qu'on y rencontre.

La pression atmosphérique a, sur les fonctions de la peau, une action qui n'a pas excité l'attention des médecins autant qu'elle le mérite. Nous savons assez que cette pression apporte un obstacle considérable à l'évaporation de tous les liquides; elle doit donc s'opposer aussi jusqu'à un certain point à l'évaporation de la transpiration cutanée. Tout nous porte à croire que plus la pression atmosphérique diminue, plus la transpiration se fait avec facilité, plus son abondance est grande. Malheureusement nous manquons d'expériences directes pour éclairer cet important sujet. Je vais tâcher néanmoins d'y suppléer autant par le raisonnement que par quelques faits qu'ont observé les différens expérimentateurs et moi-même.

Nous savons que l'éther sulfurique, qui, sous la pression de l'atmosphère, bout à une température de 35 degrés environ, entre en ébullition même à zéro dans le vide de la machine pneumatique; dans ce vide, l'eau, à la température ordinaire, s'évapore avec la plus grande facilité : tout le monde connaît, à ce sujet, la belle expérience de Leslie. Si l'on dispose avec précaution, sous le récipient de la machine pneumatique, une capsule remplie d'eau, et qu'on mette à côté d'elle un corps très hygrométrique, dès que le vide est fait, la vapeur étant absorbée à mesure qu'elle se forme, elle se reproduit en si grande abondance que l'eau en lui fournissant, constamment, au dépens de sa température, la quantité de calorique qui lui est nécessaire pour la constituer à l'état gazeux, il en résulte un refroidissement assez considérable pour déterminer la congélation. Si la soustraction complète de la pression atmosphérique a une si grande influence sur l'évaporation des liquides, il est évident que les simples variations de cette pression doivent la favoriser ou la retarder; et c'est ce que l'expérience démontre tous les jours. Il n'y a pas un physicien qui ne sache que le point d'ébullition de chaque liquide s'élève ou s'abaisse suivant la hauteur ou l'abaissement de la colonne barométrique. La pression de l'atmosphère doit donc exercer aussi une grande influence sur l'action de la peau; car la tendance que l'eau et les principes volatiles du sang ont à s'évaporer est une des causes qui contribuent le plus, comme nous l'avons dit, à produire la transpiration cutanée et à en régler les proportions; il nous importe donc d'étudier avec le plus grand soin les relations qui existent entre la peau et le poids de l'atmosphère; car nous trouverons dans cette étude de graves sujets de méditation, qui pourraient profiter à la théorie et à la pratique de la médecine.

Depuis les travaux de Galilée et de Pascal, on sait qu'en vertu de sa propre pesanteur l'air presse de toutes parts la surface du globe avec assez de puissance pour faire équilibre, dans les temps moyens, à une colonne d'eau de 32 pieds d'élévation, ou, ce qui revient au même, à une colonne de mercure de 28 pouces 2,02 lignes au niveau de l'Océan, à la température de 12 degrés 0,8 centigrades. Cette pression, qui varie suivant les lieux et suivant les temps, comme nous allons le dire, agit en tous sens sur l'universalité des corps qui sont à la surface de la terre; chacun d'eux, sans aucune exception, supporte donc un poids d'air équivalent à celui d'une colonne d'eau de 32 pieds de hauteur ayant sa surface pour base. Il suit de là que le corps d'un homme de moyenne stature qui a, d'après le calcul de Halès, environ quinze pieds carrés de surface, doit supporter un poids d'air atmosphérique équivalent à celui d'une masse d'eau qui aurait une base de quinze pieds et une hauteur de trente-deux; or, une pareille masse pèse plus de 16,000 kilogrammes ou 32,000 livres.

Ce poids énorme, pressant de toutes parts le corps de l'homme, oppose évidemment un obstacle considérable à l'évaporation des fluides qui entrent dans sa composition; mais cet obstacle, nécessaire à la conservation de l'équilibre dans tous les corps organisés, est loin d'être toujours le même. Dans les régions intertropicales, la pression atmosphérique varie peu dans un même lieu; et varie d'ailleurs suivant les différentes heures du jour d'une manière aussi régulière que le flux et le reflux de l'Océan; mais dans nos climats, il n'en est pas de même : la pression de l'atmosphère y change à tous momens, sans qu'on puisse comprendre à quoi tient ce phénomène. Ainsi, tantôt elle soutient la colonne du baromètre à vingt-sept pouces seulement, et tantôt elle l'élève jusqu'à vingt-neuf, ce qui fait une différence d'environ une livre par pouce carré, ou, d'une manière plus exacte, de 3,474 livres 6 onces 5 gros 32 grains et demi pour la surface d'un homme de moyenne stature. Cette différence de poids doit nécessairement exercer une grande influence sur la transpiration cutanée et sur la respiration.

La connaissance des effets de cette variation du

poids de l'atmosphère est d'autant plus importante à la médecine que nous avons un moyen bien facile de diminuer ce poids d'une manière constante en nous élevant sur des hauteurs plus ou moins considérables. Pascal est le premier qui ait soupçonné que la pression de l'atmosphère varie à mesure qu'on s'élève sur les montagnes, et c'est à la sollicitation de ce savant que la première expérience à ce sujet fut tentée, sur le Puy-de-Dôme, par son beau-frère Périer. La différence de pesanteur qu'on obtient en s'élevant sur les montagnes, non seulement est permanente, mais elle est bien plus considérable que celle qui résulte des changemens arrivés spontanément dans l'atmosphère; car, au sommet du Puy-de-Dôme, le mercure descend à vingt-trois pouces neuf lignes; au sommet du Grand Saint-Bernard, il n'est plus qu'à vingt-et-un pouces; et sur le Mont-Blanc, M. de Saussure l'a vu descendre jusqu'à seize pouces neuf lignes. Sur cette montagne, qui a 4,795 mètres ou 2,450 toises au dessus du niveau de la mer, la diminution de la pesanteur atmosphérique, sur la surface du corps d'un homme, est donc de 14,308 livres, Il est bien fâcheux que l'effet de cette diminution de pesanteur sur l'économie animale n'ait pas été étudiée d'une manière convenable et qu'on ait surtout négligé d'examiner, par des expériences bien faites, quelle est son influence sur la transpiration.

D'après les observations que de Saussure fit dans son ascension sur le Mont-Blanc, il paraît qu'on peut s'élever à 3,800 mètres au dessus du niveau de la mer sans éprouver une gêne bien sensible, quoique le baromètre soit descendu à dix-huit pouces et que la pression soit diminuée alors d'environ 11,896 livres. Mais en s'élevant davantage, on ressent du malaise, une gêne particulière, un peu d'envie de vomir et une fatigue extrême au moindre mouvement. La respiration devient pressée, haletante; le pouls de M. de Saussure s'était alors élevé de 72 à 100 pulsations par minute, et celui d'un de ses compagnons de 60 à 112. Il est évident que dans ces circonstances la transpiration devait être considérablement augmentée; elle était au moins en rapport avec l'accélération de la respiration et de la circulation sanguine: je dis au moins, car il est évident que la diminution de la pression atmosphérique, indépendamment de l'influence de ces deux fonctions, devait agir aussi directement sur la peau en augmentant l'évaporation cutanée : malheureusement le célèbre physicien que je viens de citer n'a pas dirigé son attention vers ce point important; les autres observateurs qui se sont élevés, comme lui, dans de hautes régions, ne nous ont rien laissé à cet égard. Nous savons seulement qu'on peut s'élever encore plus haut que ne l'a fait de Saussure : car M. Gay-Lussac est parvenu en ballon jusqu'à une hauteur de 7,000 mètres, et un savant italien, depuis, a dépassé cette hauteur. Il est très probable que c'est aux variations de la pression atmosphérique, négligée par les différens observateurs, que l'on doit les résultats différens qu'ils ont obtenus en étudiant la transpiration sous le rapport de sa quantité.

C'est sans doute à cause de la plus grande pression atmosphérique que les pays dont le niveau se rapproche de celui de la mer offrent des accès de goutte plus fréquens, plus tenaces et plus douloureux. Tout le monde sait que cette maladie est plus grave en Belgique, en Hollande, en Angleterre, qu'elle ne l'est dans la plus grande partie de la France, et je puis appuyer ces remarques de faits qui ne sont pas sans importance. J'ai entrepris mes premiers essais sur le traitement de la goutte en Lorraine ; j'ai trouvé que cette affection y est beaucoup moins tenace qu'elle ne l'est à Paris; je m'explique ce fait principalement par la différence du niveau des lieux où j'observais. Nancy, où je pratiquais la médecine, se trouve à 257 mètres au-dessus de l'Océan, et le sol de la place de la Bourse, à Paris, n'est qu'à 43 mètres, ce qui fait une différence de 214 mètres. Au Havre, la goutte est plus tenace encore et cède plus difficilement qu'à Paris. Je sais qu'on peut attribuer en partie cet effet à l'humidité; mais je dois faire remarquer cependant que Paris est probablement au moins aussi humide que le Havre ; cette capitale est traversée, dans toute sa longueur, par une grande rivière; elle a, dans la plupart de ses rues, des pavés mouillés constamment; l'air ne s'y renouvelle qu'avec peine; le soleil, dans la journée, n'en frappe qu'un instant le sol, à cause de la hauteur des maisons et de leur rapprochement; ces circonstances doivent entretenir une humidité constante.

J'ai donné, au Havre, des soins à un jeune homme dont la famille habite Strasbourg : il était atteint de douleurs goutteuses durant à peu près toute l'année; mais chaque fois qu'il retournait en Alsace, ses douleurs disparaissaient complétement. Ce n'est point à l'influence de l'humidité qu'on doit attribuer ce fait, car Strasbourg est une ville aussi humide que le Havre: elle est traversée par l'Ill et par des cours d'eau de moindre importance; le Rhin, qui passe près de ses fortifications, est à peine contenu par ses digues, et déborde une ou deux fois par an, de manière à inonder toute la campagne environnante et à la convertir en un véritable lac; l'inondation gagne souvent les parties basses de la ville. Les fossés nombreux de la place et des marais d'une grande étendue ajoutent encore à toutes ces causes d'humidité; sous ce rapport, Strasbourg ne le cède probablement pas au Havre; mais la première de ces villes est à cent quarante-sept mètres au dessus du niveau de la mer, ce qui explique pourquoi la goutte y a moins de ténacité.

Je suis journellement consulté par des malades qui viennent de différens points de la France; souvent de petites villes, où tout le monde se connaît; je ne manque pas de les interroger sur le nombre des goutteux qui y existent, et je le compare à la population de la ville; il résulte de ces informations, qu'à mesure que l'on approche des pays élevés, la goutte devient moins fréquente et moins intense. Dans les montagnes, il n'y en a presque plus, et cependant les vallées qui contiennent plus d'habitations sont souvent très humides, à cause de l'abri des forêts environnantes, des irrigations et des cours d'eau qui tombent en cascades nombreuses, et dans leur chute se divise à l'infini.

Je trouve dans ma pratique un fait extrêmement important à consigner. J'ai été consulté, il y a peu de temps, par un officier de marine goutteux, qui, étant descendu, dans une cloche de plongeur, à quarante pieds sous la mer, y fut pris subitement par un accès de goutte qui s'empara des articulations de la poitrine et faillit le faire immédiatement périr ; or, il était soumis, au moment où cet accident lui arriva, à une pression de près de deux atmosphères et demie.

Ce qui se passe dans ma famille prouve aussi combien les lieux élevés sont favorables, et combien les affections arthritiques ont de peine à s'y développer. Je suis devenu goutteux à l'âge de trente-et-un ans environ ; mon père le devint après moi, à soixante-huit ans ; le plus jeune de mes frères eut son premier accès à trente-trois ans, et cependant mes deux autres frères n'ont jamais eu d'accès de goutte, quoiqu'ils soient sujets, tous les deux, à des douleurs articulaires vagues et de peu de durée ; mais à vingt-quatre ans, mon frère puîné quitta Nancy pour aller habiter Plombières, qui est à quatre cent quarante-quatre mètres au dessus du niveau de la mer ; pour le dire en passant, cette ville est fort humide, parce qu'elle est dans une gorge très étroite et très profonde, dominée par des forêts, traversée par des cours d'eau et remplie de sources, dont plusieurs étant très chaudes, jettent dans l'atmosphère une grande quantité de vapeur. Le troisième de mes frères, vers l'âge de vingt-cinq ans, quitta aussi Nancy pour habiter le sommet d'une montagne des environs, élevée au moins de cent cinquante mètres au dessus de cette ville.

Je crois que tous ces faits sont bien de nature à prouver que les lieux élevés ont une influence extrêmement avantageuse sur les goutteux et sur les individus qui ont de la tendance à le devenir. Cette influence s'exerce principalement sur la peau; en la comprimant moins, la colonne d'air y rend la circulation plus facile et l'évaporation plus abondante. Il est possible aussi que les lieux élevés agissent en diminuant l'action des poumons. Nous avons vu qu'à de très grandes hauteurs la respiration ne se fait plus qu'avec peine; il est probable qu'à de moindres hauteurs, les poumons, sans éprouver une gêne percevable, fonctionnent cependant d'une manière moins complète, et qu'en laissant le sang chargé d'une plus grande quantité de carbone, il verse moins d'électricité positive dans l'économie animale; mais on sent bien que je ne donne cela que comme une présomption, que comme une simple hypothèse.

En prouvant, dans les pages qu'on vient de lire, que les lieux bas et enfoncés favorisent le développement de la goutte, principalement par l'augmentation de la pression atmosphérique, je n'ai pas voulu dire que l'humidité qui y règne habituellement soit sans influence; il est bien évident qu'elle en a une très marquée; mais elle me paraît moindre néanmoins que celle qui résulte de la hauteur de la colonne d'air, et je crois que le soulagement qu'éprouvent les goutteux, à certaines sources thermales, dépend en grande partie de la hauteur du sol où ces sources viennent jaillir : on les trouve presque toutes dans les montagnes. Je pense que le séjour des régions élevées suffit pour amener un soulagement considérable, et très probablement qu'il y a sur plusieurs points de la France des lieux où la goutte ne saurait se développer, et où elle peut même s'atténuer beaucoup; il serait facile d'y établir des maisons de santé où l'action seule du climat exercerait sur les goutteux une influence très avantageuse, et dans lesquelles d'ailleurs on pourrait rassembler ce qui est utile au soulagement de ces malades. J'appelle l'attention de tous les médecins sur cet important sujet, et je les prie de m'adresser à cet égard les renseigemens que chacun d'eux est à même de recueillir; je me ferai un devoir de leur donner toute la publicité possible. On peut arriver à des résultats capables d'attirer l'attention des spéculateurs, et d'exciter des entreprises qui, en payant largement les dépenses et les soins qu'elles auront exigés, seront, pour l'humanité, de la plus haute importance.

CHAPITRE XXV.

Suite des circonstances qui peuvent modifier l'action de la peau.

Parmi les causes qui peuvent et qui doivent né-cessairement modifier l'action de la peau, nous de-vons placer la lumière, qui a sur elle la plus grande influence. Sans croire que les rayons du soleil pro-duisent sur cette membrane un effet semblable à celui qu'ils produisent sur les parties vertes des plantes, effet dont nous devons la connaissance aux immortels travaux de Sennebier et d'Ingen-Housz, cependant nous ne pouvons nous dispenser de re-marquer leur influence sur l'organe de la transpi-ration. Les parties découvertes de la peau, surtout chez les hommes qui vivent habituellement au grand air, sont bien plus fortement colorées que les autres, comme tout le monde le sait. On y re-marque une couleur fortement tranchée, sans nuance intermédiaire qui indique d'une manière parfaite la limite des vêtemens. Il est bien évident que la peau de l'homme était destinée à recevoir, dans toute son étendue, l'action de la lumière, et à prendre la couleur que lui imprime cet agent. Les vêtemens sont des moyens artificiels à l'aide des-

quels nous avons pu habiter des contrées qui n'é-
taient point faites pour nous; sans eux, sans nos
maisons, sans le feu que nous savons allumer et
entretenir, nous ne pourrions résister à l'âpreté de
nos climats, dans les mauvaises saisons. L'homme
se trouve, à quelque distance des tropiques, dans
la situation des plantes d'orangerie et de serre
chaude; il est obligé de se chauffer, de s'abriter, et
de se vêtir avec d'autant plus de soin qu'il s'éloigne
de ses abris et de ses foyers; mais les vêtemens et
même les abris ont l'inconvénient d'empêcher le
libre contact de l'air et de la lumière avec la face de
la peau. Dans nos contrées, nous ne conservons la
chaleur qui est nécessaire à notre existence qu'en
nous privant de la lumière qui lui est utile. Nous
nous trouvons alors dans la condition des plantes
qui vivent dans l'obscurité; jusqu'à un certain point,
nous sommes étiolés comme elles. Or, la chaleur
achetée par ces moyens, en nous évitant des dangers imminens, nous expose à des inconvéniens qui
ne laissent pas que d'être graves. Notre peau ne fonc-
tionne plus avec l'énergie qu'elle doit avoir; elle
enlève probablement moins d'acide au sang, elle
fournit moins d'électricité négative aux besoins de
l'économie; c'est à elle sans doute que nous devons une foule d'affections dont nous n'avons pas
même soupçonné la source. Le défaut de lumière,
n'en doutons pas, est pour beaucoup dans la production de la goutte, de la sciatique, des rhumatismes; il n'est sans doute pas étranger au développement des écrouelles, de la phthisie, du rachitis,
d'une foule d'affections enfin que les anciens mé-

decins rangeaient dans l'ordre des cachexies.

En général, les personnes aisées ont des vêtemens plus étendus et plus complets que les ouvriers; elles sont plus à l'abri du froid, mais aussi plus à l'abri de la lumière. Les hommes de peine ont presque toujours le cou, la poitrine et les bras découverts, quelquefois même les jambes, et plus souvent encore les pieds: tandis que les personnes riches se couvrent entièrement le corps, et même les mains, quand elles sortent de leurs appartemens; dans les saisons chaudes, elles évitent avec un soin extrême de s'exposer au soleil, pendant que les autres sont souvent obligés de s'y trouver et cherchent peu d'ailleurs à le fuir. Cette différence entre les ouvriers et les hommes de loisirs est sans doute une des causes de la préférence que la goutte affecte pour ces derniers. Les goutteux et les personnes qui craignent de le devenir doivent donc, autant que possible, rechercher l'action du soleil, et exposer de temps en temps, quand les circonstances le permettent, la plus grande partie de leur peau à l'influence de cet astre. Nous reviendrons plus tard sur ce sujet.

Les vêtemens n'influent pas seulement sur la peau en maintenant sa température, et en empêchant les rayons lumineux de la frapper; ils apportent aussi un obstacle matériel à l'évacuation de la transpiration, et ils développent de l'électricité par leur frottement et leur contact avec l'épiderme. Sous ce double rapport, ils peuvent avoir de l'influence sur le développement de la goutte, et nous devons par conséquent nous en occuper.

Il est évident que les vêtemens gênent la circulation de l'air autour du corps, ils retiennent la transpiration qui se forme d'une manière constante, sur
la surface de l'épiderme, soit à l'état liquide, soit à
l'état de vapeur, et ils s'opposent ainsi doublement
à une évaporation nouvelle : car, d'un côté, les vapeurs se forment avec d'autant plus d'abondance
que des courans d'air plus rapides viennent frapper la surface d'évaporation ; et de l'autre, la matière de la transpiration étant acide, imbibant les
vêtemens d'une manière plus ou moins complète,
et se trouvant sans cesse en contact avec l'épiderme, diminue l'électricité de la peau, et nuit
par là non seulement à une évaporation nouvelle, mais en rend aussi la matière moins
acide. On peut facilement vérifier cette assertion par l'expérience: si, après avoir marché de
manière à exciter la sueur, on laisse cette sueur se
dessécher sur l'épiderme, et qu'on mesure à l'électro-
mètre l'électricité de la peau, on trouve qu'elle est
très faible, et même qu'elle a disparu complètement. Du reste, l'accumulation de la matière de
la transpiration dans les vêtemens est un fait qui
n'a pas besoin de preuves; j'ai dit que c'est en lavant une camisole de laine, portée pendant plusieurs jours, que M. Thénard a recueilli cette matière pour l'analyser ; c'est à cause des acides
qu'il contient, que le linge sale, conservé, se
détruit bien plus rapidement que le linge propre.

Les vêtemens présenteront donc d'autant moins
d'inconvéniens qu'on en changera plus souvent, et

qu'ils seront plus légers et plus perméables. Ces deux qualités s'allieront très bien avec la nécessité de conserver la chaleur de la peau; car ce serait une très grave erreur que de croire que les vêtemens épais et d'un tissu serré sont plus chauds que les autres. Les expériences de Rumfort le prouvent : ce sont les étoffes les plus fines et celles dont le tissu est le plus lâche, qui sont les plus imperméables au calorique et, par conséquent, les plus chaudes; ce sont elles aussi qu'on doit nécessairement préférer, puisqu'à l'avantage de conserver la chaleur, elles joignent celui de laisser passer facilement la transpiration.

La nature du tissu a, sous le rapport de ses propriétés électriques, une influence que nous ne devons pas négliger. Les vêtemens formés de substances idio-électriques isolent d'abord l'électricité qui enveloppe l'épiderme; en outre, ils en augmentent la tension, par leur frottement contre cette membrane; ils contribuent par conséquent à favoriser la transpiration et à la rendre plus acide; c'est pour cela que les vêtemens de laine sont si utiles dans tous les cas où il faut entretenir l'action de la peau, surtout dans ceux où ce défaut d'action produit des douleurs articulaires. On voit donc qu'il n'est pas indifférent de porter la laine immédiatement sur la peau, ou de la porter par dessus la chemise. La soie a, sous le rapport de l'électricité, une influence analogue à celle de la laine, et peut la remplacer avec avantage dans les saisons chaudes, où l'usage de cette dernière devient par trop gênant.

25.

L'électricité que les vêtemens produisent par leur frottement contre la peau me fait penser que les machines électriques pourraient être d'une heureuse application dans la guérison de la goutte. Bien des fois cette application a été tentée, je le sais, mais d'une manière empirique, peu éclairée, dont on ne pouvait espérer aucun succès. Le but qu'on doit se proposer, c'est d'augmenter l'électricité négative de la peau afin de donner lieu à une transpiration plus acide. Pour remplir cet objet, il faudrait isoler le goutteux, le mettre en communication avec une machine puissante donnant de l'électricité négative, et continuer l'action de ce bain électrique, aussi long-temps que le malade pourrait le supporter.

Par la même raison qu'il importe aux goutteux d'entretenir leur peau à une température convenable dans la saison froide, il leur importe aussi beaucoup de ne pas trop la rafraîchir en été. Le soin que les gens riches ont d'habiter, dans la saison chaude, des appartemens frais, est une des causes de la préférence que la goutte affecte pour eux. Tandis que le pauvre travaille au grand air ou dans un atelier souvent très chaud, que sa peau est excitée par la sécheresse, par la chaleur, par l'action musculaire, et qu'elle est couverte d'une sueur abondante, le riche, qui est alors avare de ses mouvemens, se repose avec mollesse dans un appartement qu'on a rendu humide et très obscur pour y produire de la fraîcheur; souvent encore il s'y débarrasse d'une partie de ses vêtemens. Comment, je le demande, dans de telles circonstances, la peau du riche peut-elle conserver l'énergie nécessaire pour enlever au sang les acides qui s'y trouvent en trop grande quantité? car, il ne faut pas l'oublier, nous en avons ailleurs donné la preuve, l'alimentation copieuse et succulente que le riche recherche, et qu'il peut seul se procurer, tend déjà à rendre son sang moins alcalin.

Les frictions sèches augmentent l'électricité de la peau, y accélèrent la circulation, favorisent la sécrétion de cette membrane, et, quoiqu'on n'ait point fait d'expériences directes à cet égard, elles la rendent probablement plus acide. Aussi les frictions sèches faites habituellement avec la main, une brosse ou un morceau d'étoffe, sont extrêmement avantageuses, comme tout le monde le sait, pour les goutteux et les rhumatisans. Les frictions faites dans une étuve humide, connues dans l'Orient sous le nom de massage, sont utiles aussi pour nos malades. La peau, chauffée par la vapeur, frottée ensuite avec un soin tout particulier, devient infiniment plus souple et plus perméable; la transpiration se fait avec plus de facilité et plus d'abondance: aussi, beaucoup de vieux goutteux, qui ont habituellement la marche pénible, se trouvent, après avoir été massés, plus d'élasticité et plus de force qu'ils n'en ont d'habitude.

Les bains de vapeur, même sans la pratique du massage, apportent aussi quelque soulagement aux malades affectés de goutte chronique; cependant, il faut le dire, on n'a pas retiré de ce moyen tout l'avantage qu'on s'en promettait d'abord : à la vérité, il fait suer assez abondamment; mais ce ne sont

pas des sueurs abondantes qu'il faut rechercher,
nous l'avons dit, nous l'avons répété, nous avons
assez insisté sur ce point, ce sont des sueurs acides
qu'il faut : car les sueurs qui n'ont pas cette qualité,
loin d'être utiles, sont peut-être nuisibles ; elles
fatiguent, elles affaiblissent le malade sans le soulager, elles ne rendent pas au sang la fluidité qu'il
doit avoir. Il est évident que les sueurs qui sont
simplement aqueuses, au lieu de diminuer la plasticité du sang, doivent au contraire l'augmenter.

Ce serait d'ailleurs une erreur bien grande que
de croire que l'eau qui ruisselle sur la peau d'un
homme, plongé dans une étuve très chaude et
très humide, soit uniquement de la sueur ; il s'y
trouve aussi une grande quantité d'eau produite
par la condensation de la vapeur sur la surface du
corps, parce que cette surface étant à une température moins élevée que celle de l'étuve le
gaz aqueux vient s'y condenser. Fordyce, à qui
l'on doit des travaux remarquables, ayant pour
but de déterminer l'influence de la chaleur sur l'é-
conomie animale, a constaté cette vérité de la manière la plus évidente. Il se tint dans une étuve
humide, chauffée à 43 degrés et demi du thermomètre de Réaumur ; ayant fait apporter une bouteille remplie d'eau chauffée à 30 degrés, c'est-à-
dire, à la même température que sa peau, cette
bouteille se couvrit bientôt de gouttelettes d'eau
qui ruisselaient le long de sa surface : la bouteille
avait l'air de suer comme lui.

On croit, en général, que les bains ont de l'inconvénient pour le goutteux ; mais c'est un préjugé.

Ces malades ont au contraire plus besoin de propreté que les autres hommes; il est utile que leur peau soit nettoyée fréquemment, parce que les résidus de la transpiration précédente apportent un obstacle à l'évacuation de la transpiration nouvelle, comme nous en avons donné récemment la preuve. Pour bannir les bains du régime des goutteux, on a fait un faux raisonnement : on a dit, l'humidité ne leur convient pas, donc il ne faut pas les baigner; mais l'humidité qui est contraire aux goutteux, c'est celle qui est en dissolution dans l'atmosphère, parce qu'elle agit d'une manière lente et continue, et apporte un puissant obstacle à l'action de la peau. Ainsi l'humidité que le goutteux doit craindre, c'est celle de l'appartement, du pays, de la saison, c'est celle qui est répandue dans l'air; mais, encore une fois, il ne doit pas craindre l'eau du bain qui lui est plus nécessaire qu'à un autre. On sait que beaucoup de médecins prescrivent des bains avec avantage, même pendant le paroxisme de la goutte. Giannini faisait plus; au fort des accès les plus aigus, dans le moment de la douleur la plus violente, il plongeait ses malades dans un bain d'eau froide sortant du puits. Certes, je n'oserais conseiller un semblable moyen; mais cependant l'autorité de Giannini est d'un grand poids; et si les bains froids, dans les circonstances où il les donnait, fesaient du bien aux goutteux, à plus forte raison ne se trouveront-ils pas mal d'un bain tiède, pris avec toutes les précautions convenables et dans un moment où les malades sont le plus éloignés de leurs accès.

Cependant quelques goutteux ressentent des douleurs après avoir pris un bain; mais c'est qu'ils se laissent refroidir en en sortant; on évitera cet inconvénient en prenant plus de précautions et en rendant l'eau du bain légèrement alcaline: car les alcalis appliqués sur la peau sont, comme le lecteur peut déjà le penser, le remède le plus puissant qu'il soit possible d'opposer à la goutte; nous entrerons d'ailleurs bientôt dans de plus grands détails à cet égard. Les substances alcalines entretiennent, même après le bain, un certain degré d'irritation qui empêche la peau de se refroidir aussi facilement; elles ont en outre l'avantage de nettoyer convenablement l'épiderme et de débarrasser les pores de cette membrane d'un résidu qui gêne la transpiration, surtout si l'on a soin de se frotter un peu fortement dans le bain. Indépendamment de son action spécifique sur la peau, une partie de l'alcali est absorbée et versée dans le torrent de la circulation, où il contribue à y diminuer la proportion des acides.

On a nié, je le sais, l'absorption du liquide du bain, mais on a eu tort. La peau, plongée dans l'eau, en absorbe une quantité plus ou moins grande, suivant sa disposition particulière, suivant l'état général de l'économie, et suivant d'autres circonstances encore qu'il faudrait préciser. Je vais rapporter à ce sujet une expérience que j'ai faite, i y a trois ans environ; elle n'est pas sans intérêt, à cause de quelques applications thérapeutiques auxquelles elle peut donner lieu. Un jour, avant le dîner, je me pesai, ainsi qu'un de mes amis, sur une balance assez sensible pour indiquer notre poids à un gros près. J'avais fait préparer deux bains, à la température de vingt-huit degrés centigrades, ce qui était un peu froid, parce que je croyais que le thermomètre dont je me suis servi était à l'échelle de Réaumur. Nous nous baignâmes l'un et l'autre justement pendant une heure. Après nous être essuyés avec soin, nous nous pesâmes de nouveau. Le poids de mon ami était alors augmenté de cinq onces, et le mien de seize; mais en sortant du bain, j'éprouvais le besoin d'uriner, et je rendis onze onces de liquide. Cette expérience prouve donc que la peau absorbe dans le bain, et bien certainement elle absorbe plus que ne l'indique la balance: car il faut ajouter au poids qu'elle constate, celui de la transpiration cutanée qui s'est dissipée dans le bain. Cette expérience prouve en outre que, si l'on a le dessein de faire absorber par la peau des substances médicamenteuses en dissolution dans l'eau, il convient de faire prendre d'abord au malade des boissons diurétiques qui, en augmentant la sécrétion des reins, augmenteront la propriété absorbante de la peau; du moins c'est ce qui semble résulter de mon expérience qui, sous ce rapport, a besoin d'être répétée.

En tous cas, on voit qu'il est facile de faire absorber certains remèdes au moyen d'un bain. Les alcalis, administrés par cette voie, conviennent surtout aux goutteux; mais, comme un bain pourrait avoir des inconvéniens, au milieu d'un accès de goutte où le moindre mouvement cause quelquefois au malade des douleurs atroces, il est très avantageux de le remplacer par des lotions alcalines qui, appliquées avec un certain art, ont au plus haut degré la puissance d'augmenter l'action de la peau; cet objet fera le sujet du chapitre suivant. Avant de terminer celui-ci, nous allons présenter encore quelques considérations générales sur les moyens qu'il est convenable d'appliquer au tube intestinal pour favoriser la transpiration cutanée, et par conséquent pour éloigner les accidens de la goutte ou pour les guérir.

La nature et la quantité des alimens influent beaucoup sur la quantité, et probablement sur la qualité de la transpiration ; il faut en général, pour favoriser l'action de la peau, prendre peu d'alimens à la fois, mais multiplier les repas aussi souvent que le besoin de se nourrir l'exige; il faut que le dernier se fasse d'assez bonne heure pour que la digestion stomacale soit terminée au moment du sommeil. Plus les alimens se digèrent avec facilité, moins leur digestion apporte d'obstacles à la transpiration. Quand ils sont légèrement stimulans, aromatiques, échauffans, comme on le disait dans l'ancienne médecine, ils excitent l'action de la peau et des reins, et sont par conséquent favorables aux goutteux. Ainsi les mets nourrissans et légèrement épicés sont éminemment utiles à ces malades. La viande de mouton, d'après Sanctorius, et la venaison se digèrent aisément et favorisent la sécrétion cutanée. Le régime végétal, tant prôné pour remédier aux accidens de la goutte, a l'inconvénient grave de déranger au bout de peu de temps les fonctions digestives, et de diminuer la transpiration. Il préserve à la vérité nos malades de leurs violentes douleurs, parce qu'il les affaiblit assez pour empêcher en eux toute réaction; cependant les goutteux soumis à ce régime, quand ils peuvent le supporter quelque temps, éprouvent bientôt des maux faibles, mais continuels, dans les articulations et dans les gaînes tendineuses; ils ont changé les douleurs momentanées de la goutte aiguë contre la gêne, les entraves et la souffrance perpétuelle de la goutte chronique. Dès que les malades soumis au régime végétal reprennent une alimentation plus substantielle, leurs douleurs reviennent peu à peu à leur intensité primitive, sans que la gêne habituelle, fruit d'un mauvais régime, disparaisse pour cela. Il ne faut pas qu'un médecin s'en laisse imposer par les lettres que Lobb a insérées dans son traité *De calculo et podagra*, ni même par la lettre du célèbre Desaguliers. Depuis six ans, je m'occupe spécialement des goutteux; je suis un des médecins qui en ai vu le plus grand nombre; j'ai étudié leurs dispositions physiques, comme leur caractère, et j'ai toujours remarqué que ces malades ont une tendance particulière à cacher leurs maux aux yeux des autres, et à s'abuser eux-mêmes sur la gravité de leurs infirmités et sur les suites qu'elles doivent avoir; ils espèrent toujours, même au moment de leurs plus violentes douleurs; dans chaque chose insolite qui leur arrive, ils voient le signe d'une amélioration prochaine. Voilà pourquoi les charlatans les trompent et les exploitent avec tant de facilité.

Comme les goutteux pèchent par une trop grande quantité d'acide, en combinaison dans leur sang, je leur interdis les alimens et les boissons qui contiennent des acides à l'état libre. Ainsi je leur défends la salade, les fruits aigres, comme les groseilles, les oranges, les citrons, etc. Cependant, je l'avoue, j'ignore si les raisons que j'ai pour leur interdire l'usage de ces substances sont suffisantes. Il serait fort possible que les acides introduits dans l'estomac diminuassent l'appétit, et qu'en diminuant la sécrétion du suc gastrique, ils modérassent aussi la sécrétion de la bile, ce qui ferait plus qu'une compensation. En outre, il est extrêmement probable que l'absorption intestinale repousse les acides et les empêche de pénétrer dans la circulation : c'est à l'expérience à prononcer.

Les boissons ont également une très-grande influence sur la quantité de la transpiration, et probablement aussi sur sa nature, le goutteux doit donc faire attention aussi à cette partie de son hygiène. Il ne faut pas boire en trop grande quantité à la fois, Sanctorius le recommande d'une manière spéciale; les boissons chaudes et aromatiques sont les plus convenables; le vin, pris avec modération, est utile, surtout quand il n'est pas trop chargé de tartre ou trop acide. Sous ce rapport, les vins vieux sont préférables aux nouveaux. C'est bien à tort que la plupart des goutteux se privent de thé, de café, de punch léger, car ces substances, en favorisant la transpiration, sont pour eux, non pas utiles, mais nécessaires. Parmi les boissons alcooliques, il ne faut pas oublier la bière, frappée aussi de réprobation par les préjugés des goutteux et des médecins. Parce que les pays où l'on boit de la bière sont en général des pays où il y a beaucoup de goutteux, on en a conclu que l'usage de la bière en est la cause : *Post hoc, ergo propter hoc ;* on n'a pas pensé que dans les pays où l'usage de cette boisson est général, comme la Belgique, la Hollande, l'Angleterre, où la vigne ne croît plus, le climat est froid, humide, le sol est bas, circonstances qui sont toutes très favorables au développement de la goutte. La bière par elle-même, loin de nuire, est utile en stimulant les émonctoires acides, principalement les reins.

Parmi les médicamens pris à l'intérieur, il en est une foule qui favorisent la transpiration et l'évacuation des urines ; sous ce rapport, ils sont utiles aux goutteux : car la matière de ces deux sécrétions, quoique moins acide, l'est toujours cependant un peu ; mais malheureusement on n'a pas remarqué si, parmi les médicamens qui augmentent la transpiration et la sécrétion des urines, il en est qui augmentent aussi leur acidité ; ceux-là surtout seraient d'une utilité incontestable.

A la tête des médicamens qui favorisent la transpiration, il faut placer l'opium, le meilleur de tous pour les goutteux ; non seulement il calme la douleur et procure au malade quelque repos, mais il contribue aussi à sa guérison en produisant de la constipation et de la sueur, c'est-à-dire en augmentant les sécrétions acides, et en diminuant les sécrétions alcalines ; or, c'est justement là l'effet que doit se proposer le médecin, dans la guérison des affections arthritiques. Je l'ai déjà dit, dans le courant de cet ouvrage, et je dois le répéter ici, c'est à l'usage habituel de l'opium que les Orientaux doivent l'avantage d'être peu sujets à la goutte. Chose digne de remarque! l'opium, qui a tant de puissance pour provoquer le sommeil, excite en même temps les sécrétions acides et diminue les sécrétions alcalines; il détermine parconséquent la prépondérance du système négatif sur le système positif; sans savoir justement comment il agit pour produire cet effet, nous ne pouvons douter que ce ne soit à la tension de l'électricité négative dans l'économie animale, qu'il doit la propriété de calmer et d'endormir : car, dans le sommeil naturel, nous trouvons toujours une prédominence du système négatif. Tous les médecins savent que pendant le sommeil les urines sont plus acides, la sueur l'est probablement aussi, mais elle est certainement plus abondante. Sanctorius nous l'apprend par ces aphorismes : *Somnus placidus adeo favet perspirationi, ut septem horis quinquaginta unciæ cocti perspirabilis in robustis sæpe exhalent.*

Dormiens septem horarum spatio occulte, salubriter et sine violentia perspirare solet duplo magis quam vigilans.

In somno placido perspiratio aliquando major est data temporis paritate quam in exercitio violento.

La chaleur de l'atmosphère, qui augmente si fortement la transpiration cutanée, dispose au sommeil, comme chacun le sait. Beaucoup d'individus, sur-

tout dans les pays chauds et dans les saisons chaudes, ont besoin de dormir après le repas, c'est-à-dire
pendant que leur estomac sécrète une liqueur très
acide. Les nourrices en général sont disposées au
sommeil; éveillées par leur nourrisson, elles se
rendorment même en le berçant. Cette tendance
au sommeil est le résultat de la sécrétion du lait,
qui est une sécrétion acide. On objectera peut-être
à cette doctrine que les hommes qui périssent sous
l'influence d'un froid violent sont accablés d'a-
bord d'un sommeil irrésistible, dont ils ne s'éveil-
lent plus quand ils y ont cédé; mais il ne faut pas
s'y tromper, l'air très froid n'est pas un obstacle à
la transpiration; étant nécessairement très sec, il
augmente l'électricité de la peau, il est avide de
vapeurs, et la différence de sa température, comparée à celle du corps humain, favorise singulièrement
le dégagement de ces dernières tant que la peau reste
chaude. S'il tue, c'est qu'après avoir fait succomber
au sommeil, la peau alors se refroidit, se resserre, se
condense, ne se laisse plus pénétrer de sang et
meurt elle-même. Ainsi donc, point de doute, si
l'opium provoque le sommeil, c'est uniquement
parce qu'il augmente les sécrétions acides, et
surtout celles de la peau.

CHAPITRE XXVI.

Des solutions alcalines appliquées en lotions et en bains.

Si au lieu des recherches laborieuses auxquelles je me suis livré, je m'étais contenté d'étudier la goutte, comme on a étudié les autres maladies, je serais arrivé sans doute à prouver qu'elle est principalement le résultat de l'atonie de l'organe cutané; on aurait tiré de cette vague énonciation le vague précepte qu'il faut stimuler, qu'il faut irriter la peau; mais que veut dire irriter ou stimuler? On stimulera, on irritera la peau en la mettant en contact avec des acides, des alcalis, des sels; on l'irritera par les frictions, l'urtication, la flagellation, par l'action de la chaleur, même par celle du froid, par l'insolation, par l'électricité, par des embrocations amères, alcooliques, par des médicamens sudorifiques pris à l'intérieur, et par d'autres agens encore, qui ne se présentent pas maintenant à mon esprit; mais il est bien évident que l'on aura chaque fois produit sur la peau une action différente, et qui aurait besoin d'être observée. Ce serait certainement un livre curieux et très utile que celui qui montrerait les analogies et les différences qui existent entre l'action de tous ces agens. Mais je ne puis m'occuper ici, même d'une manière succincte, de tous ces détails; il faudrait me livrer à des recherches qu'il ne m'est pas possible d'entreprendre, quoique j'en sente toute l'importance; je me bornerai à l'examen de l'action des alcalis, et je donnerai en passant quelques détails sur celle des acides.

J'ai dit, dans le chapitre précédent, que les alcalis, appliqués en lotions et en bains, sont un remède des plus puissans pour ranimer l'action de la peau, et pour remédier par conséquent aux accidens de la goutte. C'est contre cette dernière maladie un spécifique, dans toute l'étendue du terme; il est plus efficace et plus sûr que ne le sont les préparations de soufre contre les affections éruptives, que le quinquina et le mercure contre la fièvre intermittente et la syphilis. Ce spécifique est d'autant plus admirable que son mode d'action n'a rien de mystérieux, et qu'on le comprendra facilement à l'aide des principes que j'ai posés dans cet ouvrage.

Quand on applique sur la peau, soit en lotions, soit en bains, des solutions alcalines, elles sont absorbées facilement, parce que cette membrane est négative. La même raison qui fait que la peau repousse les acides, doit nécessairement favoriser l'absorption des alcalis; cette absorption se fait par conséquent avec plus de difficulté chez les goutteux que chez les autres hommes. La théorie et l'expérience sont d'accord sur ce point comme sur les autres : en général, plus la goutte est ancienne, plus elle est grave; plus le malade est âgé, et moins la peau a de tendance à absorber les solutions alcalines. J'ai vu beaucoup de grands goutteux dont la peau froide et inanimée absorbait à peine ces solutions au début de leur traitement, mais qui, au bout de quelque temps, après des soins convenablement administrés, voyaient peu à peu leur peau se réchauffer, reprendre de l'énergie, se couvrir de sueur, et retrouver toute sa puissance d'absorption.

Les liqueurs alcalines, ayant pénétré dans le derme, sont portées dans le torrent de la circulation par les vaisseaux lymphatiques et par les veines. Là, elles diminuent la proportion des acides du sang, et rendent à ce liquide une partie de sa fluidité, ce qui remédie jusqu'à un certain point aux premiers effets produits par les causes de la goutte. Mais les solutions alcalines ne bornent pas là leur action; elles modifient d'une manière toute particulière la vitalité de la peau; elles impriment à cet organe affaibli une nouvelle puissance; elles ajoutent la force de leur affinité à la propriété qu'a le derme de repousser les acides. Voici probablement ce qui se passe : quand les alcalis sont absorbés et que le tissu de la peau en est imprégné, les acides, séparés du sang en vertu de l'électricité négative, propre à la membrane dont nous parlons, se combinent aux alcalis qui ne sont point entrés encore dans les vaisseaux sanguins ou lymphatiques; mais les alcalis, à mesure qu'ils se combinent avec les acides, se chargent d'électricité négative. Cette électricité, s'ajoutant à celle de la

peau, augmente la puissance de sécrétion, et, s'é-
coulant le long des cordons nerveux, elle va diminuer la tension du système positif, tension qui est,
comme on le sait, la cause immédiate des accidens
de la goutte. Ainsi, il est évident que l'action des
alcalis sur la peau est complexe; elle concourt rapidement, par des effets physiques et chimiques,
à diminuer les accidens de la maladie qui nous
occupe.

Quand on fait, sur toute la surface de la peau,
une lotion avec une dissolution alcaline, après le
refroidissement léger résultant du contact d'un
liquide évaporable, on éprouve une chaleur générale qui indique que l'action du derme est augmentée. Si les lotions sont réitérées et secon-
dées par l'action des moyens convenables, le corps,
au bout de quelque temps, se couvre d'une sueur
manifestement plus acide que la sueur ordinaire;
elle rougit davantage le papier de tournesol ; les
urines deviennent aussi plus acides que d'habitude; les reins, comme je l'ai dit ailleurs, sont
influencés d'un manière directe par la peau, en
partageant avec elle la portion d'activité qu'elle a
acquise. C'est vraiment une chose digne de remarque, et dont la médecine doit tirer le plus grand
parti, que cette action des alcalis qui, en vertu de
la manière dont ils sont administrés, jouissent de la
propriété d'augmenter certaines sécrétions, et de
les rendre plus acides. Il est extrêmement probable
que cette réaction produite sur les reins le serait
également sur les glandes mammaires, et qu'elle

donnerait aux mauvaises nourrices un lait plus abondant et de meilleure qualité.

.. Un des effets immédiats des applications alcalines chez les goutteux, c'est la diminution de leurs douleurs et le retour très rapide de la santé; mais ils ne bornent pas là leur salutaire influence; quand la goutte est revenue souvent, que les accès ont été de longue durée, les articulations fatiguées ont perdu leur force et leur souplesse, elles sont d'une sensibilité extrême. Ces accidens étaient jusqu'à présent sans remède; les lotions alcalines les enlèvent souvent avec une merveilleuse facilité, et d'une manière complète; quelquefois ils résistent davantage, mais on obtient toujours, avec de la persévérance, une amélioration qu'on n'aurait jamais osé espérer.

Quand j'ai commencé à faire sur moi l'application des principes que j'ai développés dans cet ouvrage, je l'ai déjà dit, j'étais estropié depuis long-temps, et je souffrais sans cesse, même dans la belle saison. En me lavant le corps, tous les soirs, avec une solution alcaline, je vis mes douleurs disparaître si promptement, mes forces revenir avec tant de rapidité, que je ne croyais pas devoir attribuer une amélioration si subite, et, je puis le dire, si étonnante, à la puissance du remède que j'employais. Au bout de quelques mois d'une santé complète, je voulus m'assurer, par une contre-épreuve, de la part que les lotions alcalines avaient dans l'amélioration de ma santé; j'employais donc une médication tout-à-fait contraire. J'étendis, d'une suffisante quantité d'eau, de l'acide acétique retiré de l'acide pyroligneux, tel qu'on le trouve dans le commerce ; tous les soirs, je me lavai avec ce mélange, comme je m'étais lavé avec la dissolution alcaline. Le septième jour, ayant marché un peu plus que d'habitude, j'éprouvais un sentiment de fatigue douloureux dans les pieds ; je dormis peu pendant la nuit. Le lendemain matin, huitième jour, je souffrais davantage ; mon pied gauche était gonflé au dessus des articulations du tarse et du métatarse ; je ne pouvais le poser à terre ; j'avais un véritable accès de goutte. Je fis une nouvelle lotion acide sur toute la surface du corps pour continuer l'expérience ; mais mon pied devint bien plus gonflé ; la peau en était rouge, luisante, et la douleur devenait intolérable ; je repris alors mes lotions alcalines, et j'en fis cinq à six en très peu de temps, avec la précaution de me tenir chaudement dans mon lit. Vers quatre heures du soir de ce huitième jour, je pus me lever, descendre d'un premier étage, gagner en boitant ma voiture, traverser à pied un vestibule, monter et descendre des escaliers, et revenir chez moi. Je me couchai de suite après avoir fait une nouvelle lotion alcaline ; j'en fis encore une autre avant de m'endormir ; ma nuit fut très bonne, et je m'éveillai le lendemain entièrement guéri. Je ne crois pas qu'on ait jamais fait en médecine une expérience plus décisive. Du reste, je n'ai pas besoin de disserter ici sur l'effet des acides appliqués à la peau : indépendamment de leur absorption probable, on sait qu'ils anéantissent l'électricité négative de cette membrane ; je l'ai prouvé par des expériences rapportées dans le XV\ chapitre de cet ouvrage.

L'emploi des alcalis, qui présente de si grands avantages dans le traitement de la goutte, n'a d'autre inconvénient que celui d'irriter la peau, et d'y faire naître une quantité plus ou moins grande de petits boutons rouges, accompagnés de prurit; encore cet effet ne se produit-il qu'au commencement du traitement; plus tard l'habitude en met les malades complètement à l'abri. Cette médication ne saurait exciter l'action du derme, du moins chez les goutteux, de manière à rompre l'équilibre qui constitue la santé: car la disposition générale de l'économie rend ce danger impossible. J'ai fait un usage continuel des lotions alcalines pendant neuf mois, sans aucune interruption; quand il arrivait un dérangement quelconque dans ma santé, voulant m'assurer qu'il n'était pas le résultat de mon traitement, je faisais jusqu'à six ablutions par jour, et non seulement les douleurs articulaires dont j'étais continuellement tourmenté depuis cinq ans ont disparu d'une manière complète, mais encore, sous l'empire de ce traitement actif, ma santé générale s'est considérablement améliorée. J'ai eu, dans ma pratique, un grand nombre de malades qui ont poussé encore plus loin l'usage des lotions alcalines.

La preuve la plus convaincante de l'innocuité des alcalis, c'est l'usage que l'on en fait dans une foule de profession, sans que la santé des ouvriers qui les emploient en soit altérée. Ainsi ceux qui fabriquent la potasse et la soude sont sans cesse mouillés par la dissolution de ces substances. Les ouvriers qui font la chaux, et ceux qui s'en servent, sont continuellement couverts de la poussière ténue de cet oxide. Les savonniers, les teinturiers, les buandiers, certains ouvriers travaillant dans les verreries et les cristalleries, manient aussi des liqueurs alcalines, dont ils sont fréquemment mouillés. Les blanchisseuses, et surtout celles qui lavent le linge des lessives, ne résistent à l'humidité continuelle dont elles sont environnées, et n'évitent les douleurs rhumatismales qui en seraient nécessairement la suite qu'à cause des alcalis dont leur peau est pour ainsi dire saturée.

Les alcalis, appliqués sur toute la surface de la peau, pénètrent d'abord dans l'économie en assez grande quantité, et ils ont en outre l'avantage, comme nous l'avons dit, d'exciter les sécréteurs acides les plus importans; si, au lieu de les administrer par cette voie, on les donnait à l'intérieur, comme on l'a déjà tenté à plusieurs reprises, on serait loin d'obtenir les mêmes avantages : d'abord on ne les prescrirait qu'à très petites doses, sans quoi on irriterait l'estomac, et on pourrait même en altérer l'organisation; encore ne peut-on les donner par cette voie que saturés, au moins en partie, d'acide carbonique, ce qui en diminue considérablement l'efficacité.

Mais ensuite, en supposant qu'on puisse administrer à l'intérieur des quantités considérables d'alcalis, en augmentant la sécrétion du suc gastrique, qui est une liqueur acide, on produirait, par un mécanisme que j'ai expliqué ailleurs, une sécrétion plus abondante de bile et probablement de suc pancréatique; ce qui ferait une compensation suffisante.

La seule voie convenable pour administrer les alcalis, c'est donc la peau; mais il faut que ce soit la plus grande partie de cette membrane qui soit mise en contact avec le remède; car on comprend bien maintenant que la goutte n'est point une maladie locale, une maladie qui affecte seulement les articulations. Ce n'est pas non plus, comme on le croit, les douleurs articulaires qui réagissent sympathiquement sur le système général de l'économie; c'est au contraire le trouble de toute l'économie qui cause ces douleurs, et l'économie est troublée, non par le défaut d'énergie de la peau qui recouvre les articulations, mais bien par celui de la peau tout entière ou du moins de sa plus grande partie. Ceux donc qui ont prétendu guérir la goutte par des applications quelconques de remède sur le lieu de la douleur sont des imposteurs ou des ignorans; car là n'est pas la cause du mal. Les articulations ne sont, pour ainsi dire, dans la goutte que des organes passifs. Que peuvent même faire, dans cette maladie, ces applications de nombreuses sangsues dont on a tant abusé de nos jours? Il est évident que tous les médecins qui, depuis Paulmier, ont préconisé et employé ce moyen, n'ont pu le faire qu'en ignorant complètement la nature du mal qu'ils avaient à combattre. J'espère que ceux qui m'ont lu avec attention, et qui m'ont bien compris, repousseront désormais, avec la plupart des grands praticiens, ce moyen tout-à-fait empirique et irrationnel. Les sangsues ont quelquefois amorti la violence de la douleur, c'est vrai; mais elles affaiblissent le malade, elles prolongent la durée de ses accès; d'une maladie aiguë elles font une maladie chronique, qui a souvent estropié les goutteux en désorganisant sans retour leurs articulations. Ce n'est pas le sang qu'il faut enlever, mais la cause qui l'attire avec tant de puissance.

Après avoir mûrement réfléchi à la nature de la goutte, dès que j'eus trouvé par mon expérience médicale et par l'étude de mes propres douleurs la théorie de cette cruelle affection, je conçus de suite, comme je l'ai dit, que les substances alcalines appliquées sur toute la surface de la peau, devaient en être, sinon le seul remède, du moins le plus efficace; et je commençai à l'essayer sur moi. J'étais dans une condition d'autant plus favorable pour en apprécier l'effet, que mes douleurs duraient pendant toute l'année. Je fis d'abord une solution, tantôt de soude et tantôt de potasse caustique, marquant un degré à l'aréomètre de Baumé; et tous les soirs, en me couchant, je me lavais le corps, depuis le cou jusqu'en bas des pieds, avec cette dissolution froide. J'éprouvais à la vérité, au bout de quelques jours, une diminution considérable dans mes douleurs, une augmentation de force et d'élasticité vraiment miraculeuse dans les articulations qui avaient souffert; mais ma peau s'irrita promptement par l'influence du remède; elle se couvrit d'une multitude de ces petits boutons rouges dont j'ai parlé. Les démangeaisons et les cuissons douloureuses que me causaient les lotions, m'obligeaient à les suspendre souvent: ce qui donnait au mal le temps de reprendre son intensité; j'essayai des dissolutions alcalines plus faibles, je les coupai avec des décoctions mucilagineuses, j'y mêlai du savon et de l'huile; mais tous ces efforts furent peu satisfaisans; le remède soulageait peu mes articulations, ou s'il les soulageait, il irritait la peau. J'essayai ensuite les souscarbonates alcalins, qui produisaient absolument le même effet que les alcalis caustiques; quand leur dissolution était assez forte pour calmer ma douleur, elle ramenait bientôt l'éruption. Je pris ensuite les bicarbonates de potasse, de soude, et même d'ammoniaque; mais les alcalis saturés d'acide carbonique ne produisaient plus d'effet appréciable; je fus obligé d'y renoncer pour revenir aux alcalis purs, qui me procuraient au moins un soulagement momentané, quand l'idée me vint de saturer la potasse ou la soude par l'alumine qui, à la vérité, joue le rôle d'acide dans sa combinaison avec les alcalis, mais qui reprend ses qualités alcalines quand elle est chassée de cette combinaison ; cet artifice me permit alors d'employer les alcalis à très grande dose. Au lieu des lessives à un degré que je supportais à peine, je pus, sans inconvénient, en employer, qui marquaient six, huit et même douze degrés avant leur saturation par l'alumine. Le bien que j'en retirais, la faculté de pouvoir continuer indéfiniment mes lotions, sans fatiguer ma peau, me firent espérer enfin de pouvoir triompher de mes douleurs, et mon espoir ne fut pas vain.

Il est extrêmement facile de concevoir comment

agit l'aluminate de potasse ou de soude, et de voir en même temps combien cette combinaison doit l'emporter sur l'alcali pur. L'alumine, dans ce sel, en saturant sa base, lui enlève sa causticité et supprime en très grande partie l'inconvénient qu'elle a d'enflammer la peau. On peut donc employer les dissolutions aussi concentrées qu'on le veut, et introduire dans l'économie telle quantité d'alcali qu'on le désire. D'un autre côté, l'alumine qui sature la potasse ou la soude joue bien, à la vérité, le rôle d'élément négatif, tant qu'elle est engagée dans la combinaison, mais une fois en contact avec la peau, les acides de la transpiration se portent sur l'alcali et dégagent l'alumine qui, reprenant alors le rôle de substance positive, produit à son tour, quoiqu'à un degré plus faible, les mêmes effets que les bases avec lesquelles elle était engagée.

L'emploi de ces aluminates est, à lui seul, un moyen très puissant de remédier aux accidens de la goutte. C'est un spécifique de la plus haute énergie, dont l'usage et même l'abus ne présentent point d'inconvéniens pour la santé. Non seulement on peut parfaitement se rendre compte de son mode d'action, mais encore il l'emporte sur tous les autres spécifiques par son efficacité ; il arrête plus sûrement et plus rapidement les accidens de la goutte, que le mercure n'arrête ceux de la syphilis, et que le quinquina ne s'oppose aux ravages des fièvres intermittentes ; je ne l'ai jamais vu manquer son effet que chez des malades qui ne l'ont pas employé en quantité suffisante, ou qui ont négligé les précautions dont son usage doit être accompagné.

Malgré leur efficacité, j'ai rarement employé les aluminates sans les associer à d'autres remèdes; je ne m'en suis servi à l'état de pureté que dans les essais que j'ai faits sur moi et sur mes premiers malades, pour constater leurs effets. Les aluminates seront long-temps encore le meilleur remède pour la goutte, et tous ceux qu'on leur associera seront loin d'avoir autant de puissance. Les alcalis purs ou à l'état de sous-carbonate pourront bien les remplacer quelquefois, surtout dans les hôpitaux, mais ils présenteront toujours bien moins d'avantages. En m'entretenant de ce moyen avec un de mes amis, M. Coze, aujourd'hui doyen de la faculté de médecine de Strasbourg, il m'apprit qu'il était parvenu à saturer complètement la potasse et la soude par la chaux, la strontiane ou la baryte. Si ces combinaisons sont aussi solubles que les aluminates alcalins, elles leur seront sans doute encore préférables et offriront des moyens de varier le remède; il sera même possible de les donner avec avantage à l'intérieur, sans léser l'estomac; on parviendrait peut-être à jeter ainsi par cette voie, dans le torrent de la circulation, une assez grande quantité d'alcali pour aider à corriger plus promptement l'altération du sang.

J'ai dit que je n'employais pas la dissolution d'aluminate à l'état de pureté, que j'y mêlais des adjuvans; j'ai cherché à remplir, par ces mélanges, plusieurs indications. Les alcalis, comme je l'ai dit, ont la propriété d'augmenter considérablement la puissance électrique de la peau; j'ai prouvé cette vérité par l'expérience; j'ai pensé qu'en faisant entrer, dans mon remède, des substances propres à rendre l'épiderme plus isolant, je rendrais cet effet plus durable : ce qui est de la plus haute importance, puisque cette électricité a l'influence la plus directe sur la nature de la transpiration. J'ai cherché ensuite à introduire dans l'économie, par l'absorption cutanée, des remèdes capables de réagir sur la vitalité des reins. La sécrétion des urines, sans avoir dans le traitement de la goutte la même importance que celle de la peau, ne doit cependant pas être négligée non plus. Enfin, j'ai cherché à donner à la liqueur des qualités onctueuses qui en rendissent l'application plus facile et moins désagréable : ce sont principalement des résines, des huiles grasses et essentielles et du savon que j'ai employé pour remplir ces indications différentes. Voici d'ailleurs comme j'ai d'abord préparé moi-même et fait préparer ensuite la composition dont je me sers de préférence.

On fait premièrement une dissolution de potasse ou de soude caustique. La potasse a des affinités plus puissantes, mais la soude a l'avantage d'être le principal alcali du sang ; j'ai essayé l'une et l'autre sans néanmoins trouver de grandes différences dans leur emploi. Je conseille, pour faire ces dissolutions, de suivre la méthode décrite par Berzélius, qui donne avec facilité des produits assez purs pour l'usage de la pharmacie. Je vais transcrire ici cette méthode pour la commodité des pharmaciens qui n'ont point à leur disposition l'excellent livre du chimiste suédois. Si on emploie la potasse, il faut prendre celle d'Amérique, qui est la plus pure qu'on trouve dans le commerce, en faire une dissolution concentrée, l'évaporer avec précaution dans une bassine de fonte de fer, jusqu'à ce qu'elle se cristallise, et la laisser alors se refroidir pour permettre aux sels étrangers, qui s'y trouvent, de se déposer. Il y a, dans le commerce, du sous-carbonate de soude assez pur, pour n'avoir pas besoin de cette précaution. Quand on a une dissolution de soude ou de potasse ainsi purifiée, on l'étend d'une assez grande quantité d'eau pour qu'une partie du sous-sel alcalin se trouve dissoute dans sept à douze parties de liquide. Si la dissolution n'est pas limpide, on la laisse s'éclaircir par le repos, après quoi on la décante dans un vase de fonte de fer poli.« On y fait, dit Berzélius, bouillir la « liqueur claire, et pendant qu'elle bout, on y ajoute « peu à peu de petites quantités d'hydrate calcique « réduit en bouillie liquide avec un peu d'eau. On « s'arrange de manière que ces additions successives « n'interrompent point l'ébullition, et, chaque fois, « on laisse la lessive bouillir quelques minutes, avant « d'y verser une nouvelle quantité de bouillie. L'hy- « drate d'une partie et demie de chaux pure est « plus que suffisant pour enlever l'acide carbonique « d'une partie de carbonate potassique. On choisit « pour cela un calcaire pur, de préférence du mar- « bre blanc qu'on calcine, et qu'ensuite on humecte « avec de l'eau distillée, de manière à ce qu'il s'é- « chauffe et se délite, après quoi on l'arrose avec « une plus grande quantité d'eau, jusqu'à ce qu'il « ait acquis la consistance d'une bouillie claire. « Quand on a ajouté environ la moitié de l'hydrate « calcique, on prend une petite quantité de la li-

« queur bouillante, tout au plus une cuillerée à
« café; on l'étend d'un peu d'eau, on la filtre à tra-
« vers du papier, et on la verse dans un acide, de
« l'acide nitrique par exemple. Si, en remuant la
« liqueur, il ne se produit pas d'effervescence,
« c'est-à-dire qu'il ne se dégage point d'acide car-
« bonique, c'est une preuve que la lessive est suffi-
« samment caustifiée; dans le cas contraire, il faut
« continuer l'opération, jusqu'à ce qu'une nouvelle
« quantité de lessive, mise à l'essai, ne fasse plus
« d'effervescence. On doit toujours, dans cette
« épreuve, verser l'alcali dans l'acide, parce que
« l'effervescence se manifeste ainsi sur-le-champ;
« au lieu que, quand on procède en sens inverse,
« l'alcali caustique est saturé le premier, et l'on est
« obligé d'ajouter un excès d'acide pour déterminer
« le phénomène de l'effervescence. Un autre moyen,
« à la fois plus sensible et moins coûteux, de s'as-
« surer de la causticité de la lessive, consiste à mê-
« ler une portion de la liqueur alcaline avec un
« volume égal au sien d'eau de chaux. Si elle con-
« tient encore du carbonate non décomposé, celui-
« ci produit un précipité de carbonate calcique qui
« rend la liqueur laiteuse.

« Deux motifs commandent d'entretenir conti-
« nuellement l'ébullition pendant le cours de cette
« opération. Le premier est que le carbonate cal-
« cique qui se forme est alors grenu et pesant, ce
« qui fait qu'il tombe au fond du vase; l'autre est
« que la masse précipitée a le temps de se lier lors-
« que l'ébullition, ou plutôt le mouvement causé
« par elle, s'arrête; car ensuite ce mouvement n'a

« lieu que difficilement et par saccades. Si l'on
« ajoutait toute la chaux à la fois, et qu'on chauf-
« fât ensuite la liqueur jusqu'à la faire bouillir, on
« obtiendrait le carbonate calcique sous la forme
« d'une masse volumineuse qui retiendrait la les-
« sive, comme une éponge, de manière qu'on aurait
« de la peine à l'en séparer. Lorsque l'essai indique
« que la liqueur est parfaitement caustique, ou
« exempte d'acide carbonique, on la laisse refroidir,
« pour que la plus grande partie de la chaux se pré-
« cipite, en ayant soin de bien couvrir le vase, afin
« d'empêcher le renouvellement de l'air, puis on la
« verse dans un flacon où on la laisse s'éclaircir com-
« plétement ; on nétoye bien le col de ce flacon et
« on le bouche. »

Il faut prendre, d'un autre côté, de l'alun purifié ; on en fait une dissolution dans l'eau pure, et
on en précipite l'alumine au moyen de l'ammoniaque liquide ; il faut que cette dissolution soit
aussi concentrée que possible pour que l'alumine
précipitée puisse se dessécher facilement ; car l'alumine précipitée d'une dissolution étendue retient
l'eau avec une grande énergie, comme l'a prouvé
Théodore de Saussure ; on pourrait aussi obtenir
le même précipité au moyen de la potasse ou de
la soude du commerce ; mais il y aurait quelques inconvéniens à employer ces deux agens : car si on
rend ces alcalis caustiques, il est difficile de saisir
justement le point où l'acide sulfurique est saturé, et cependant si on le dépasse, on redissout
en pure perte une certaine portion d'alumine. Si
on se sert des sous-carbonates tels qu'on les trouve

dans le commerce, on n'éprouve pas à la vérité cet inconvénient; mais alors l'alumine, à l'état naissant, absorbe une certaine quantité d'acide carbonique, et devient manifestement moins soluble dans les alcalis caustiques. En outre, la soude, et surtout la potasse du commerce, contiennent toujours des silicates solubles qui, décomposés par l'acide sulfurique de l'alun, forment une masse assez considérable de silicate d'alumine; indépendamment de la perte qui résulte de la formation de ce nouveau sel, sa présence gêne pour les opérations suivantes; il convient donc mieux, sous tous les rapports, de précipiter l'alumine par l'ammoniaque. Une fois que cette opération est terminée, on laisse le dépôt se faire, et on décante avec précaution la liqueur claire qui surnage. On lave à plusieurs reprises, pour se débarrasser du sulfate de potasse et d'ammoniaque; on jette ensuite la masse sur un filtre pour la faire égoutter, et si l'eau ne passe pas encore pure, on l'arrose de temps en temps pour achever le lavage. Enfin, quand l'alumine est assez pure, et qu'elle a pris assez de consistance, on la met à la presse dans son filtre, pour la débarrasser plus promptement d'une grande partie du liquide qu'elle contient encore, et on la laisse sécher à l'abri de la poussière; cette opération terminée, on fait dissoudre l'alumine dans la potasse ou la soude caustique que l'on a préparée d'avance. Quand la saturation est aussi complète que possible, et que la liqueur ne bleuit plus sensiblement le papier de tournesol rougi par un acide faible, on ajoute un petit excès d'alumine pour être bien sûr qu'il n'y a plus d'alcali en excès, car cet alcali fatiguerait promptement la peau. La dissolution d'aluminate ainsi préparée, est la base du remède. Mais comme il faut, dans ce remède, des degrés qui varient suivant le mal, suivant son intensité, suivant la sensibilité particulière du malade et l'époque du traitement, on prend, pour faire la dissolution d'aluminate, des lessives plus ou moins concentrées. Jusqu'à présent, j'ai fait préparer cette dissolution avec des lessives alcalines, marquant à l'aréomètre de Baumé 2, 4, 6, 8, 10, et 12 degrés, ce qui donne, après la saturation, des remèdes d'une force graduée, qui sont étiquetés nos 1, 2, 3, 4, 5, et 6.

On prend ensuite dix litres d'une de ces dissolutions saturées d'alumine et on y fait dissoudre dix onces de gomme arabique mondée; puis on broie à part, dans un mortier de verre ou de marbre, un jaune d'œuf avec deux cents grammes de sirop de sucre; on ajoute au mélange autant de térébenthine de Chio, puis cent grammes d'huile d'olive; il serait peut-être utile, pour les cas où la sécrétion de l'urine ne se ferait pas convenablement, d'employer la térébenthine de copahu au lieu de celle de Chio; je ne l'ai point encore essayé; on pourrait aussi, par économie, employer sans inconvénient la térébenthine de Venise de premier choix, pour les hôpitaux. Quand le mélange est parfait, on y verse peu à peu les dix litres de dissolution d'aluminate de potasse; on ajoute deux cent cinquante grammes d'alcool à trente-six degrés de Baumé, saturé d'autant de camphre qu'il peut en dissoudre, et l'on enferme le liquide dans des bouteilles que l'on bouche hermétiquement. Voilà quelle est la composition du remède que j'ai employé jusqu'à présent avec le plus grand succès, tel qu'il a été préparé d'abord à Nancy, chez M. Suard, et ensuite à Paris, chez M. Lebreton. Mais ce serait une grande erreur que de croire, comme l'ont fait plusieurs de mes malades, qu'il suffise de s'en laver pour guérir les accidens nombreux et variés que la goutte traîne à sa suite; il faut en aider les effets par tous les moyens hygiéniques et médicaux qui découlent des principes que j'ai exposés dans le courant de cet ouvrage. Je vais d'ailleurs, dans le chapitre suivant, faire l'application de ces principes, et montrer comment on doit soigner la goutte, suivant ses phases et suivant son espèce. Je dois prévenir toutefois qu'il m'est impossible d'indiquer toutes les circonstances qui se présentent dans la pratique; l'ouvrage même le plus complet ne saurait tout embrasser; il y a tant de nuances, tant de complications, qu'il est impossible, non seulement de tout exposer, mais de tout prévoir. L'expérience et la sagacité des praticiens suppléeront d'ailleurs de reste à mes omissions involontaires.

CHAPITRE XXVII.

Du traitement de l'accès de goutte aiguë.

Maintenant que nous avons exposé la théorie de la goutte et son traitement, nous allons passer à l'application des principes développés dans cet ouvrage. Afin de mettre de l'ordre dans cette matière qui est la plus importante pour le praticien et pour le malade, nous examinerons d'abord ce qu'il convient de faire pendant l'accès de goutte pour en abréger la durée, en diminuer la douleur et empêcher les accidens qui peuvent en être la suite. Nous ferons connaître ensuite les précautions que le goutteux doit prendre pour éloigner le retour de ses accès; enfin nous exposerons ce qu'il convient de faire pour combattre la faiblesse, la gêne et la douleur permanente de la goutte chronique.

Pour comprendre ce que l'art doit faire pendant l'accès de goutte aiguë, il faut se rappeler quelle est la tendance de la nature, ce qu'elle fait elle-même, et comment elle parvient à débarrasser l'économie des causes du mal. Nous avons dit que, dans un accès de goutte, il y a tension dans tout le système

positif, et par conséquent diminution considérable
dans l'action des sécréteurs alcalins, tandis que l'é-
lectricité s'écoule rapidement dans le système négatif, et qu'il y a nécessairement une sécrétion
plus abondante des liqueurs acides; liqueurs dont
le caractère particulier est alors plus prononcé. La
tension du système positif, pouvant amener, à sa
suite, des accidens graves, doit être surveillée quand
elle est trop considérable; elle doit être au contraire augmentée par l'art quand elle ne l'est point
assez, et surtout quand il y a un flux de ventre.
L'accélération du mouvement vital dans les sécrétions acides, ne présentant jamais aucun inconvénient, doit autant que possible être favorisé; il y a
en outre des soins particuliers à donner à l'affection
locale, qui produit souvent une douleur intolérable qu'il importe de modérer; nous allons nous occuper avec détail de toutes ces matières.

Une fois que l'accès de goutte est survenu, le
goutteux doit éviter la contention d'esprit; il faut
alors oublier ses études, ses travaux, ses affaires et,
s'il le peut, ses inquiétudes et ses chagrins, pour
ne s'occuper que de sa santé; car la préoccupation
morale diminue les sécrétions acides et augmente
par conséquent les douleurs de la goutte. Sanctorius nous apprend que les affections de l'ame
rendent la transpiration moins abondante, et Sydenham prévient ses lecteurs que les études nécessaires pour écrire son traité de la goutte seront
sans doute pour lui la cause d'un accès violent; ses
prévisions se sont réalisées. Il faut donc que le goutteux, assailli par ses douleurs, fasse tous ses efforts

pour écarter les causes qui les ont amenées. Parmi
les précautions les plus indispensables, il doit conserver le calme de l'ame, c'est à son médecin à le
lui recommander; ce point est d'autant plus important que le goutteux est très disposé à la colère. Les causes les plus légères et les plus insigni-
fiantes en apparence l'excitent au dernier point; il
s'irrite, il s'emporte à la moindre contradiction, et
ses emportemens ne peuvent qu'augmenter son
mal. Il faut que les personnes qui environnent ces
malades évitent avec soin toutes les circonstances
qui peuvent faire naître ces mouvemens de colère.
Les distractions douces doivent être prodiguées au
goutteux pendant son accès; il doit s'environner
de ses amis, de ceux dont la société lui est agréable, de tous les objets de son affection; tout ce
qui le récrée sans lui tendre l'esprit lui convient
éminemment ; qu'on lui évite surtout , je ne
saurais trop le dire, les passions tristes de l'ame;
car on a vu un très grand nombre de goutteux
mourir subitement d'une goutte remontée par
suite d'un chagrin inattendu ou d'une colère
violente. D'ailleurs, quand ces causes ne produisent pas une semblable catastrophe, elles augmentent toujours néanmoins l'intensité de la douleur
et la durée des accès.

Il est à peine besoin de dire qu'il faut au malade en proie aux accidens de la goutte aiguë
le repos du corps autant que celui de l'esprit; il a
peu de disposition alors à se mouvoir, quand même
il peut le faire encore; ne fût-il pris qu'à la main,
il a besoin de rester tranquille, il n'aime plus à
marcher; la place la plus convenable pour lui est

son lit, quoique plusieurs n'aiment pas à s'y mettre
d'abord, prévoyant par une pénible expérience
qu'ils doivent y rester long-temps. Nous reviendrons
sur ce sujet en parlant des soins que l'on doit donner à la peau, considérée comme organe sécréteur;
je dois cependant prévenir ici que l'augmentation
de la transpiration, produite par les mouvemens
que le malade s'efforce de faire, est loin de le soulager autant que celle qui lui est procurée par la
chaleur du lit, ce qui se conçoit aisément: car si
la quantité de la transpiration est augmentée pendant les mouvemens, la fréquence de la respiration l'est aussi, ce qui ajoute à la tension du sys-
tême positif qui est déjà trop grande, comme nous
l'avons prouvé. Il y a quelque chose d'analogue
entre la sueur produite par le mouvement chez
les goutteux, et la sueur d'expression qui arrive
dans certaines maladies, sans en diminuer les accidens. C'est aussi le lieu de faire remarquer que
quelques podagres, pendant leurs accès, ne peuvent supporter la position horizontale; ils ont besoin, pour diminuer la violence de leurs douleurs,
d'avoir les jambes pendantes et de se tenir assis. Il
est facile de concevoir comment cette position les
soulage un peu : les fluides cédant alors à l'action
de la pesanteur, favorisent le gonflement des pieds
et par conséquent l'éloignement de la peau et des
capsules articulaires; à part cette circonstance, la
position horizontale et le repos du lit doivent être
préférés.

La plupart des goutteux qui le sont depuis long-
temps, ou qui le sont avec une certaine gravité, ont

de l'inappétence, du dégoût pour les alimens, quelquefois des envies de vomir et même des vomissemens de matière muqueuse extrêmement acide. Ces phénomènes indiquent que les organes de la digestion éprouvent pendant les accès de goutte une irritation plus ou moins violente. Les malades qui n'ont pas ces accidens ont évidemment de la tendance à les avoir, il faut donc éviter soigneusement les causes qui pourraient les développer. Quand le goutteux n'a point d'appétit ou même quand il en a peu, le médecin ne doit pas céder à cette manie qu'ont un grand nombre de malades, de manger, dans le but, disent-ils, de soutenir leurs forces : car ils sont bien loin de l'atteindre par ce moyen. On doit prescrire une diète d'autant plus sévère que l'inappétence est plus grande. Quand la faim se fait sentir, mais qu'elle n'est que légère, on peut permettre tout au plus un ou deux bouillons dans la journée; encore est-il convenable que dans la viande qui a fait ce bouillon, il y ait autant de viande de veau ou de poulet que de bœuf. Si la faim est vive, ce qui arrive dans quelques cas, il ne faut la satisfaire qu'en partie, et au moyen des alimens les plus légers ; on peut la calmer jusqu'à un certain point en faisant, de temps en temps, sucer au malade de petits morceaux de gomme arabique, qui auront aussi l'avantage de favoriser la constipation. Que les médecins ne le perdent pas de vue, la diète est en général un des plus puissans moyens que nous possédions pour diminuer l'inflammation et la douleur. La digestion présente l'inconvénient très grave

de diminuer la quantité de la transpiration, comme
Sanctorius l'a démontré. C'est en outre pendant
qu'on digère que la goutte peut remonter sur l'estomac ou sur les intestins, parce qu'alors la membrane muqueuse s'électrisant négativement, pour
fournir la sécrétion acide, peut échanger son électricité avec celle de la membrane péritonéale et
produire le courant électrique d'où résultent les
accidens de la goutte.

Quelquefois, malgré la diète, le ventre se trouve
relâché pendant l'accès; le médecin doit s'opposer
de tout son pouvoir à cette disposition dont j'ai
fait sentir ailleurs les inconvéniens, inconvéniens
qui ne présentent en compensation aucun avantage.
Nous n'en sommes plus, Dieu merci, à ces doctrines surannées qui nous représentaient la bile
comme un véritable poison; on ne pouvait vivre,
d'après elles, qu'au moyen d'une foule de drogues
évacuantes empruntées à tous les règnes de la nature. La liste nombreuse et variée de ces remèdes
atteste hautement l'impuissance et les incertitudes
de l'art. D'après les doctrines d'aujourd'hui, ce n'est
plus la bile qu'il faut craindre, nous pouvons être
tranquilles de ce côté; mais c'est le sang qui menace notre existence; une foule de médecins de
nos jours attestent cette vérité; ils saignent à outrance et regardent en pitié les médecins qui pur-
geaient et qui purgent encore; *spectatum ad-
missi risum teneatis, amici.* L'odeur particulière
et repoussante des matières stercorales, dont la
bile est un des principaux élémens, est sans doute
la cause qui a fait attribuer à cette liqueur, je

ne sais quelle propriété âcre et dangereuse; mais
comme elle n'existe point, tant qu'elle n'est pas
sécrétée, et que sa sécrétion enlève toujours au
sang une certaine quantité d'alcali, nous nous
garderons bien, nous, d'en provoquer la sécrétion, nous la modèrerons au contraire, quand le
sang n'est point alcalin; d'ailleurs', si un médecin
doutait de la bonté de ce précepte, qu'il observe
ce qui se passe chez les goutteux avant et pendant
leurs accès, surtout chez ceux qui suent facilement.

Quand le ventre du goutteux se relâche, je
prescris l'eau de riz ou le sirop de gomme, quelquefois même des substances astringentes à petites doses, comme le cachou, la conserve de Cy-
norhodon, etc.; mais le remède que j'emploie le
plus dans ces circonstances, et je m'en trouve bien,
c'est l'opium. Je l'ai dit et je le répète, ce remède
est un des meilleurs moyens à opposer à la goutte;
il est même un de ceux qui en préviennent le plus
puissamment le retour ; j'ai assez expliqué son
mode d'action pour n'avoir pas besoin d'y revenir;
il est bien préférable à l'oignon et aux semences de
colchique, qui enflamment souvent l'estomac et
produisent quelquefois de très graves accidens cé-
rébraux : j'ai connu plusieurs malades qui se sont
donné la mort en en faisant un trop grand usage.
Les préparations de colchique, à la vérité, diminuent quelquefois très rapidement les vives douleurs de la goutte ; mais cet effet est loin d'être
constant, et, sous ce rapport, ce remède est bien
inférieur à l'opium ; en adoucissant le mal il le
prolonge davantage; les accès reviennent bien plus

souvent, le mal aigu passe à l'état chronique, et les preneurs de colchique sont estropiés de très bonne heure.

La méthode de traitement que je propose a beaucoup d'analogie avec celle qu'employait Sydenham, dont le talent d'observation et le génie élevé suppléaient aux connaissances qu'il ne pouvait avoir à l'époque où il vivait. Ce grand médecin condamnait formellement l'emploi des purgatifs; il prescrivait des mixtures aromatiques mêlées à des substances amères et astringentes pour échauffer le sang, disait-il, et pour produire la coction des humeurs. L'opium, qu'il employait si souvent dans sa pratique, l'opium, sans lequel il ne concevait pas qu'on pût faire la médecine, il le donnait aux goutteux avec beaucoup de succès; il est bien étonnant qu'en partant d'expériences de physique appliquées à l'économie animale, et qu'en parcourant des voies si différentes, j'arrive à peu près au même but que cet illustre praticien. Tout en conservant son souvenir avec le respect qu'il mérite, on a trop oublié ses grands enseignemens; mais la médecine marche toujours ainsi : elle va d'une mauvaise doctrine à une passable, d'une passable à une bonne, d'une bonne à une détestable; et le vulgaire des malades, comme le vulgaire des médecins, appelle cela les progrès de la science!...

Il y a loin de la doctrine de Sydenham à celle de son compatriote Scudamore, qui prodiguait à outrance les purgatifs; on comprend maintenant combien cette pratique est vicieuse. Pour moi, quand même je n'aurais pas, relativement à la goutte, une expérience que ne possède peut-être aujourd'hui aucun médecin d'Europe; quand même ma doctrine ne se confirmerait pas tous les jours par des succès que maintenant chaque praticien pourra obtenir aussi, je me féliciterai toujours d'avoir trouvé, en fouillant dans la science, des choses que Sydenham avait devinées et découvertes, en planant sur elle de toute la hauteur de son génie.

Il était naturel de rechercher si on ne pourrait pas rendre, par les voies gastriques, des alcalis au sang qui en manque; dans ce but, j'ai souvent prescrit à mes malades des bicarbonates de soude et de potasse, mais avec un très médiocre succès; sans doute parce que, dans ces deux sels, la base est à peu près saturée par l'acide carbonique qui, malgré ses faibles affinités, n'en est pas moins un acide. Il serait certainement plus rationnel de faire boire une solution d'aluminate de potasse ou de soude; cependant je ne l'ai point essayé. L'eau de chaux, qui a été souvent administrée à l'intérieur, principalement dans les affections des voies urinaires, serait très utile aussi; mais elle contient trop peu de substances alcalines, puisque une partie de chaux anhydre, à la température de quinze degrés, ne se dissout, suivant Dalton, que dans sept cent soixante-dix-huit fois son poids d'eau. On pourrait également prescrire les sous-carbonates alcalins et le savon médicinal, si l'estomac ne se fatiguait pas bien vite de ces remèdes, dont il ne peut d'ailleurs supporter que des quantités fort petites relativement aux besoins de l'économie. La magnésie a été aussi conseillée contre la goutte; mais, à petites doses, elle ne remplit par toujours le but que l'on se propose, et, à grandes doses, elle a le grave inconvénient de déterminer des purgations. Hâtons-nous même de le dire, il y a du danger à insister sur ces moyens, parce que les alcalis ayant la propriété d'exciter les sécréteurs acides avec lesquels ils sont en contact, et de développer par conséquent leur électricité négative, ils pourraient, quand il y a une disposition préalable, provoquer entre la muqueuse et la péritonéale un échange d'électricité qui appellerait les accidens de la goutte sur l'estomac et sur les intestins.

D'après ce que j'ai dit de la constipation, de la nécessité de la faire respecter quand elle existe, et même de la provoquer au besoin, on sent que, dans ma pratique, je ne fais pas un grand usage des lavemens, moyen qui d'ailleurs fatigue beaucoup les goutteux en les obligeant à se remuer quand les mouvemens provoquent chez eux de si grandes douleurs. Les seules circonstances où l'on pourrait employer ces remèdes d'une manière convenable sont ceux où le malade serait tourmenté par la diarrhée; il serait possible alors que des lavemens d'amidon fussent avantageux, surtout en y mettant un peu d'opium.

La sécrétion des fosses nasales et des glandes salivaires ne convient pas plus que celle du pancréas et du foie; car ce sont également là des sécrétions alcalines : aussi voyons-nous la nature faire effort pour les arrêter pendant les accès de goutte. C'est pour cela que le tabac, sous toutes ses formes, est contraire aux goutteux, même dans l'intervalle des accès, mais surtout pendant leur durée. En effet cette substance, prise par le nez, provoque toujours la sécrétion de la muqueuse nasale, et quand elle est fumée ou mâchée, elle excite non seulement les glandes salivaires, mais encore quelquefois les sécrétions du ventre : car un grand nombre d'hommes vont à la garde-robe immédiatement après avoir fumé ; il en est même beaucoup qui ne fument que pour se tenir le ventre libre. Il est important aussi de ne pas provoquer la sécrétion du sperme ; il faut surtout que les goutteux évitent de céder aux désirs vénériens qui viennent quelquefois les assiéger au commencement de leurs accès ; s'ils y cèdent, l'évacuation détermine une sécrétion nouvelle, et par suite la production d'une surabondance d'électricité positive, électricité qui est déjà en excès dans l'économie.

Mais, par contre, les sécrétions acides doivent être excitées autant que possible, parce que, d'un côté, on produit de l'électricité négative qui diminue la tension existante dans le système positif, et que de l'autre on rapproche le sang de sa composition normale. Aussi, parmi les remèdes qui ont été prescrits avec avantage, on doit citer les diurétiques, qui ont été administrés sous toutes les formes.

Dans ma pratique, je me contente d'habitude de conseiller comme diurétiques la tisane de bourrache ou de fumeterre édulcorée avec une suffisante quantité de sucre ; comme ce moyen a peu de puissance, et que, dans certains accès, les urines du goutteux sont fort rares, quoique très acides, je fais mettre dans la quantité de cette tisane que le

malade doit prendre, pendant la journée, douze à
quinze grains environ de nitrate de potasse ; j'ai as-
socié quelquefois à ce sel une quantité égale de
bicarbonate de potasse ou de soude. Quoique je
n'aie jamais prescrit la digitale, pendant les accès
de goutte, on pourrait sans doute la conseiller
avec avantage, puisqu'en excitant les urines, elle a,
jusqu'à un certain point, comme l'opium, la propriété de calmer les douleurs, et comme lui, remarquons-le bien, elle les calme en provoquant
une sécrétion acide, c'est-à-dire, en augmentant
dans l'économie la proportion de l'électricité négative. Je dois rappeler ici une remarque que j'ai
déjà faite, c'est qu'il serait extrêmement important
de rechercher, si parmi les médicamens diurétiques, il en est quelques uns qui impriment aux
urines un caractère plus acide.

Dans le traitement de la goutte, l'emploi des diurétiques présente encore un avantage immense en
déterminant, dans les voies urinaires, un écoulement plus rapide, et en délayant les sels de l'urine
dans une plus grande quantité de véhicules. On
empêche ainsi la formation de ces concrétions auxquelles les goutteux sont sujets, et qui sont la cause
prochaine de la gravelle, maladie non moins douloureuse que la goutte et dont nous aurons bientôt l'occasion de nous occuper; mais déjà les lotions
que j'ai conseillées, en attirant vers la peau les
principes acides du sang et en versant des alcalis
dans la circulation, ont l'immense avantage de prévenir la formation de la gravelle, quand elles sont
faites à temps. Depuis que j'emploie ma méthode

de traitement, je l'ai prescrite à bien des centaines de goutteux, et je n'ai observé sur eux que deux fois la gravelle, encore était-ce chez des malades qui ne faisaient des lotions que depuis quelques jours : évidemment chez eux les concrétions étaient formées et séjournaient dans le bassinet de l'un des reins quelque temps avant l'emploi du remède.

Pour terminer tout ce qui est relatif aux soins généraux que réclament les goutteux pendant leurs accès, nous devons donner quelques détails sur les lotions alcalines dont nous avons parlé et sur la manière dont il convient d'exciter la transpiration; car c'est là le point le plus important du traitement de la goutte. Dans les cas ordinaires, c'est-à-dire quand la goutte n'est ni très forte ni très ancienne et que le malade commence, pour la première fois, à faire usage des lotions alcalines, je conseille d'abord les lotions avec le n° 3 du remède dont j'ai donné la composition dans le chapitre précédent. Les n°s 1 et 2 sont trop faibles pour les cas ordinaires, et ne conviennent qu'aux femmes dont la peau en général est très délicate, ou aux hommes qui l'ont très sensible et très irritable, soit à cause d'une tendance aux affections érysipélateuses ou dartreuses, soit pour tout autre motif. Disons-le en passant, un assez grand nombre de goutteux sont sujets aux dartres, ce qui indique que la peau des dartreux pèche, comme celle des goutteux, par un défaut d'électricité négative; par conséquent parce qu'elle ne transpire pas assez et que la transpiration n'est pas suffisamment acide.

Je commence à m'occuper spécialement de ce sujet, et j'ai déjà, dans ma pratique, quelques observations qui me prouvent que les applications alcalines seront aussi un remède très efficace pour certaines dartres : je dis certaines dartres, parce qu'il n'est pas possible que tout ce qui a été classé dans ce genre de maladie lui appartienne réellement et dépende des mêmes causes. Mais revenons à l'application des lotions alcalines.

On prend deux à trois cuillerées de ce remède, suivant l'étendue du corps; quand il fait froid, on le verse dans une timbale d'argent, et on le chauffe au bain-marie avant de l'employer; dans les temps chauds on s'en sert à la température de l'air, à moins qu'il n'y ait une contre-indication. La réfrigération prolongée de la peau aurait de graves inconvéniens pour le goutteux; mais un froid subit et de peu de durée a de l'avantage et ranime plutôt l'action du derme qu'il ne l'arrête; c'est sans doute pour cette raison que Giannini se trouvait bien de plonger ses malades, au fort de leur accès, pendant trois ou quatre minutes, dans un bain d'eau froide. Quoi qu'il en soit, la lotion étant prête, on l'étend, le plus rapidement possible, sur toute la surface du corps, depuis le cou jusqu'à la plante des pieds, et on recouvre après le malade, de manière à ce qu'il ait très chaud; pendant les saisons froides, il convient de faire cette opération en plusieurs fois. On lave d'abord les membres inférieurs, après quoi on les recouvre, puis on laisse le malade se reposer et se réchauffer; ensuite on lui lave le tronc et les membres thoraciques avec les mêmes précautions. Dans les grands accès de goutte, lorsque les épaules, les coudes et les poignets sont pris, ou bien une des articulations des hanches, il est trop douloureux d'imprimer au malade les mouvemens nécessaires pour changer ses vêtemens et lui laver les bras et le dos; on se contente alors de le découvrir et de laver les parties que l'on peut atteindre sans le remuer. Les lotions, dans ce dernier cas, sont répétées d'autant plus fréquemment que la portion qu'on a pu laver est moins étendue.

Dans la belle saison, je me trouve très bien de faire exposer mes malades nus aux rayons du soleil, quelque temps avant l'application de leurs lotions; l'influence de la lumière et de la chaleur de cet astre ranime la peau d'un manière étonnante et la dispose à absorber et à sécréter plus facilement. Quand le soleil est trop ardent, on interpose un rideau de mousseline claire pour arrêter quelques uns de ses rayons.

Quand on fait des lotions alcalines, il convient de les répéter souvent; il n'est pas même nécessaire de les interrompre quand il y a de la transpiration, du moins tant que cette dernière n'est pas très abondante; car ces lotions ont plus de tendance à la favoriser qu'à l'arrêter. J'ai fait faire, par jour, depuis deux lotions jusqu'à dix, suivant les circonstances, qui varient à l'infini, mais qu'il sera facile au médecin de déterminer, après quelque temps de pratique. En général, ce n'est pas la grande quantité de remède employée chaque fois qui peut diminuer plus ou moins promptement les accidens de la goutte; c'est la fréquence des lotions qui présente cet avantage; cependant si on les répétait outre mesure, il surviendrait, dans la plupart des cas, une éruption de ces petits boutons rouges dont j'ai parlé ailleurs; on serait obligé de suspendre le traitement ou du moins de ne faire que des lotions partielles, ce qui retarderait la guérison du malade. Toutefois, il faut le dire, les goutteux qui ont déjà fait usage de notre liqueur alcaline, sont bien moins sujets à éprouver l'inconvénient que je viens de signaler; leur peau est habituée au contact du remède, et on peut, sans autant de risques, en multiplier les applications.

Si le mal est plus invétéré et plus grave, si la peau est moins délicate, si l'habitude a fait que le n° 3 n'agisse plus avec assez de puissance, alors on peut prendre le n° 4 et successivement après les suivans; mais il ne faut pas trop se hâter d'arriver aux numéros élevés. Comme la goutte ne saurait être guérie d'une manière radicale et que le goutteux est obligé de lutter toute sa vie contre elle, il doit ménager ses ressources autant que possible, afin qu'elles durent plus long-temps. Les expériences que j'ai faites sur moi étant les plus anciennes, je dois les citer de préférence, parce qu'elles sont les plus concluantes. Il y a cinq ans passés que j'emploie les lotions alcalines préparées comme je l'ai dit au chapitre précédent; or, à Nancy, où la goutte cède avec plus de facilité qu'à Paris, pour des raisons que j'ai exposées ailleurs, les n°ˢ 3 et 4 ont été suffisans pour retarder considérablement mes accès, pour en diminuer la douleur et pour en abréger la durée. Depuis dix-huit mois que j'habite la capitale, je me sers du nº 5 pendant mes attaques de goutte, et seulement du nº 4 dans leur intervalle ; ces numéros suffisent encore, malgré les circonstances défavorables dans lesquelles je me trouve, circonstances qu'il est utile de noter pour faire voir combien on s'habitue lentement à l'action des lotions alcalines, combien elles ont de force pour lutter contre les causes du mal, et combien elles conservent de temps leur puissance et leur énergie primitives.

Quoique mes accidens soient incomparablement moins graves qu'avant l'usage de mon remède, cependant il faut faire remarquer d'abord que ma maladie, étant plus ancienne de cinq ans, devrait être augmentée par la force seule des choses. J'habite actuellement une ville où en général, comme je l'ai dit, la goutte est plus grave qu'elle ne l'est dans celle que j'ai quittée. En arrivant ici, j'ai éprouvé les regrets que cause l'éloignement du pays où l'on est né, où l'on a toujours vécu, où l'on a ses parens, ses amis, ses habitudes et ses souvenirs ; j'ai eu à lutter contre les prétentions orgueilleuses de certains médecins de la capitale, qui avaient la présomption de croire que ce qu'on n'avait pas fait jusqu'à présent, que ce qu'ils n'avaient pas fait eux-mêmes, personne ne pouvait le faire ; il m'a fallu subir ce que l'orgueil, l'ignorance, la calomnie, l'ingratitude, la sottise sous toutes ses formes, ont de plus désagréable. J'ai eu en un mot à essuyer les déboires, les contra-riétés qu'éprouve celui qui sort d'un rang modeste pour annoncer des vérités nouvelles. Un homme de cœur, qui s'occupe consciencieusement du soulagement de l'humanité et de l'amélioration d'une science, ne voit pas non plus sans ennui ses efforts presque dédaignés quoiqu'ils soient couronnés par le succès; tandis que les sottises qui tombent quelquefois d'une chaire élevée, en vue, en renom, sont accueillies avec la reconnaissance et les applaudissemens redoublés du vulgaire ébahi. Il m'a fallu tous les secours de la philosophie pour tourner le dos avec dédain à mille préventions injurieuses, à mille injustices qui tiraillent et qui fatiguent, malgré le mépris que l'on a pour elles. J'ai eu à supporter des veilles, des travaux, à me livrer aux méditations et aux recherches de tous genres que cet ouvrage nécessite. J'ai éprouvé un chagrin incomparablement plus vif et plus cruel que toutes les tribulations que je viens d'énumérer; et cependant, malgré tant de circonstances fâcheuses, mon remède conserve encore sur moi toute la puissance qu'il avait aux premiers jours de son emploi : il n'a fallu jusqu'à présent augmenter sa force que d'un seul numéro. Mes premiers malades de la Lorraine, dont le traitement date de quatre ans à quatre ans et demi, sont dans le même cas.

Ces expériences ont été assez long-temps continuées pour que je puisse donner l'assurance aux goutteux, que le traitement par les lotions alcalines pourra avoir, sinon toujours du moins long-temps, pour eux, la même énergie : ce qui se comprend; puisque l'activité de cette médication tient à des affinités chimiques qui produisent constamment un effet invariable; et quand même d'ailleurs ces malades n'obtiendraient la suspension de leurs douleurs que pendant cinq à six ans, quand ils pourraient conserver cinq à six ans de plus l'usage de leurs membres, ce serait certainement pour eux un grand bienfait.

Le traitement général de la goutte ne doit pas se borner aux lotions dont nous venons de parler; leur effet principal est seulement d'augmenter l'électricité de la peau et d'en rendre la sécrétion plus acide. Il faut aussi que le médecin emploie tous les moyens qui peuvent porter le sang dans les vaisseaux du derme, augmenter la température de cette membrane et y déterminer par conséquent une évaporation plus abondante; il doublera par là l'effet produit par les substances alcalines. Ainsi il faut que le malade soit extrêmement couvert dans son lit et qu'il soit toujours enveloppé, quand il est levé, de vêtemens très chauds et perméables; on tiendra son appartement à une bonne température; on lui conseillera l'usage des boissons chaudes, à moins qu'il n'éprouve pour elles du dégoût ou qu'il ne soit dévoré par une soif trop ardente; dans ce dernier cas, on peut donner des boissons à la température de la chambre, mais il faut alors avoir le soin de les alcooliser légèrement. Je conseille à mes malades, dans cette circonstance, de l'eau sucrée avec un peu d'eau-de-vie ou de rum, tout au plus une ou deux cuillerées à café par verre; cette boisson, en poussant légèrement à la peau, a l'avantage d'être agréable et de calmer la soif; d'autres fois, je fais frotter un

morceau de sucre sur l'écorce d'une orange ou
d'un citron ; ce sucre dissout dans l'eau, donne une
eau sucrée aromatique qui plaît généralement. A
moins d'une contre indication formelle, je prescris
toujours une boisson sudorifique à mes malades, le
soir avant qu'ils ne s'endorment ; de toutes celles
que j'ai employées jusqu'à présent, c'est à l'infusion
de tilleul que je donne la préférence ; elle est douce,
agréable et ne fatigue pas l'estomac. Je n'ai pas
trouvé que les décoctions de gayac, de salsepareille,
de squine ou de sassafras, à qui l'on attribue une
prétendue vertu spécifique contre la goutte, présentent plus d'avantages que la fleur de tilleul.
Du reste, on voit par tous les détails dans lesquels
nous sommes entrés, que ces prétendus spécifiques
ne sont que des rêveries qui attestent l'enfance de
l'art autant que son impuissance. Je crois avoir suffisamment prouvé qu'il n'y a point de spécifique
goutteux, point de virus goutteux, point de diathèses goutteuses ; mais que la goutte est simplement le
résultat d'un excès d'acide dans le sang, et que tout
ce qui augmente avec quelque énergie les sécrétions acides, suffit pour guérir cette affection.

Avant de terminer ce sujet, je dois recommander l'essai d'un moyen dont j'ai commencé à me
servir, mais sur lequel je n'ai point encore d'idées
arrêtées, faute d'une expérience suffisante. J'ai conseillé quelquefois un bain de vapeur ammoniacale
chaude dans l'appareil de Galès ; ce moyen détermine une transpiration très abondante et très acide,
mais il a le désavantage grave d'être d'une application embarrassante, difficile, impossible même dans

les accès de goutte aiguë. Cependant on pourrait peut-être en tirer un bon parti dans le traitement de la goutte chronique.

Le traitement local de la goutte a, comme on le conçoit, beaucoup moins d'importance que son traitement général, cependant il est bon d'entrer dans quelques détails à cet égard, ne fût-ce que pour signaler et pour faire ressortir les pratiques vicieuses trop souvent employées, même par les médecins les plus instruits. Tant que la peau qui recouvre l'articulation malade n'est point très rouge et très enflammée, je la fais laver comme le reste. Indépendamment de cela, je prescris des lotions locales avec le remède froid, plusieurs fois par jour, dans l'intervalle des lotions générales; je fais même appliquer des compresses imbibées du remède, sur la partie douloureuse. Le malade est constamment soulagé par l'emploi de ces moyens, et bien souvent soulagé d'une manière miraculeuse, pour ainsi dire; il l'est beaucoup plus que par les sangsues, par les applications narcotiques ou par les cataplasmes émolliens : or, puisque le remède soulage en favorisant la transpiration et en la rendant plus acide, il faut donc blâmer tous les moyens qui s'opposent à la sécrétion et à la déperdition de la transpiration locale; c'est pour cette raison que l'on doit condamner l'application du taffetas gommé; non seulement elle empêche la transpiration de se faire aussi complètement qu'il le faudrait, mais encore elle retient en contact avec la peau cette humeur, à mesure qu'elle se sécrète; sa présence produit un effet justement opposé à celui des lotions alcalines, puisque la transpiration est acide.

Il ne convient pas d'envelopper de flanelles le membre souffrant; elles y accumulent, d'un côté trop de chaleur, et de l'autre elles absorbent l'humeur de la transpiration, la retiennent en contact avec la peau et font, jusqu'à un certain point, l'effet du taffetas gommé. On doit tenir tout le corps très chaudement, c'est la règle, nous l'avons déjà dit; mais les membres douloureux ne doivent pas être tenus plus chaudement que le reste, sans quoi on y détermine une fluxion fâcheuse qui augmente la douleur et le désordre. Autrefois les médecins prudens avaient quelques raisons pour augmenter cet état fluxionnaire; ils empêchaient, par ce moyen, la goutte de changer de place et de se porter à l'intérieur; mais aujourd'hui on n'a plus ce motif : car l'action de la peau étant augmentée par les lotions alcalines que nous conseillons, *la goutte ne remonte jamais.*

Les cataplasmes émolliens et les substances opiacées présentent peu d'avantages. Ces moyens à la vérité diminuent quelquefois la douleur, mais bien moins que les lotions alcalines, et ils présentent le fâcheux inconvénient de prolonger l'accès et d'en faciliter le retour, tout en en diminuant l'acuité; c'est sans doute en empêchant la transpiration locale qu'ils produisent ces effets funestes; après l'emploi de ces moyens, la convalescence est aussi plus longue et les articulations s'affaiblissent promptement. J'en dirai autant des sangsues, qui, pour soulager un peu le goutteux, doivent être appliquées en grand nombre; alors les forces du malade diminuent, et la réaction nécessaire pour ramener la constitution à son état normal n'a plus la même puissance. Les sangsues d'ailleurs, tant prônées par Paulmier et par l'école nouvelle, ont l'inconvénient de déterminer, sur la partie malade, un état fluxionnaire peu intense, mais prolongé, qui l'affaiblit avec rapidité et la désorganise. En général, les goutteux qui font usage des moyens que je viens de mentionner, voient bientôt passer leur goutte à l'état chronique, et deviennent impotens de très bonne heure.

Quand la peau qui recouvre les articulations malades est très rouge, tendue, luisante, enflammée, il arrive fréquemment que le contact d'une liqueur alcaline, quelque faible qu'elle soit, augmente l'inflammation et la douleur; cela se conçoit: puisque ce contact excite encore l'action électrique de la peau, quand son excitation naturelle est déjà trop vive. Dans ce cas, je fais laver tout le corps avec mon remède, et j'excepte du lavage la partie malade; si la douleur est trop forte, je fais enduire avec précaution l'articulation souffrante d'un onguent composé de deux parties d'axonge et d'une cire jaune. Il faut faire fondre cet onguent au bain-marie, et l'étendre avec une plume au moment où il est près de se figer, c'est-à-dire, au moment où, étant encore liquide, il est à une température aussi basse que possible; on a soin d'en mettre une couche d'une assez grande épaisseur et même plusieurs, s'il le faut; souvent ce remède soulage beaucoup. La cire et les corps gras ayant des propriétés isolantes, leur application paraît s'opposer au développement de l'électricité, qui est, comme nous l'avons dit, la cause de l'accès de goutte. Le taffetas gommé pourrait présenter aussi, dans ce cas, quelques avantages; mais il faudrait qu'il ne fût appliqué que sur la partie malade, pour ne pas nuire à l'action de la peau environnante. Les cataplasmes de farine de graine de lin sont utiles dans le même cas; mais pour les raisons que j'ai indiquées précédemment, il ne faut pas en prolonger trop longtemps l'usage. Je ne serais point étonné que des lotions locales légèrement acidules ne fussent d'une grande utilité dans cette circonstance; mais je n'ai point encore essayé l'emploi de ce moyen.

CHAPITRE XXVIII.

Du traitement des goutteux dans l'intervalle de leurs accès.

Dans l'intervalle de leurs accès, les goutteux ont besoin au moins de précautions hygiéniques pour retarder autant que possible le retour de leurs maux, et pour combattre les accidens qu'ils ont quelquefois laissés à leur suite. Souvent, après le retour fréquent de ses accès, quand la goutte passe à l'état chronique, la constitution est assez détériorée pour que le mal revienne fréquemment, sans causes extérieures, du moins apparentes; alors la peau est refroidie et ne sécrète plus suffisamment; les urines sont peu acides, et quelquefois, dans les circonstances graves, il y a en même temps une trop grande production de bile et par conséquent relâchement du ventre. Il faut donc nécessairement que de nouveaux accès surviennent par le fait seul de ces fâcheuses dispositions; mais il ne m'est point encore prouvé que chez les malades qui ont une goutte aiguë bien franche, dont les accès se guérissent complètement, il y ait une tendance naturelle à leur retour, indépendante des causes extérieures et ne ré-

sultant que de l'équilibre vicieux de la constitution. Ces goutteux, je le crois, ont une disposition
particulière à être affectés par les causes extérieures qui peuvent favoriser le développement des
accès de goutte; mais encore une fois, je ne crois
pas que le mal se développerait si on parvenait à
soustraire constamment le malade à l'influence de
ces causes. Le médecin doit donc tenir sans cesse
ses malades en garde contre elles; ainsi il leur conseillera les précautions que je vais énumérer en
partie.

Les goutteux ont besoin d'exercice, mais il faut que
cet exercice n'aille jamais, ou n'aille du moins que
rarement, jusqu'à la fatigue : car la fatigue irrite les
articulations et devient souvent la cause détermi-
nante d'un accès; il faut surtout, s'il est jeune, et
quand il se porte bien, que le goutteux dépense ses
forces; mais il faut qu'il les dépense de manière à
ne pas fatiguer les membres qui sont affaiblis
et sur lesquels le mal a de la tendance à revenir.
Ainsi quand la goutte est arrivée plusieurs fois
aux articulations des membres inférieurs, il faut
les exercer avec ménagement ; il y a alors un
grand avantage à déployer la force des membres
supérieurs. Les podagres feront bien de scier du
bois, de bécher la terre, de raboter, de frapper, de
jouer à la paume, enfin de faire avec les membres
supérieurs un exercice assez violent pour les fatiguer et pour provoquer une sueur générale, après
laquelle il est important de changer de vêtemens,
afin de ne pas arrêter l'action de la peau. N'oublions
pas une chose, c'est que, de toutes les causes qui

mettent les hommes de peine à l'abri de la goutte l'exercice violent est peut-être une de celles qui agissent avec le plus d'efficacité.

Le goutteux, même quand il n'a pas d'accès, doit éviter les fatigues d'esprit trop considérables; car la méditation diminue l'action de la peau, elle est par conséquent une des causes déterminantes de la goutte. J'ai cité à ce sujet les expériences de Sanctorius et l'opinion de Sydenham; je n'ai pas besoin d'y revenir. Je dois dire seulement que les passions tristes produisent cet effet avec plus d'énergie encore. Je sais bien qu'il n'est pas à la disposition du médecin ni du malade d'éviter cette dernière cause. On ne peut pas prescrire la distraction, la gaieté, la joie, à celui qui a de légitimes sujets de chagrin et qui est disposé par son caractère à ressentir profondément et longuement les douleurs morales. Mais si on ne peut pas chasser toujours le chagrin, on peut quelquefois le diminuer; et quand le malade est sous l'empire de cette cause de la goutte, le médecin doit au moins redoubler d'efforts pour éviter toutes les autres.

J'ai déjà condamné, dans les premières parties de cet ouvrage, ce régime sévère purement végétal, par lequel on avait la ridicule prétention d'empêcher la formation de l'acide urique. J'ai vu tous les goutteux qui se sont soumis à ce régime, diminuer quelquefois leurs douleurs, mais en les rendant plus fréquentes et plus durables; d'une goutte aiguë ils ont fait promptement une goutte chronique, et l'on conçoit que cela doit se passer ainsi; car le régime végétal diminue les forces de l'économie, arrête en partie l'action de la peau et relâche considérablement le ventre. Le régime qui convient au contraire est celui que le vulgaire appelle échauffant; il ne faut pas que, dans l'habitude de la vie, quand ils jouissent de toute leur santé, les goutteux mangent beaucoup à la fois, il faut qu'ils divisent leur repas et qu'ils prennent des alimens capables d'entretenir leurs forces et de favoriser l'action de la peau. Ainsi les viandes, et surtout les viandes noires conviennent, parce qu'elles stimulent un peu et se digèrent promptement. Je l'ai déjà dit, Sanctorius recommande surtout la viande de mouton, comme favorisant l'action du derme. Les épices excitant l'estomac et poussant les fluides à la peau, sont utiles aussi pour les mêmes causes; mais les vins acides, comme le vin de Champagne, les vins mousseux et tous les vins nouveaux, doivent être éloignés de la table des goutteux; il en est de même des liqueurs alcooliques, qui irritent trop vivement l'estomac. Les légumes un peu stimulans, comme le céleri, les asperges, les aliacés, quand ils se digèrent, doivent être recommandés aux malades. L'ail, parmi ces derniers, a été considéré par les anciens médecins comme un excellent anti-goutteux. Desault le recommande encore, et quoique je ne l'aie jamais conseillé aux autres, j'en fais moi-même quelquefois usage: après avoir eu un accès qui m'a affadi l'estomac et ôté l'appétit, lorsque ce dernier commence à revenir, je me trouve fort bien de manger un petit morceau de pain frotté d'ail; mon estomac se ranime par l'usage de cet aliment, et la transpiration se fait avec plus de facilité.

J'ai déjà dit que j'engage mes malades à s'interdire l'usage habituel des alimens et des boissons acides, et que je ne sais si cette interdiction est basée sur un examen assez approfondi, j'en ai fait l'aveu. Je ne crois pas que les acides puissent être absorbés dans le tube intestinal et de là portés dans le sang, mais ils paraissent déterminer un afflux de bile plus considérable et relâcher le ventre, ce qui revient à peu près au même. Les raisins, qui produisent un semblable effet à cause du tartrate acide qu'ils contiennent, ne conviennent point aux goutteux; ainsi il faudra leur défendre l'usage de ces fruits qui ont une saveur en apparence si douce, de même que celui des pommes, des groseilles, des cerises aigres, de certaines prunes, des oranges, etc. On permettra l'usage des fruits doux et sucrés, comme les poires, les cerises et les prunes douces, les abricots, les pêches, et l'on recommandera surtout les fruits qui ont la propriété bien connue de produire la constipation, comme les coings, les nèfles, le fruit de l'églantier, les sorbes et les cornouilles. Mais comme il y a des idiosyncrasies particulières, que la même cause est loin de produire sur tous le même effet, il faut que chaque goutteux observe lui-même ce que produisent sur lui les différens alimens, et qu'il s'abstienne de tous ceux qui se digèrent mal, parce qu'ils diminuent alors la transpiration cutanée; il faut qu'ils se privent aussi de tous ceux qui amènent le relâchement du ventre et même seulement des selles molles.

En parlant du traitement qui convient aux

goutteux pendant les accès, nous avons fait sentir l'inconvénient qu'il y a à mâcher, à fumer, ou à priser du tabac. Cette drogue augmente toujours la sécrétion du mucus des fosses nasales et celle de la salive ; par conséquent elle est défavorable aux goutteux, même quand ils n'ont pas leurs accès : car, dans tous les temps, il faut éviter autant que possible de provoquer les sécrétions alcalines. Ainsi les malades qui font usage de tabac doivent, s'ils ne peuvent renoncer à leur habitude, n'en user qu'avec modération.

Il faut au contraire surveiller les sécréteurs acides pendant l'intervalle des accès, et tâcher d'entretenir leur action ; les goutteux useront donc de préférence des boissons qui excitent l'action des reins et celle de la peau. La bière, déterminant une sécrétion abondante d'urine, convient particulièrement à ces malades, quand toutefois elle ne produit pas le relâchement du ventre, ce qui arrive pour certaines bières et pour certains individus. Si même, dans l'intervalle des accès, l'urine était diminuée d'une manière notable, sans que la sécrétion de la peau apportât une compensation, il serait bon de ranimer l'action des reins par quelques boissons médicamenteuses appropriées, comme l'eau nitrée, la tisane de bourrache, de fume-terre, de racine d'asperges, ou par quelques gouttes d'alcoolat de digitale pourprée, suivant les circonstances que le médecin appréciera. Mais c'est surtout l'action de la peau qu'il importe de surveiller, dans l'intervalle des accès, même chez les goutteux qui ne ressentent plus alors aucune gêne, et qui souvent, à cause de cela, se croient à l'abri du retour de leur douleur; il faut qu'ils portent des vêtemens chauds sur toute la surface du corps, et principalement des vêtemens de laine immédiatement appliqués sur la peau ; pour les raisons que nous avons expliquées dans les généralités du traitement , ces vêtemens doivent être d'une étoffe fine et moelleuse; il est extrêmement important qu'ils soient fréquemment changés et entretenus dans le plus grand état de propreté possible. Il ne faut pas imiter certains goutteux que je rencontre souvent dans ma pratique, qui, se figurant que le contact immédiat de l'air sur leur peau cause de fâcheux effets, conservent jour et nuit des gilets et des caleçons de laine qu'ils ne changent qu'à la dernière extrémité. Ces vêtemens sales et puans, imprégnés d'exhalaisons qui devraient être répandues dans l'atmosphère, ont le double inconvénient de laisser refroidir la peau, parce qu'ils deviennent conducteurs du calorique, de diminuer, par les acides qu'ils retiennent, l'électricité du derme et d'en altérer par conséquent la sécrétion.

Le goutteux doit donc changer fréquemment les vêtemens qui sont en contact immédiat avec sa peau; mais il n'aura pas besoin pour cela de leur faire subir chaque fois un lavage complet, il suffira, la plupart du temps, de les tremper dans une légère solution alcaline , une lessive faible par exemple , qui saturera les acides et enlèvera une partie des matières auxquelles ils sont associés. L'étoffe, après avoir été trempée dans la lessive faible et y avoir séjourné pendant quelque temps, sera exprimée par la torsion et séchée à l'air pour être employée de nouveau; elle conservera ainsi un peu de matière alcaline, qui en stimulant la peau en favorisera l'action sécrétoire.

Les goutteux doivent entretenir la propreté de leur peau elle-même; je leur conseille des bains fréquens; je leur en fais prendre un par semaine, surtout dans la bonne saison; mais il faut qu'ils soient pris avec quelque précaution : le malade évitera surtout de se refroidir en en sortant; on doit même profiter de ces bains pour entretenir l'activité de la transpiration. Voici ce que je conseille aux goutteux qui peuvent le faire : je les engage à prendre le bain dans leur chambre à coucher, afin qu'en sortant ils puissent se mettre tout de suite au lit sans se refroidir; ce lit doit être bassiné quand il ne fait pas chaud, et il doit être bien couvert pour favoriser la sueur. Quelquefois je fais mettre, dans la bassinoire, des substances aromatiques, comme l'encens, le baume de Tolu, les plantes odoriférantes desséchées, la poudre de sucre, afin de stimuler l'action de la peau; j'ai aussi employé avec beaucoup d'avantage le sous-carbonate d'ammoniaque mêlé d'un peu de chaux. Cette fumigation, surtout après le bain, provoque presque constamment la sueur, mais elle a une odeur très désagréable, et c'est un grave inconvénient. Il est bon de remarquer, quand on fait une fumigation de sous-carbonate d'ammoniaque mêlé à la chaux, qu'il ne faut pas employer une bassinoire de cuivre, il convient alors de se servir d'un de ces instrumens de ménage qu'on appelle moine; ils ont l'avantage de chauffer mieux que les bassinoires, et, étant construits en bois et en fer, ils ne peuvent être attaqués par l'ammoniaque.

J'ai dit qu'il convient de profiter du bain pour entretenir l'action de la peau; aussi j'y ai fait dissoudre souvent deux ou trois livres de sel commun, et un quart à une demi-livre de potasse d'Amérique: on pourrait la remplacer par de la soude frittée; mais comme cette dernière est composée, pour la plus grande partie, de sous-carbonate, et qu'elle ne contient point d'alcali caustique, comme la potasse d'Amérique, il est bon d'en augmenter un peu la dose ou d'y ajouter deux ou trois onces de chaux éteinte. Ces bains, qui ont l'avantage d'exciter l'action électrique de la peau, et d'améliorer la transpiration en quantité et en qualité, ont aussi celui de nettoyer convenablement la surface du corps et d'enlever tous les résidus que la sueur ou la transpiration insensible y ont laissé. Pour remplir cette dernière indication, j'emploie aussi le moyen suivant : je fais râcler du savon que l'on enferme ensuite dans un nouet de linge; pendant que le malade est dans le bain, il se frotte, avec ce nouet, toute la surface de la peau; il se nettoie très-bien ainsi et favorise, quoique plus faiblement que par le moyen précédent, la sécrétion cutanée.

Indépendamment des vêtemens qui recouvrent immédiatement la surface du corps, le goutteux doit en avoir d'autres qui soient assez chauds pour n'avoir pas besoin d'être multipliés et de devenir, par là, moins perméables à l'air et à la transpiration; il a d'autant plus besoin d'entretenir la chaleur de sa peau que souvent, par habitude, il ne s'aperçoit pas qu'elle est froide. J'ai connu beaucoup de goutteux qui avaient continuellement la peau sèche et glacée, sans qu'ils s'en doutassent, et par conséquent sans que cet état les gênât; il faut donc qu'ils se surveillent sous ce rapport; ils doivent surtout éviter, autant que possible, l'humidité de l'air et principalement l'humidité froide, et ne sortir en général, s'ils n'y sont pas forcés, que quand il fait bien sec.

Le froid des pieds leur est aussi excessivement contraire : car, d'après les expériences de Sanctorius, il diminue considérablement la transpiration, lorsque même le reste du corps est chaud. Les chaussures des personnes sujettes à la goutte doivent donc être chaudes; il faut qu'elles soient épaisses aussi et imperméables à l'humidité. Ces chaussures doivent être larges ; d'abord parce qu'étant étroites, elles causent de la douleur et souvent déterminent par là des accès de goutte ; mais ensuite parce qu'étant conditionnées de manière à empêcher l'humidité extérieure de pénétrer, elles empêcheraient la transpiration de sortir: ce qui maintiendrait une humidité encore plus fâcheuse. Quand les chaussures sont larges, l'air qui y pénètre et qui en est expulsé alternativement par les différens mouvemens du pied, en dessèche l'intérieur et entraîne la transpiration.

Loin que le goutteux ne puisse changer les vêtemens qui sont en contact avec sa peau, il doit au contraire, comme nous l'avons recommandé en parlant du traitement des accès, quand la tem-

pérature de sa chambre est bonne et convenable
et qu'il fait un beau soleil, s'y exposer nu pendant
quelques instans : car l'air et la lumière favorisent
la transpiration et c'est probablement parce que
nous sommes privés en partie de l'action de ces
deux agens que nous avons la peau blanche, étiolée, et que nous devenons goutteux. Mais, comme
notre peau est devenue trop délicate, par l'action
prolongée de l'obscurité sur elle, on ne doit user
de l'insolation qu'avec les précautions convenables : il faut qu'elle ne soit pas trop prolongée,
surtout dans le commencement, et que, dans les saisons très chaudes, l'irradiation solaire soit tempé-
rée par des rideaux de mousseline placés à la fe-
nêtre ou par un peignoir de cette étoffe jeté autour
du corps : sans quoi la peau s'irriterait trop facilement et contracterait cette espèce d'érythème, connu
par le vulgaire, sous le nom de coup de soleil.

Les frictions sèches, faites avec la main, un
morceau de flanelle ou une brosse sont également
utiles ; il est bon que les goutteux fassent entrer
ces pratiques dans leur hygiène. Le massage dont
j'ai déjà parlé et qui commence à être en usage
dans les bains et dans les étuves publiques, est
aussi un moyen très convenable pour le goutteux
quand il n'a point d'accès. Ce moyen, usité dans
l'Orient, concourt probablement, avec l'usage de
l'opium, à y rendre la goutte excessivement rare;
cependant il ne faudrait pas en abuser : car la
peau, après avoir été excitée artificiellement, pourrait, dès que les stimulans seraient abandonnés,
tomber dans l'atonie.

Les boissons chaudes, qui favorisent l'action cutanée, sont encore plus utiles aux goutteux que
les boissons diurétiques : car la transpiration a
une plus grande importance que l'urine sur la
santé en général, et sur le développement de la
goutte en particulier. C'est pour cela que je conseille à mes malades l'usage du café, qu'on leur
avait si sévèrement interdit, je ne sais pour quelle
raison ; et je crois bien que les médecins qui commandent cette privation seraient bien en peine
d'en donner une qui fût quelque peu plausible.
L'usage du thé convient également ; mais, comme
cette infusion agite certaines personnes et les empêche de dormir, quand on la prend le soir, il vaut
mieux prendre le thé au déjeuner. En se couchant,
les goutteux feront bien de boire une infusion de
fleur de tilleul, d'oranger ou d'une plante aromatique. Cette précaution favorisera la transpiration
de la nuit, transpiration qui est bien plus considérable que celle du jour, comme l'a fait voir
Sanctorius, et qu'il est par conséquent bien plus
important de ménager.

Quand les personnes sujettes à la goutte se sont
exposées à une des causes du mal que nous avons
signalées, ou qu'elles ont été obligées de négliger
quelques unes des précautions dont nous avons
fait sentir l'importance, il faut que le jour même,
en se couchant, elles se lavent toute la surface
du corps avec notre remède ; c'est au médecin à
leur prescrire le numéro qui leur conviendra le
plus pour cet usage. Il faut qu'elles fassent ces
ablutions, quand elles ressentent un peu de

douleur, quelque faible qu'elle soit, surtout si l'on est dans une saison où la goutte est à craindre. En général, les goutteux ont, comme je l'ai dit; de la tendance à s'abuser; ils croient toujours que le mal qu'ils ressentent doit cesser bientôt : ils devraient cependant avoir appris, par une douloureuse expérience que leurs plus grands accès commencent souvent d'une manière insensible : on doit donc combattre, avec la même énergie, les plus faibles souffrances et les plus violentes. Personne ne peut dire ce que la plus légère douleur arthritique, ce que la simple gêne sera le lendemain. En combattant toute douleur, dès qu'elle paraît, par la méthode que j'ai développée dans cet ouvrage, on fait avorter un nombre immense d'accès, sans nuire à la santé générale du goutteux et même en l'améliorant; et c'est une chose de la plus haute importance dans la vie d'un goutteux que d'éloigner ses accès les uns des autres : car on est estropié par la goutte d'autant plus facilement que les accès sont plus longs, plus intenses et plus rapprochés. Un nombre égal d'accès de la même intensité amèneront moins sûrement à leur suite la goutte chronique, quand ils seront plus éloignés les uns des autres : car alors les articulations auront le temps de se reposer de leurs douleurs, tandis que, dans le cas contraire, elles n'ont pas cet avantage. Peu de temps après une convalescence il revient une maladie; cette habitude de souffrances attire constamment les liquides, détermine une nutrition vicieuse, et par suite une désorganisation ; on évitera donc cette chance, la plus défavorable de toutes, en suivant le conseil que je viens de donner.

On ne saurait se figurer combien on peut arrêter d'accès par cette pratique ; je n'en ai pas un maintenant, pour trois que j'avais autrefois ; quand le mal survient, il est toujours le résultat de quelque négligence de ma part ; et d'ailleurs, non seulement il est moins fréquent, mais encore il est bien moins douloureux et bien moins long. J'ai eu des malades à qui il a manqué ainsi sept accès de suite et qui n'ont été pris, comme moi, que par le fait de leur imprudence ; mais toujours les douleurs ont été incomparablement moins violentes que celles auxquelles ils étaient sujets avant de se confier à mes soins.

Quand la goutte est revenue très souvent et quelquefois dès les premiers accès, elle laisse à sa suite une gêne permanente, une douleur continuelle, qui amène fréquemment un vice de nutrition, une désorganisation plus ou moins complète des articulations où elle est fixée ; la constitution générale elle-même se détériore sous l'empire des causes qui entretiennent le mal et qui l'aggravent. L'art ne possédait jusqu'à présent aucun moyen de remédier d'une manière efficace à ces accidens ; les remèdes qu'on opposait aux progrès du mal le soulageaient à peine quelquefois, et le plus souvent augmentaient les accidens d'une façon déplorable. Maintenant que l'on connaît la nature de la maladie et les moyens de la combattre, on parviendra à empêcher cette dégénérescence funeste, connue sous le nom de goutte chronique ; on parviendra même presque toujours à la guérir, quand le mal ne sera pas trop grave et quand les malades seront soigneux de leur santé ; il faudra, pour cela, suivre les préceptes que nous avons donnés jusqu'à présent, mais avec plus de sévérité que pour la goutte aiguë. Quand les accidens de cette dernière goutte viendront compliquer les accidens de la goutte chronique, il faudra multiplier les lotions alcalines, insister davantage sur les sudorifiques et les diurétiques, et surveiller, avec plus d'attention, les accidens qui peuvent arriver, dans la partie positive du système digestif : car, dans cette circonstance, il y a souvent des menaces d'accidens au foie, le teint des malades est très jaune ; quelquefois il y a des coliques hépatiques et quelquefois aussi une diarrhée bilieuse s'accompagnant de symptômes nerveux, qui varient suivant les sujets et qui doivent être traités différemment, selon les circonstances que la sagacité du médecin appréciera.

Quand l'accès de goutte aiguë, enté sur une goutte chronique, a cessé, les soins à donner ne diffèrent pas beaucoup de ceux que nous avons conseillés dans l'intervalle des simples accès de goutte aiguë ; cependant il faut plus de sévérité et plus de suite. C'est ici surtout qu'il est nécessaire de rejeter les préjugés qui existent dans la science, relativement à la goutte. Les médecins jusqu'à présent ont recommandé aux goutteux qui ont les articulations enraidies et douloureuses de se livrer à un grand exercice ; mais ce sont les médecins qui n'ont jamais eu la goutte qui leur font cette recommandation ; recommandation d'ailleurs qu'il est plus facile de faire que d'exécuter. Comment peut-on prescrire l'exercice à un homme dont chaque mouvement est douloureux et dont les douleurs augmentent à mesure que ces mouvemens continuent? J'ai vu des malades qui avaient assez de courage pour obéir à de semblables prescriptions; ils excitaient dans leurs articulations des souffrances très vives; ils y amenaient de la rougeur et du gonflement, et leurs médecins poussaient l'opiniâtreté, la stupide confiance dans leur savoir, jusqu'à prétendre que les accidens étaient augmentés, parce qu'on n'avait pas suivi leurs prescriptions d'une manière convenable et que l'exercice n'avait pas été poussé assez loin.

Je dois dire ici, pour les jeunes médecins qui liront cet ouvrage, que l'entêtement est la chose la plus dangereuse dans la pratique médicale. On rencontre très souvent de ces docteurs, contens d'euxmêmes et pleins de morgue, qui, dès qu'ils ont adopté une méthode de traitement pour un malade, la suivent imperturbablement, sans vouloir s'écarter de la ligne qu'ils se sont tracée, soit que la maladie s'améliore, soit qu'elle empire. Une semblable ténacité convient, on ne saurait le nier, dans la pratique des sciences qui ont des règles fixes, assurées, invariables; mais elle est ridicule, elle est coupable dans la pratique d'une science comme la médecine, qui varie sans cesse, qui n'a rien de certain, rien d'arrêté dans ses doctrines et qui marche continuellement de conjectures en conjectures.

Ce qui peut tromper dans ce cas l'observateur,

c'est que les malades, après le repos de la nuit, font, le matin, les premiers pas avec difficulté; c'est qu'après être restés assis quelque temps, ils ont de la peine à se lever et à se mettre en marche et que cette peine disparaît en partie après avoir un peu marché; mais il faut faire attention que cette marche un peu trop prolongée ramène promptement les douleurs qu'elle avait fait cesser d'abord et qu'elle les ramène plus tenaces et plus aiguës: ainsi, dans ce cas, plus encore que dans les précédens, il faut prescrire un exercice modéré, qui n'aille jamais jusqu'à la fatigue; il vaut mieux faire, plusieurs fois par jour, de petites promenades que d'en faire une trop grande qui excite la douleur des articulations.

Dans la goutte chronique, je recommande aux malades de faire tous les jours une ou deux lotions alcalines sur toute la surface du corps, de se frotter quelquefois la peau avec une brosse un peu rude ou avec de la flanelle; car on ne saurait croire jusqu'à quel degré d'inertie peut arriver cette membrane dont les fonctions sont cependant si importantes. J'ai vu beaucoup de goutteux, encore dans la force de l'âge et jouissant d'une santé générale satisfaisante, avoir, comme je l'ai dit ailleurs, la peau des membres inférieurs froide et sèche, malgré qu'ils habitassent dans une chambre très chaude et qu'ils fussent couverts, de la tête aux pieds, de flanelle et même de fourrure. Dans ces cas graves, il faut faire trois à quatre lotions par jour, prescrire souvent aux malades des bains alcalins un peu plus actifs que ceux dont j'ai parlé précédemment; insister davantage sur les sudorifiques, sur les frictions sèches, sur l'insolation, enfin sur tous les moyens propres à réchauffer la peau. A mesure que l'état du malade s'améliore, on voit la sueur revenir, mais elle est long-temps froide et gluante, quoique très abondante d'ailleurs ; en continuant avec assiduité, on finit par ramener peu à peu de la chaleur à la surface du corps et par obtenir des transpirations aussi chaudes qu'elles doivent l'être. Le médecin a d'autant plus besoin de faire attention à cet état caractéristique de la peau que le malade lui-même ne s'aperçoit pas qu'elle est froide et qu'il ne se trouve point incommodé par cette circonstance anormale. On pourrait employer aussi avec quelque succès les étuves; mais les étuves sèches doivent être préférées aux étuves humides. J'ai vu dans ce cas le massage être également d'une grande utilité.

Il importe, dans l'intervalle de leurs accès, de surveiller l'état du ventre de ces malades ; beaucoup d'entre eux ont des selles molles et fréquentes qui contribuent, autant que le défaut d'énergie de la peau, à causer leurs douleurs. Il faut régler leur hygiène avec un soin tout particulier, d'après les règles que nous avons prescrites; il faut surtout que leurs repas soient peu copieux ; mais aussi fréquens néanmoins que le besoin de se nourrir l'exige; c'est à eux aussi que l'opium convient principalement.

Ce n'est pas tout de soigner la santé générale de ces goutteux, leurs articulations réclament également une attention toute spéciale, car elles souffrent sans cesse et ont une grande tendance à se désorganiser. Je me trouve très bien de l'emploi des bandes de flanelle recommandées principalement par Scudamore; je fais donner à ces bandes six centimètres de largeur et trois mètres à trois mètres et demi de longueur; je les fais rouler méthodiquement autour des articulations malades : si ce sont les pieds, on applique avec précaution ces bandes depuis le bout des orteils jusqu'au dessus des malléoles; si ce sont les genoux , on les dispose en huit de chiffres avec la précaution de commencer par les jets les plus éloignés; les suivans se rapprochent sans cesse jusqu'à ce qu'ils couvrent complètement l'articulation ; en disposant les bandes autrement, leur constriction serait gênante et même insupportable, à la partie postérieure . du genou. Les mêmes précautions seront prises pour les mains , les poignets et les coudes : j'ai à peine besoin de dire que, pour ces articulations , les bandes doivent être bien moins longues. Cette application de bandes se fait le matin, quand les articulations sont dégonflées ; le soir, il faut les ôter quand le malade se couche pour laisser pendant la nuit la peau libre et à l'air; d'ailleurs, lorsque le malade est couché, ses articulations sont bien moins douloureuses et n'ont pas de tendance à se gonfler. Ce dernier moyen présente l'avantage d'entretenir la peau chaude et de soutenir par une douce constriction les parties sous-jacentes qui résistent plus facilement alors à l'abord trop considérable des liquides. Les articulations, ainsi enveloppées, se gonflent beaucoup

moins, ont plus de force et ne sont pas aussi douloureuses.

Lorsque les articulations sont plus malades encore et qu'indépendamment de la souffrance perpétuelle qu'elles causent, elles ont perdu une partie
de leurs mouvemens, je les fais couvrir, pendant la
nuit, de compresses épaisses, imbibées de mon remède que l'on chauffe d'abord, ou que l'on applique
froid, selon les circonstances; ou bien, je les fais
envelopper de cataplasmes de farine de graine de
lin délayée avec de l'eau de savon bouillante et très
épaisse; ce moyen m'a été quelquefois très utile.

Les goutteux dont les pieds ont souffert beaucoup et souvent ont presque toujours une marche
extrêmement difficile; ils ne peuvent plus se tenir
droits; quand ils sont debout ou qu'ils marchent,
ils ont le corps plié en avant; cette attitude toute
particulière tient, indépendamment de la douleur, à
une cause mécanique à laquelle jusqu'à présent on
n'avait point fait attention. Les malades, qui sont
dans ce cas, ont l'articulation tibio-tarsienne extrêmement enraidie et les mouvemens en sont très
bornés, de façon que la pointe du pied étant basse
sans pouvoir être relevée, la plante fait constamment un angle obtus avec la jambe. Il est évident,
d'après cette disposition, que si le malade voulait
se redresser en posant le pied à plat, il tomberait
en arrière; c'est pour ramener le centre de gravité au-dessus de la base du corps qu'il se penche
en avant, sans y réfléchir et par instinct. Cette
disposition rend la marche plus pénible encore
et plus fatigante. On y remédie en partie en fai-

sant porter aux goutteux des chaussures à talons larges et élevés ; par cet artifice, on cale, pour ainsi dire, la plante du pied qui n'est plus parallèle au sol ; le malade peut se redresser ; sa démarche reprend de l'assurance et il va plus long-temps sans se fatiguer, surtout sur un terrain montant et sur un terrain plat.

Ici je termine tout ce qui est relatif à la goutte proprement dite. J'ai examiné ses causes ; j'ai étudié leur action sur l'économie. J'ai cherché à voir quelle est la nature du mal, comment il s'établit, comment il se développe et comment il s'aggrave. J'ai déduit de ces recherches, en allant de conséquences en conséquences, une méthode de traitement qu'une expérience de cinq années a confirmée par une suite de succès, qui a dépassé mes espérances. Le résultat de mon travail est de rendre les accès de goutte plus faciles à guérir qu'aucune autre maladie. A l'avenir, personne ne sera estropié par ce mal cruel, et beaucoup de ceux qui le sont déjà pourront retrouver une grande partie de leur souplesse et de leurs forces : ce qui est un grand pas pour la science, puisqu'elle n'offrait aucune ressource, aucun moyen de soulagement aux malheureux affectés de goutte chronique. Nous allons voir, dans le chapitre suivant, si la théorie, laborieusement développée dans cet ouvrage, n'est point applicable à d'autres affections, si elle n'est point applicable à la médecine considérée dans son ensemble.

CHAPITRE XXIX.

Application de la doctrine électro-chimique à la médecine en général et à quelques maladies en particulier.

Nous avons vu que l'électricité se dégage sans cesse, dans le corps humain, par le fait de la nutrition des organes et surtout par celui des sécrétions dont elle est le plus important produit. Si l'expérience ne démontrait pas cette vérité, si nous étions dépourvus d'instrumens assez sensibles pour constater la présence du fluide électrique dans le solide vivant, la raison nous obligerait à l'admettre; car on ne peut supposer que le sang, liqueur saline, donne lieu à des produits acides d'un côté et à des produits alcalins de l'autre, sans qu'il y ait en même temps de l'électricité positive et de l'électricité négative mises à l'état de liberté. Mais, loin de n'avoir que le raisonnement pour prouver un fait d'une si haute importance, les instrumens que la physique met aux mains de l'observateur en démontrent l'existence de la manière la plus complète. Nous avons ensuite fait voir que ces deux fluides, séparés l'un de l'autre à leur source, devaient être conduits par les vaisseaux sanguins et les nerfs, pour se réunir dans quelques points de l'économie, et concourir par leur réunion à des phénomènes vitaux d'un autre ordre. Nous avons prouvé aussi que, pour maintenir l'état de santé, ces deux fluides devaient être produits en quantités égales et de manière à conserver, par le fait de leur production, la proportion qui doit exister entre les élémens du sang. La goutte, comme nous l'avons dit, tient à une disposition telle que les deux fluides électriques se dégageant de façon à se maintenir en équilibre, les sécrétions alcalines l'emportent sur les sécrétions acides, de sorte qu'au bout d'un certain temps le sang se trouve profondément altéré. Il résulte de cette altération une réaction entre les deux systèmes électriques, en vertu de laquelle il y a tension, encombrement dans le système positif ou alcalin, et activité, au contraire, marche rapide du fluide dans le système négatif, et par suite dégagement d'une plus grande quantité de liqueurs acides.

Cette disposition du fluide électrique doit exister, avec ou sans altération du sang, dans un grand nombre de circonstances, par l'influence d'une foule de causes qui agissent sur l'économie, par les causes mêmes qui, chez les goutteux, amènent les accès de goutte; mais cette disposition générale de l'électricité, fût-elle produite par la trop grande quantité des acides dans le sang, ne suffit pas pour déterminer la goutte dans tous les individus; il faut qu'il y ait en outre une disposition anatomique particulière, un certain rapport entre les capsules articulaires et la peau qui les recouvre : rapport qui permette le passage du fluide électrique d'une membrane à l'autre. Si cette disposition n'existe pas, si le tissu cellulaire, qui sépare l'appareil articulaire de la peau, est trop abondant ou trop graisseux, le passage du fluide électrique ne peut avoir lieu autour des articulations, et l'accès de goutte est impossible; alors il peut résulter deux choses de cette circonstance : ou la tension du système positif persistera jusqu'à ce que la diminution des sécrétions alcalines et l'augmentation des sécrétions acides aient ramené le sang à sa composition normale; ou bien les fluides électriques se feront jour dans un autre point de l'organisation, et il en résultera une maladie différente de la goutte.

Dans le premier cas, le malade éprouvera un dérangement peu fâcheux, il se trouvera dans cet état que le vulgaire appelle échauffement; il aura la bouche sèche ainsi que les narines, de la soif, peu d'appétit, une constipation plus ou moins énergique, des urines rouges, acides, qu'il sera obligé de rendre souvent, de la chaleur à la peau et de l'essoufflement au moindre effort; il sera triste, irritable, dormira peu, s'agitera pendant la nuit; aura besoin de chercher dans son lit des places fraîches pour tempérer l'ardeur incommode de sa peau. Si on ne trouble point cet état, si on respecte cet effort de la nature, l'équilibre se rétablira de lui-même, dans la plupart des circonstances, quand la suspension des sécrétions alcalines et l'augmentation des sécrétions acides aura ramené le sang à sa composition normale. Le seul devoir du médecin dans une pareille position est de surveiller cet effort de la nature et d'éloigner toutes les causes qui pourraient l'entraver; il doit surtout préserver son malade de tout ce qui peut arrêter les sécrétions acides, et éviter principalement le refroidissement de la peau. Si la tension du système positif lui semblait trop forte, ce n'est point par des purgatifs, par de prétendues drogues rafraîchissantes qu'il y remédiera, mais bien au contraire par tout ce qui favorise la sécrétion des urines et surtout la transpiration ; c'est alors que les bains alcalins et que nos lotions seront d'une grande utilité. Les boissons qui conviendront le plus, dans cette circonstance, seront les tisanes diurétiques nitrées et les légers sudorifiques, comme l'infusion de tilleul, de fleur d'oranger, etc; il faut surtout veiller à ce que la tension positive ne soit pas assez forte pour produire un courant électrique anormal sur un point quelconque de l'organisation ; car alors il en résulterait une inflammation plus ou moins grave; nous rentrerions dans le second cas que j'ai prévu.

Dans ce second cas, lorsque la tension positive est trop forte pour être arrêtée par les obstacles que la nature a interposés entre les deux systèmes, et que cet obstacle est cependant assez puissant autour des articulations, il y a alors irruption sur un autre point. Il s'établit un courant anormal passant du système positif au système négatif dans les parties de l'organisation qui présentent le moins de résistance; c'est là la cause d'une foule d'affections qui reviennent chez le même individu, à des périodes plus ou moins rapprochées, et dont on n'a pas soupçonné l'analogie avec la goutte, parce qu'elles se manifestent dans des organes bien éloignés de ceux où cette maladie a ordinairement son siége. C'est à cette cause que l'on doit attribuer un grand nombre d'ophthalmies, d'esquinancies, de migraines, de coryzas, de catarrhes bronchiques, de coliques, d'hémorrhoïdes et de stranguries. Les praticiens remarqueront qu'un grand nombre d'individus appartenant à des familles de goutteux seront plus ou moins sujets au retour fréquent de ces affections : les unes apparaissent dans l'enfance et dans la jeunesse; les autres viennent de préférence dans l'âge mûr et dans un âge plus avancé. Il est digne aussi de remarque que ceux qui doivent devenir goutteux sont exposés, dans l'adolescence, aux ophthalmies, aux migraines, aux coryzas, aux esquinancies, aux catarrhes bronchiques, et que plus tard ils éprouvent souvent les autres affections que je viens de signaler.

C'est aux mêmes causes générales ue l'on doit attribuer une maladie concomittante de la goutte qui est pour le moins aussi douloureuse qu'elle : je veux parler de la gravelle. Ces deux maladies dépendent évidemment des mêmes causes, puisqu'elles arrivent en même temps; puisqu'elles se remplacent réciproquement chez le même individu; puisque le fils d'un homme sujet à la gravelle devient goutteux, que le fils d'un goutteux a quelquefois la gravelle, et qu'enfin la théorie indique une analogie que l'expérience confirme.

Toutes ces maladies, qu'elles se rencontrent dans des familles de goutteux ou non, ont évidemment la même origine, reconnaissent les mêmes causes, doivent être combattues par les mêmes moyens. Il faut entretenir chez ces malades, par tous les moyens possibles, les sécrétions acides; il faut empêcher la formation de ce sang plastique que l'on a considéré comme trop animalisé, riche en fibrine, riche en albumine, riche en matière colorante, et qui n'est cependant riche qu'en acide. Si mon but avait été de grossir ce volume en y accumulant des citations tirées de ma pratique, j'aurais pu donner l'histoire d'un grand nombre de ces affections qui ont été combattues avec avantage par le traitement que j'oppose à la goutte; mais ma théorie est trop claire : je n'ai pas besoin de la confirmer par ces observations dont on a tant abusé, pour appuyer momentanément les doctrines passagères qui se sont tour à tour succédé dans les fastes de la science.

Une maladie des plus redoutables, qui entraîne dans la tombe tant de vieillards et quelquefois des jeunes gens, l'apoplexie, est aussi le produit des mêmes causes que la goutte. Les goutteux finissent souvent par cette maladie; on dit alors que la goutte s'est portée au cerveau ; beaucoup d'apoplexies ne sont qu'une première attaque de goutte qui n'a pu avoir lieu sur les articulations. Que l'on considère les causes qui amènent d'habitude cette maladie : l'homme qui a la tendance apoplectique a, en général, la même constitution physique que le goutteux : il est vif et emporté comme lui; il a dans sa jeunesse la peau blanche et rosée, de l'embonpoint, la tête grosse, le cou fort et court, la poitrine large et puissante; mais son mal se développe plus lentement que chez ce dernier : c'est quand la vieillesse approche ou qu'elle est arrivée, c'est

quand la peau se dessèche, se ride, se flétrit, c'est
quand elle est glacée par l'âge que l'apoplexie survient. Les urines coulent alors avec plus de difficulté, quoique les sécrétions alcalines se maintien-
nent. Le sang devient aussi plastique, il abonde en
acide, il est comme celui du goutteux : aussi trou-
ve-t-on , je le répète, dans la pratique médicale
une foule de goutteux qui deviennent apoplectiques; j'en ai moi-même rencontré un grand nombre qui étaient menacés de le devenir ; ils avaient
fréquemment des vertiges, de la somnolence, des
douleurs céphalalgiques ; ils se faisaient saïgner
plusieurs fois par an, pour remédier à ces maux
qui ont cédé , comme par enchantement, au traitement que j'ai opposé à la maladie principale, à
la maladie goutteuse.

D'après la doctrine que nous avons exposée, on
conçoit qu'il est assez facile de prévenir l'apoplexie
lorsqu'on peut la prévoir ; mais quand elle survient
à l'improviste, que convient-il de faire ? Peut-être
saigner le malade pour conjurer le danger le plus
imminent. Toutefois ce serait une grande erreur
que de croire que cela suffise, que de croire même
que cela soit toujours utile : j'ai vu le mal s'aggra-
ver d'une manière effrayante pendant que le sang
coulait; j'ai vu les saignées répétées successivement,
sans arrêter le mal : elles semblaient au contraire
l'augmenter. Lorsque le premier danger est passé,
ce n'est pas le sang qu'il faut enlever, mais bien
la cause qui l'attire ; n'en restât-il qu'une seule
goutte, si la cause persiste, cette dernière goutte
arrivera au cerveau avec autant de violence qu'au
début de l'attaque. Après la saignée, si elle est ur-

gente, il faut s'occuper de suite à ranimer l'action de la peau par les lotions alcalines, pour diminuer la tension du système positif et la proportion des acides dans le sang. On empêche ainsi le retour d'une nouvelle attaque, et l'on remédic à l'hémiplégie qu'elle a laissée à sa suite. Cette doctrine, que la théorie indique, est confirmée, non seulement par ma pratique particulière, mais aussi par celle de mon ami M. Huin, docteur en médecine à Nanci et par celle de mon frère L. Turck, médecin à Plombières.

J'ai dit ailleurs que les accidens généraux de la vieillesse dépendaient principalement de la diminution notable des sécrétions acides, tandis que les sécrétions alcalines conservaient encore une grande partie de leur puissance. Ne sera-t-il point possible de retarder les effets de l'âge et de conserver plus long-temps des vieillards qui succombent à un mal auquel l'art peut encore remédier? Il suffit d'exciter par les bains et par les lotions dont nous avons tant parlé les sécrétions acides, qui verseront, dans la circulation nerveuse, le fluide négatif dont elle est privée, et l'on rendra, en même temps, au sang l'alcali qui lui manque. Les observations de Sanctorius nous permettent d'espérer du succès ; et nous pouvons citer plusieurs des aphorismes de cet illustre observateur, qui favorisent nos présomptions; nous nous contenterons de ceux-ci : *Senectus revera est ægritudo; sed diu protrahitur, si corpus reddatur perspirabile.*

Senes ætatem decrepitam non attingunt ob diminutas expultrices : Hinc dum plus solito bibunt, minus mejunt, et minus solito perspirant. Remedia est ut ablatio exæquet additioni.

Remarquons-le, les toniques et les cordiaux que l'on emploie pour soutenir les forces défaillantes du vieillard n'atteignent quelquefois leur but qu'en stimulant les fonctions acides et principalement en ranimant la transpiration.

Il est des affections algides qui semblent être le résultat d'un défaut d'action de la peau, en vertu duquel il se produit moins d'électricité négative dans le corps, sans qu'il y ait cependant une altération sensible dans la composition du sang : soit parce que le défaut d'action n'est pas assez ancien ; soit parce qu'il n'est pas assez continu, ou parce que d'autres fonctions remédient à l'altération des humeurs. Ces affections algides constituent un grand nombre de névroses et de névralgies dont on était loin de soupçonner la nature. En voyant un malade tourmenté de maux de nerfs, avoir la peau sèche, on se figurait que l'aridité de cette membrane résultait de l'influence du système nerveux sur elle ; on ne croyait pas que c'était au contraire l'altération de la peau qui causait la maladie nerveuse, en produisant moins de ce prétendu fluide nerveux qui n'est autre chose que l'électricité. Il n'y a pas et il ne peut y avoir de maladies nerveuses sans altérations préalables dans les grandes sécrétions qui sont les sources les plus abondantes du fluide électrique ; les nerfs chargés de conduire ce fluide ne sont que des organes passifs ; ils ne peuvent déterminer de névralgie par eux-mêmes qu'autant qu'ils sont désorganisés.

L'expérience vient encore confirmer cette vue théorique : examinons cette question.

D'abord remarquons bien une chose, c'est que l'opium , qui, de tous les remèdes calmans, est le plus énergique, est un des stimulans les plus actifs de la peau ; tous les médecins le savent, et nous l'avons d'ailleurs bien souvent répété dans cet ouvrage. Les calmans d'un autre ordre , comme l'éther, les substances aromatiques, sont tous des stimulans diffusibles qui provoquent la transpiration. Les bains, qui sont un des moyens les plus puissans de calmer les affections nerveuses, agissent aussi sur la peau. D'ailleurs la sensation de froid alternant avec des bouffées de chaleur qu'éprouvent les malades , pendant les attaques de nerfs, quelquefois une ardeur continue avec un besoin irrésistible de se mouvoir, besoin qui va souvent jusqu'aux convulsions, la peau aride, en chair de poule, les urines pâles et décolorées qu'on rencontre dans la plupart des affections nerveuses, tout cela n'est-il pas une preuve bien convaincante de ce que nous venons d'avancer ? On ne saurait croire combien il est facile de guérir un grand nombre de ces maux de nerfs allant depuis l'agitation, la simple gêne jusqu'aux douleurs vives et aux convulsions, à l'aide de bains contenant du chlorure de sodium et de la potasse ou de la soude.

La disposition qu'ont les goutteux aux crampes, souvent très violentes, prouve bien aussi que le défaut d'énergie de la peau, et par conséquent la production moins abondante de fluide négatif, peut causer des convulsions : aussi sait-on bien que dans la plupart des affections convulsives, dans le tétanos, par exemple, la potasse caustique en dissolution dans le bain, a produit les meilleurs effets ; très certainement nos lotions alcalines en produiraient un meilleur encore.

Un fait digne de remarque et qui avait échappé à l'attention des observateurs, du moins je ne l'ai vu mentionner nulle part, c'est le refroidissement très remarquable de la peau qui recouvre la jambe et la cuisse souffrantes, dans la sciatique : ce refroidissement est accompagné de sécheresse ; si le malade sue, le membre affecté ne prend pas part à ce mouvement, ou bien il se couvre d'une sueur froide et gluante, tandis que, sur le reste du corps, elle est chaude et halitueuse ; eh bien ! il est évident pour moi que ce refroidissement morbide de la peau est la cause et non l'effet de la sciatique. La sécrétion ne se fait plus ou se fait très mal dans cette peau ; le nerf ne reçoit plus la même quantité d'électricité négative, et ce défaut d'électricité est perçu sous forme de douleurs : aussi je parviens à guérir très facilement cette affection, considérée jusqu'à présent comme si rebelle, en dirigeant uniquement mes soins sur l'affection de la peau. Il n'y a que les sciatiques très anciennes et dans lesquelles le nerf est désorganisé qui ne cèdent pas à mon traitement : encore, même dans ce cas, le malade éprouve-t-il un soulagement très remarquable. Je prescris principalement des bains alcalins et mes lotions anti-goutteuses ; j'ai soin de faire tenir très chaudement le membre malade, et pour cela il ne faut pas se contenter de l'envelopper de flanelle : car cette étoffe n'est qu'un moyen de maintenir la température des parties qu'elle recouvre, mais elle ne saurait produire de la chaleur là où il n'y en a point ; il faut donc que l'on tâte souvent le membre douloureux, pour voir s'il ne se refroidit pas, et qu'on réchauffe les flanelles qui l'enveloppent en les présentant au feu, ou en les mettant en contact avec un corps chaud, quand on s'aperçoit qu'elles se refroidissent. Je fais faire de temps en temps des frictions sèches sur le membre malade avec la main ou avec des flanelles qu'on a soin de réchauffer aussi ; j'aide ces moyens par l'emploi des sudorifiques et souvent par celui de l'opium, que je ne donne qu'à petites doses : un demi-grain d'extrait aqueux, deux tiers de grain ; rarement je prescris le grain tout entier. J'emploie aussi avec succès, et toujours dans le même but, des fumigations aromatiques ou ammoniacales, et quelquefois je me contente de les faire faire dans le lit du malade.

Je donne actuellement des soins à un graveur qui, depuis huit mois, souffrait des douleurs atroces et se trouvait dans l'impossibilité absolue de marcher, même de se tenir debout. Tous les matins on levait ce malheureux, on le mettait dans son fauteuil et on le portait devant son établi ; car, malgré ses souffrances, il était obligé de travailler pour subvenir aux besoins de sa nombreuse famille. En l'examinant, je remarquai que la peau des jambes et des cuisses était plus froide encore qu'elle ne l'est d'ordinaire, quoiqu'elle fût recouverte de plusieurs doubles de flanelle ; cependant il ne s'apercevait pas de ce froid, il était tout étonné que je lui en fisse la remarque : tous les malades affectés de sciatique sont dans ce cas. Quand il suait, ce qui lui arrivait assez rarement, ses membres inférieurs restaient tout-à-fait secs. Je fis couvrir ses jambes d'une grande couverture de laine qui traînait jusqu'à terre ; on lui tenait sous les cuisses, pendant qu'il était assis, une chaufferette dans laquelle on avait le soin de renouveler le feu très souvent, de manière à procurer à ses membres inférieurs une bonne température. Je lui fis prendre, chaque deux ou trois jours, un bain chaud contenant trois livres de chlorure de sodium et six onces de bonne potasse d'Amérique ; quand il était couché, on lui donnait un demi-grain d'extrait aqueux d'opium, et immédiatement après il prenait une tasse d'infusion de tilleul bien chaude, dans laquelle on ajoutait deux cuillerées à café de bonne eau-de-vie. Ce malade mangeait à son appétit, qui était fort modéré, comme on peut le croire : je lui permettais même de prendre un peu de vin. Après le premier bain, il fut considérablement soulagé ; au bout de cinq jours de ce traitement il pouvait se tenir sur ses pieds ; le huitième jour il marchait, mais avec peine et en se tenant fortement courbé : la jambe alors était chaude et transpirait comme le reste du corps. Le quinzième jour, il marchait tout-à-fait droit et n'éprouvait presque plus de douleur ; il n'y a pas encore un mois que je le soigne et il est à peu près guéri.

Si l'on veut voir un effet remarquable de l'influence des sécrétions acides, on la trouvera dans une observation très curieuse qui m'est adressée par mon frère, docteur en médecine à Plombières, et qui depuis long-temps a modifié sa pratique d'après les indications de ma théorie. Je transcris mot à mot sa lettre écrite à la hâte, et qui ne l'était que pour moi; mais n'ayant pas d'autres renseignemens que ceux qu'il me donne, je craindrais, en changeant les expressions, d'altérer les faits.

« Je soigne dans ce moment-ci une mère de cinq « enfans, la bru d'un de nos anciens maires, ma- « dame G. qui te devra la vie. Elle est nourrice de- « puis trois mois. Avant, elle avait de très fréquens « accès d'asthme. Il y a des goutteux, des asthma- « tiques et des hommes tourmentés de coliques « néphrétiques dans sa famille. Depuis ses der- « nières couches, au milieu d'accès d'asthme, elle « a eu des douleurs vagues dans le dos, les épaules « et la poitrine. Lundi dernier, à dix heures et de- « mie du soir, on vint m'appeler à la hâte près « d'elle en me disant qu'elle mourait. Je la trouvai « délirant; son lait était supprimé, elle avait une « grande fièvre. Je la fis suer à l'aide d'applica- « tions chaudes et d'infusion de tilleul chaude et « légère. Le lendemain matin elle allait mieux et « suait beaucoup ; quand on la mit dans un autre « lit, il y eut à l'instant même suppression de la « transpiration et délire furieux; le pouls battait « environ cent soixante fois par minute, il y avait « soubresaut des tendons. Je fis une légère saignée « pour m'assurer de la nature du sang; il se prit en « une masse très dense ; il était couenneux, et trente-

« six heures après il n'y avait pas encore une goutte
« de sérum séparée du caillot. Je prescrivis, d'heure
« en heure, une friction générale avec ton remède
« n° 5, dans lequel j'ajoutai potasse à la chaux dé-
« mi-once. Je fis couvrir les cuisses et le bas-ventre
« avec des flanelles imbibées de lessive fortement
« alcaline et très chaude. Dès que la sueur revint,
« le délire se calma, le pouls diminua de fréquence,
« ne donna plus que quatre-vingts pulsations; le dé-
« lire a cédé tout-à-fait. Selon toute apparence, cette
« dame est sauvée, grace à toi. Je lui ai coupé les
« cheveux, et sa chambre a été constamment tenue
« froide. » Cette observation est évidemment très
curieuse et féconde en enseignemens; elle confirme
une partie de la doctrine que nous avons développée jusqu'à présent; elle prouve l'influence des sécrétions sur la composition du sang et sur les fonctions nerveuses et cérébrales.

Certes on ne pensait guère qu'il y a de l'analogie entre la goutte et le choléra-morbus, qui vient
de ravager successivement une grande partie de
l'Asie et de l'Europe; dans cette dernière maladie,
nous trouvons cependant une suppression à peu
près complète des deux grandes sécrétions acides
du corps : la peau se refroidit, se glace entièrement;
elle se dessèche, perd toute énergie et conserve le
pli comme dans l'état cadavérique. L'urine aussi
cesse de couler : la vessie, devenue pour ainsi dire
inutile, se contracte derrière la symphyse du pubis:
aussi les cholériques ont-ils des crampes comme
les goutteux , mais des crampes beaucoup plus
atroces; leur sang n'est pas seulement plastique, il

est coagulé, il a changé de couleur, il est peut-être acide. Cet état du sang frappe d'étonnement tous les médecins qui l'observent pour la première fois; mais aucun, jusqu'à présent, n'a pu expliquer la cause de ce phénomène, qui maintenant est évidente. Ce sang, coagulé dans les veines, excita l'attention de M. Magendie, qui en attribua la coagulation au défaut de sérum, enlevé, suivant lui, par la sécrétion abondante des matières albumineuses rendues par les voies gastriques; il conçut alors l'idée de guérir le choléra en injectant, dans les veines, du sérum du sang qu'il avait fait préparer dans l'officine d'un apothicaire. Je l'ai vu mettre à exécution cette idée, au moins singulière pour un physiologiste; je l'ai vu, dans l'une des salles de l'Hôtel-Dieu, injecter de ce sérum factice, dans une des veines de l'avant-bras d'une femme qui mourut un quart d'heure après, sans pouvoir être sauvée par l'opération du célèbre professeur. L'expérience n'a pas été recommencée depuis, et je crois en vérité qu'elle l'aurait été sans plus de succès.

Si l'on fait attention aux causes générales qui développent le choléra-morbus dans l'Hindoustan, où il est endémique, on verra qu'elles sont de nature à arrêter l'action de la peau. Ce pays très chaud, arrosé par les bouches du Gange, qui inonde des marais et des rizières immenses, est baigné au sud par la mer des Indes, une des plus chaudes du globe. Ces deux circonstances contribuent à y saturer l'air d'humidité : aussi là, la sueur ruissèle presque constamment de toute la surface du corps des habitans; mais elle y ruissèle à peu près comme sur la bouteille que Fordice avait placée à côté de lui dans l'étuve humide ; c'est pourquoi les peuples de ces climats manquent tout-à-fait d'énergie et ont de la peine à se mouvoir. D'un autre côté les nuits y sont très froides , et souvent, tout d'un coup, les vents du nord, qui se sont refroidis encore en passant sur les sommets glacés de l'Himalaya, apportent brusquement, dans l'atmosphère, un changement qui doit nuire beaucoup aux fonctions de la peau.

Si j'avais à soigner aujourd'hui des cholériques, je ferais attention à toutes ces causes, et surtout à l'état de la membrane cutanée et de ses fonctions ; je tâcherais de la ranimer par tous les moyens possibles ; et je compterais principalement sur les bains alcalins chauffés à trente-deux degrés, dans lesquels je plongerais mes malades ; je laverais leur corps avec des lotions alcalines chaudes ; je ferais dans leur lit des fumigations ammoniacales et aromatiques ; je leur donnerais des boissons sudorifiques, et même du punch léger pour exciter la transpiration, comme l'a fait, avec raison, M. Magendie ; car ce savant physiologiste partagera sans doute aujourd'hui mon opinion et pensera, comme moi, qu'il vaut mieux conserver le sérum qui est dans les veines que d'être obligé d'y en mettre avec une seringue.

Je viens de donner des soins à un voyageur éclairé, qui m'a raconté que, dans l'Inde, le remède appliqué avec le plus d'avantage dans le choléra, c'est l'opium donné à haute dose au début de la maladie ; on fait en même temps tous les efforts possibles pour entretenir la chaleur du malade et on le prive de boisson, malgré la soif ardente dont il est dévoré. Si l'on se rappelle ce que nous avons dit sur la nature de la soif, sur l'effet de l'opium et de la chaleur, on verra que tout ce traitement aboutit à relever l'activité défaillante du système négatif, et à entretenir les sécrétions acides qui menacent de s'arrêter.

Un mal beaucoup moins dangereux, mais infiniment plus fréquent que le choléra, c'est la migraine, dont j'ai déjà parlé dans ce chapitre. Cette affection tourmente, d'autant plus cruellement, les personnes qui en sont affligées qu'elle revient souvent à des époques périodiques fort rapprochées; elle me semble être due aux mêmes causes que la goutte : c'est aussi, je crois, un effort pour ramener l'équilibre troublé par le défaut d'action de la peau; ce qui me le fait croire, c'est que les goutteux, dans leur jeunesse, ont été souvent sujets à la migraine. On trouve dans beaucoup de familles de goutteux, surtout parmi les femmes qui n'ont pas la goutte, un grand nombre d'individus affligés de migraines. Moi-même, j'ai été long-temps sujet à cette maladie, dans ma jeunesse, et j'en avais encore des accès très violens et très tenaces quand j'ai commencé à faire sur moi l'essai des frictions alcalines; j'étais loin de croire alors que mes migraines dépendaient des causes qui me donnaient la goutte, et cependant elles ont disparu aussi avec la plus grande promptitude; maintenant c'est tout au plus si j'en ai un accès par an : encore cet accès est-il léger; il n'a rien de comparable à ceux d'autrefois. Ce que j'ai dit de cette maladie s'applique également aux hémorrhoïdes, à certaines coliques et aux esquinancies périodiques, maladies que l'on retrouve souvent aussi dans les familles de goutteux, et qui sont évidemment des efforts faits pour rétablir l'équilibre rompu par la trop grande activité des sécrétions alcalines ou la faiblesse des sécrétions acides.

Si une foule de maladies naissent par le défaut d'action de la peau, il en est beaucoup d'autres au contraire qui proviennent de la trop grande excitation de cette membrane. Ces maladies, qui sont plus rares dans notre pays, se développent principalement en été; elles sont plus communes dans le midi de l'Europe et même dans le midi de la France; c'est dans les climats secs et très chauds qu'elles sévissent avec le plus d'intensité. Mais ce qui se passe dans cette circonstance est bien digne de l'attention d'un médecin philosophe: nous avons vu que, quand la peau ou les autres sécréteurs acides ne font pas bien leurs fonctions, il ne se produit pas autant d'électricité négative qu'il en faut pour saturer l'électricité positive du corps, d'où il résulte une tension dans tout le système positif et une tendance aux inflammations des organes qui appartiennent à ce système. Lorsqu'au contraire les sécréteurs acides fonctionnent avec une énergie qui n'est point balancée par celle des sécréteurs alcalins, c'est dans le système négatif que s'établit la tension électrique; ce sont les organes de ce système qui sont disposés à s'enflammer: ainsi, dans les pays secs et chauds, dans certaines professions où les hommes sont exposés à une température

31.

élevée, les inflammations de la peau les fièvres éruptives, les gastrites aiguës, les inflammations de la muqueuse intestinale et surtout la dyssenterie, sont très fréquentes. Les affections du système urinaire le sont moins, parce que les voies urinaires ne sont pas exposées, comme le tube digestif et la peau, à des causes d'irritation venant de l'extérieur. Dans toutes ces maladies, ce sont les remèdes rafraîchissans et surtout ceux qui enlèvent du calorique à la peau qui conviennent: ainsi ce sont des lotions et des bains acidulés qui réussissent le mieux, ce sont les boissons aigrelettes, la diète, le séjour dans un air frais et légèrement humide, qui présentent le plus d'avantages. Voici une observation recueillie à Plombières; elle a pour sujet un homme employé à soigner les malades, dans les étuves, qui, après la saison, fut pris d'une affection grave, que mon frère regarda judicieusement comme le résultat de la fatigue de la peau.

« Xavier D..., garçon de bains employé aux étu-
« ves de Plombières, âgé de soixante-neuf ans, avait
« passé tout l'été dernier dans une atmosphère de
« vapeurs très chaudes, quand, après un léger re-
« froidissement, il fut atteint par une fièvre typhoïde
« dont les symptômes étaient fort graves. La lan-
« gue était sèche et fuligineuse; il y avait délire
« continuel, prostration des forces, intermittence
« du pouls, qui ne donnait que cinquante-cinq à
« soixante pulsations par minute. Pensant que chez
« cet homme, la peau avait été épuisée par des
« sueurs continuelles prolongées pendant tout l'été,

« je crus qu'il importait de ménager les fonctions
« de cet organe, et je prescrivis des frictions de jus
« de citron d'heure en heure. Un jour de ce traite-
« ment suffit pour faire disparaître tous les acci-
« dens qu'éprouvait ce malade; il est probable que
« si je l'avais saigné, j'aurais trouvé son sang peu
« coloré et peu plastique. »

Les cas que je viens de citer sont bien suffisans,
du moins je le pense, pour prouver la justesse de
mes observations et me permettre de les généra-
liser ; mais il faudra bien du temps encore, il faudra
bien des études minutieuses pour appliquer ma
doctrine à la médecine tout entière. Quand je
serais placé plus heureusement que je ne le suis
pour pouvoir observer convenablement le grand
nombre de maladies qui assiègent l'espèce humaine, quand je serais dans un grand hôpital, que
j'aurais à ma disposition tous les moyens d'étude
qui s'y trouvent réunis, je ne pourrais parcourir
toute l'immense carrière qui s'ouvre devant moi.
Ce ne sera point un seul homme qui pourra régénérer la médecine et la poser sur le terrain des
sciences exactes; il faudra le concours d'un grand
nombre d'hommes consciencieux et savans qui ne
chercheront point à éblouir le vulgaire par des
travaux brillans; mais qui tâcheront d'être utiles à
l'humanité par des études persévérantes. Ici, il ne
s'agit point d'imaginer des doctrines, il faut observer la nature. Tant qu'on n'a pas fait attention
à la composition des sécrétions tantôt acides et tantôt alcalines et aux réactions électriques qui sont
le résultat nécessaire de leur formation, on ne pou-

vait prendre une idée juste ni de la santé ni des maladies. Les médecins observaient avec attention,
avec sagacité, je ne le nie pas; mais ils observaient
sans fruit, parce qu'ils n'avaient pas un lien commun pour pouvoir rattacher toutes leurs observations, et parce qu'ils ignoraient complétement la
cause des phénomènes qu'ils observaient. Ils étaient
placés dans une condition analogue à celle des
physiciens qui auraient voulu étudier le phénomène des marées sans connaître l'attraction planétaire : ceux-ci auraient fait aussi des remarques
curieuses; ils auraient constaté la forme des flots,
la manière dont ils s'entrechoquent, comment ils
se brisent sur le rivage, le bruit qu'ils font entendre dans leurs mouvemens et mille autres choses
curieuses peut-être; mais toutes ces observations
seraient restées stériles tant qu'ils n'auraient pas
découvert l'influence du soleil et celle surtout de
notre satellite.

J'adjure donc tous les médecins qui se sentent
quelque courage et quelque puissance morale,
de vérifier mes observations, et, s'ils les trouvent
justes, de s'élancer dans la carrière nouvelle qu'elles leur ouvrent, en foulant aux pieds les doctrines
vaines et sans stabilité qui les ont égarés jusqu'à
ce jour. C'est seulement alors que la médecine pratique sera sûre de ses procédés, qu'elle pourra
faire des progrès véritables et qu'elle parviendra,
sans doute, à guérir des maladies qui, jusqu'à
présent, ont résisté à ses efforts.

Quand on ne connaît ni les causes immédiates, ni
l'essence d'une maladie et qu'elle ne peut se guérir

spontanément par les seuls efforts de la nature, comment peut-on décider quels sont les moyens que doit employer l'art pour en triompher? Il faut évidemment, dans ce cas, s'abandonner au hasard et se déterminer sans avoir des motifs réels d'adopter telle ou telle détermination : or, c'est ainsi qu'agissent les médecins, dans toutes les maladies qui sont encore regardées aujourd'hui comme incurables, mais qui cesseront, j'espère, de l'être un jour. Pour avoir une preuve de ce que j'avance ici, rappelons-nous combien de moyens ont été tour à tour conseillés pour guérir la phthisie pulmonaire; aucun n'a réussi bien évidemment; et cependant j'ai la ferme conviction que cette maladie si terrible qui enlève tant d'hommes sur le seuil de la vie, au moment où ils ont fait tous les sacrifices à l'avenir et où ils vont en recueillir le fruit, j'ai la ferme conviction, dis-je, que cette maladie est guérissable; mais, pour la guérir, il faut savoir ce qu'elle est; il faut savoir dans quel état se trouve la peau; quelle est la quantité et la qualité de la transpiration; il faut juger, par la nature de la sécrétion pulmonaire et par la manière dont l'air est altéré dans le poumon, l'état de l'électricité de cet organe; il faut examiner les résidus de la digestion; il faut étudier la composition de l'urine, celle du sang surtout, celle aussi des tubercules avant et pendant leur suppuration. Toutes ces choses sont faciles à déterminer par l'expérience, et on n'en a déterminé aucune, on n'y a même pas seulement songé. Il est nécessaire cependant de commencer par là, car ce n'est qu'à cette condition qu'on pourra connaître la phthisie, ce n'est qu'à cette condition qu'on pourra la guérir. On ne succombe pas à un catarrhe, à une vomique, à un coup d'épée ni même à une balle qui traverse le poumon; si, jusqu'à présent, on ne guérit pas de la phthisie, c'est qu'on ne connaît ni les causes qui la développent ni celles qui l'entretiennent. Et qu'on ne dise pas qu'il est impossible de les connaître: car on ne les a jamais cherchées; on a tenté de les deviner, voilà tout : elles sont peut-être bien loin du point où d'abord on croira devoir les trouver.

Ce que je dis de la phthisie pulmonaire, je pourrais le dire aussi de l'inflammation du cerveau et de ses membranes. Quand un homme succombe à cette maladie, vulgairement connue sous le nom de fièvre cérébrale, et que le médecin recherche, sur le cadavre, les causes de la mort, il croit les trouver dans quelques petits vaisseaux sanguins qui se dessinent sur l'arachnoïde, ou dans un peu d'épaississement ou d'opacité à cette membrane; mais il est bien évident que le médecin se trompe. Le cerveau peut résister à des lésions bien autrement graves, sans que l'existence soit compromise: il peut éprouver des pertes de substance, même considérables; il peut être traversé, dans certaines portions, par une balle; il peut éprouver, par la présence des esquilles, des dilacérations qui intéressent toutes ses membranes et qui les enflamment; il peut suppurer et s'abcéder, sans que la mort résulte de ces accidens, qui sont beaucoup plus dangereux qu'un peu d'inflammation et d'opacité à l'arachnoïde; mais c'est que dans cette fièvre cérébrale, il y a un trouble grave des sécrétions; trouble qu'on n'a pas cherché à apprécier jusqu'à présent. Je me contenterai de signaler la peau sèche, ayant l'aspect de la cire, qu'on remarque dans ce cas : il y a, dans cette modification de toute la peau, une cause plus grave de destruction que dans les traces d'inflammation que l'on remarque à l'arachnoïde; mais quelle est cette modification de la peau? c'est ce qu'il faudrait examiner. Je dirai plus, c'est que l'eau que l'on trouve dans l'hydropisie aiguë des ventricules du cerveau, maladie signalée, pour la première fois, par Robert Whytt, ne peut être non plus la cause de la mort des enfans chez lesquels ce liquide s'accumule : car dans l'hydrocéphale chronique, le liquide qui se sécrète dans les ventricules du cerveau, produit, du dedans en dehors, une compression assez grande pour dilater ce viscère en forçant les os du crâne à se développer outre mesure et à prendre des dimensions souvent énormes. Mais je m'arrête ici, car je ne finirais pas ce chapitre; je ne finirais même pas ce volume, si j'entreprenais seulement de signaler les lacunes et les erreurs de la science. Personne ne peut certainement se douter de tout ce qu'il y a à faire; mais chacun pourra voir au moins une partie du travail qu'il faut entreprendre ; chacun pourra se donner une tâche : il y a de l'ouvrage pour long-temps.

CHAPITRE XXX.

Conclusions.

Ceux qui auront lu ce livre avec attention reste-
ront convaincus, du moins je le crois, que mes
recherches ne doivent pas seulement s'appliquer à
la goutte et à quelques maladies analogues, mais
que les principes que j'ai développés doivent embrasser un jour tout le domaine de la science. Ils
expliqueront très probablement une foule de faits
physiologiques et pathologiques dont on ignorait
jusqu'à présent les causes; ils éclaireront surtout
la thérapeutique et donneront aux praticiens des
moyens plus efficaces et plus rationnels de modifier
les actes de la vie. Loin de moi aujourd'hui de vouloir appliquer ma doctrine à l'ensemble de la science : je n'ai pas cette prétention; il faut pour cela
des recherches minutieuses qui ne pourront être
exécutés ni par un seul homme ni même par une
seule génération; il faut pour tirer de mon travail les dernières conséquences possibles et pour
les tirer justes, perfectionner les sciences qui
m'ont servi de point de départ et même en créer de
nouvelles; il faut examiner, avec plus de soin qu'on

ne l'a fait jusqu'alors, les phénomènes physiques de l'organisation, étudier surtout la statique de l'électricité dans les corps organisés; il faut connaître mieux la composition chimique de nos organes et des différentes liqueurs animales; il faut étudier les altérations dont elle est susceptible; il faut enfin créer une chimie physiologique et pathologique. En appliquant ensuite ces connaissances à la médecine, on fera certainement à la longue de cette dernière une science aussi exacte et plus exacte sans doute que ne le sont aujourd'hui la physique et la chimie. Je vais en attendant ce grand résultat donner quelques idées qui serviront peut-être de jalons pour indiquer la nouvelle marche à suivre et qui même, dès à présent, pourront modifier d'une manière avantageuse la pratique médicale, en donnant des moyens de soulager et même de guérir des affections devant lesquelles l'art était frappé d'une impuissance complète.

Avant M. Broussais, on avait de la tendance à considérer la fièvre comme un être particulier jetant le trouble au sein de l'organisation. Ce célèbre praticien fit sentir tout ce que cette manière de voir a d'erroné; il démontra que la fièvre n'est dans l'économie qu'une réaction produite par l'inflammation d'un ou de plusieurs organes. Cette pensée si vraie, si simple, si philosophique, qu'aujourd'hui chacun croit avoir toujours eue, excita au moment de son apparition l'étonnement, les dénégations les plus passionnées, les déclamations les plus violentes. Toutes les puissances médicales s'indignèrent de l'audace d'un homme qui osait avoir, en dépit d'eux, une pensée si neuve et si rationnelle; mais M. Broussais en détruisant la personnification des fièvres dites essentielles, les a remplacées par l'inflammation: si l'inflammation n'est point un être à ses yeux, elle en est un du moins aux yeux de beaucoup de ses partisans. On a renversé une idole pour en mettre une autre à sa place; c'est là le résultat d'une disposition particulière de l'esprit humain : il a une tendance générale à matérialiser les choses les plus abstraites, les conceptions les plus métaphysiques. C'est cette tendance remarquable qui a donné naissance aux théogonies diverses, aux différentes mythologies; c'est elle qui a animé la poésie, qui a prêté des images fantastiques à la peinture, qui a peuplé le ciel et la terre de génies, de sylphes, de demi-dieux; c'est elle qui a donné naissance aux mille fables qui ont amusé les hommes ou qui les ont gouvernés souvent d'une manière despotique et cruelle; c'est elle enfin qui a fait de nos maladies ou de leurs symptômes des êtres particuliers.

Pour comprendre ce que c'est qu'une maladie, il faut voir comment elle naît, comment elle se développe, comment elle existe dans l'organisation. On a cru jusqu'à présent qu'une maladie, qu'une inflammation, par exemple, amène à sa suite un trouble, un désordre, souvent une suppression complète des fonctions; on a surtout remarqué ce phénomène dans les inflammations des organes sécréteurs; on croit avoir observé, d'une manière constante, qu'une inflammation de ces organes détermine ou l'altération du produit de la sécrétion ou sa

suppression absolue; eh bien, c'est justement le
contraire qui a lieu : une maladie quelconque, une
inflammation, une névrose, ne peuvent venir qu'à
la suite de l'altération ou de la suppression d'une
fonction sécrétoire. Si l'on en doute, que l'on examine comment agissent les causes des maladies;
qu'elles soient physiques ou morales, externes ou
internes, c'est sur des organes sécréteurs qu'elles
exercent d'abord leur influence. Les causes extérieures, en effet, agissent toujours ou sur la peau,
ou sur les muqueuses, qui sont des organes sécréteurs par excellence : que ce soit le froid, le
chaud, l'humidité ou la sécheresse, que ce soit
des alimens, des boissons, etc., qui provoquent les
maladies, ils le font d'abord en modifiant une sécrétion, en l'exaltant, en la diminuant ou en la
supprimant tout-à-fait. Les organes des sens eux-
mêmes, indépendamment de la fonction de relation qu'ils exercent, sont aussi des organes sécréteurs; et probablement que leurs fonctions
sécrétoires sont destinées à produire l'électricité
nécessaire pour faire naître la sensation et la conduire au cerveau. Le tact est confié à la peau ; le
goût à la muqueuse buccale, qui, en sécrétant du
mucus, est encore en rapport direct avec les glandes salivaires ; l'odorat appartient à la muqueuse
nasale, la vue à l'œil, qui, outre la sécrétion de
la conjonctive, des glandes de Méïbomius et des
lacrymales, produit aussi l'humeur aqueuse et l'humeur vitrée; enfin l'ouïe appartient à un organe
qui sécrète le cérumem des oreilles, la lymphe
de Cotugno et le mucus de la trompe d'Eustache.
Ainsi les causes des maladies provenant de sensa-

tions externes trop vives agissent aussi d'abord immédiatement sur des organes sécréteurs; ils peuvent
ensuite réagir sur d'autres d'une manière médiate;
c'est ainsi que certains bruits ont une influence
sur la peau et occasionnent la chair de poule;
qu'une lumière subite et trop vive excite la muqueuse nasale et fait éternuer; que la vue et l'o-
deur de certains mets provoquent la salivation,
excitent l'appétit; que certaines odeurs font couler
les larmes, etc., etc.

Les causes purement internes produisent aussi
d'abord leur effet sur des organes sécréteurs, et ce
n'est qu'en agissant sur eux qu'elles peuvent exercer une influence quelconque sur le système nerveux, en modifiant la quantité relative des deux
fluides électriques qui y circulent: car encore une
fois, les nerfs eux-mêmes ne peuvent être que des
organes passifs, quoiqu'on ait eu de leur rôle une
idée bien différente; ainsi la colère ne peut agir
sur le corps qu'en excitant à la fois les sécrétions
acides et les sécrétions alcalines, et en versant par
conséquent simultanément, dans l'économie, des
quantités relatives d'électricité positive et négative
qui augmentent momentanément les forces d'une
façon prodigieuse. On sait que dans cette passion
terrible, l'œil s'humecte et devient brillant; la salive est surabondante, écumeuse, elle est lancée au
milieu des éclats d'une voix retentissante; la respiration est forte, énergique; la poitrine se développe
largement et avec précipitation: ce qui doit dégager
beaucoup d'électricité positive; la sécrétion de la
bile est également augmentée; la transpiration se

fait avec plus d'abondance, comme nous l'apprend Sanctorius; le cœur, excité par tous ces producteurs d'électricite, s'agite, précipite ses mouvemens et bondit pour leur fournir du sang en suffisance ; d'un autre côté, tous les muscles du corps entrent en contraction violente; des idées exagérées s'expriment rapidement pour consommer, à mesure de sa formation, la surabondance des fluides électriques. Cette excitation momentanée de tous les actes de la vie peut amener dans l'économie le trouble le plus grave, soit dans le moment de l'exaltation, soit à la suite du collapsus qui vient après elle; mais on voit que la cause agit toujours et primitivement sur des organes sécréteurs.

La joie aussi et le plaisir augmentent la transpiration insensible ; la crainte et les passions tristes la diminuent en excitant le système positif : ainsi, dans le chagrin, les larmes coulent en abondance ; la respiration incomplète nécessite souvent des soupirs, ou bien elle est saccadée par des sanglots; dans la crainte, les sécrétions alvines sont augmentées. La simple contention d'esprit, l'étude, la méditation nuisent à la transpiration et même refroidissent la peau ; aussi, comme Sydenham nous l'apprend, ces causes amènent la goutte à leur suite. Sanctorius d'ailleurs a démontré l'influence que la sécrétion de la peau subit dans les principales affections de l'ame; contentons-nous de citer les deux premiers aphorismes de la VIIe section de sa Médecine statique:

Inter affectus animi, ira et pericharia corpora efficiunt leviora: timor et mestitia graviora : cæteri vero affectus ut his participantes operantur.

*Mœrore et timore perspirat levius : ponderiosus
vero relinquitur lætitia et ira utrumque.*

Ainsi, quelles que soient les causes de nos maladies, qu'elles viennent de l'extérieur, qu'elles viennent de l'intérieur, elles agissent toujours d'abord
sur des organes de sécrétion, et en modifiant l'action de ces organes, elles font varier les proportions
relatives des deux électricités, et par suite quelquefois elles altèrent la composition des liquides sécrétés ; mais pour bien comprendre la manière dont
elles agissent, voyons comment les choses se passent. Les causes des maladies peuvent s'exercer sur
les organes sécréteurs d'une manière brusque, rapide, ou par une action prolongée plus ou moins
long-temps : dans le premier cas, le mal peut se
développer d'abord sur l'organe sécréteur lui-même,
ou il peut se propager au loin ; cherchons par quelques exemples à comprendre ces effets. Que la peau
soit exposée en tout ou en partie à l'action directe
des rayons solaires, son électricité négative est
augmentée ; le sang y abonde en quantité plus
grande, la nutrition et la sécrétion s'y exécutent
avec plus d'énergie ; si l'action de la chaleur et de la
lumière dure assez long-temps, le surcroît d'activité
de la peau peut se soutenir par lui-même, et il en
résulte une inflammation locale, une espèce d'érysipèle connu vulgairement sous le nom de coup
de soleil. Si la cause agit d'une manière continue
et sur une surface étendue, à la douleur locale se
joignent bientôt les syptômes généraux qui peuvent
même exister seuls : il se forme dans la peau une
quantité d'électricité négative plus grande que de

coutume; cette électricité ne pouvant plus être saturée par le fluide positif, elle s'accumule; il y a tension générale dans tout le système négatif et disposition par conséquent à l'inflammation des organes acides. La muqueuse gastrique et intestinale a surtout de la tendance à s'affecter dans cette circonstance. Le cerveau lui-même, où abonde une trop grande quantité de fluide négatif, peut s'entreprendre et produire dans l'économie les plus graves désordres.

Si au lieu de la lumière et de la chaleur que le soleil verse sur la peau, dans le cas que nous venons de citer, nous supposons que ce soit le froid qui agisse sur cette membrane, il en résulte un effet tout-à-fait différent. L'électricité négative est bien augmentée momentanément, mais la peau condensée par le froid oppose un obstacle plus ou moins énergique à l'abord du sang qui vient traverser ses nombreux vaisseaux capillaires et imbiber son tissu. L'action chimique dès lors ne peut entretenir l'action électrique; la peau reste pâle et froide, et la transpiration ne se fait qu'en petite quantité ; l'activité des organes urinaires augmente; mais elle est loin de pouvoir suppléer à l'affaiblissement de l'action cutanée; il ne se forme donc plus dans l'économie autant d'électricité négative qu'il en faut pour compenser l'électricité positive qui s'y développe. Il résulte de là une tension, d'autant plus grande, dans le système positif que le poumon lui-même agit avec plus d'énergie, comme le prouvent les expériences de Lavoisier et de Séguin que nous avons rapportées plus hau

C'est donc le système alcalin qui a de la tendance à s'entreprendre : aussi voyons-nous résulter de cette cause des coryzas, des esquinancies, des catarrhes bronchiques, des pleurésies, des péritonites, des affections arthritiques, etc.

Si les causes de maladies, agissant sur les organes sécréteurs, comme nous l'avons prouvé, ont une action lente et prolongée long-temps, alors les phénomènes qui en résultent se compliquent davantage. D'abord la tension électrique de l'un ou de l'autre système, s'établissant d'une manière plus lente, peut arriver à un plus haut degré et produire ensuite de plus graves désordres qui varieront suivant des circonstances anatomiques que nous devons apprécier; mais de la cause long-temps prolongée sur les organes sécrétoires, il peut également résulter des faits fort importans. S'il y a augmentation dans les sécrétions acides ou diminution dans les sécrétions alcalines, le sang sera altéré dans sa composition, les alcalis y deviendront prédominans; il sera plus fluide que dans l'état ordinaire; si, au contraire, les sécrétions alcalines sont augmentées ou les sécrétions acides diminuées, alors le phénomène opposé aura lieu, et nous aurons un sang plastique épais où les acides se trouveront en trop grande quantité. Ces altérations du sang, lentement amenées et accompagnées d'une tension électrique permanente dans l'un ou l'autre système, sont la cause, encore bien peu connue, d'une foule de maladies chroniques et même de maladies aiguës.

Il peut se faire que la modification d'une sécrétion, quelque prolongée qu'elle soit, ne puisse pas produire une altération du sang, parce qu'il y a quelque compensation dans un autre organe, ou parce que de temps en temps une réaction modifie ou annule l'effet de la cause morbifique : il résulte de là une production inégale d'électricité dans le corps humain, un défaut d'équilibre, un trouble qui est sans doute la cause de bien des affections nerveuses.

Si l'altération des sécrétions, en changeant les proportions de l'électricité et en modifiant la composition des humeurs, développe et entretient les mouvemens morbides, c'est aussi l'action des organes sécréteurs qui ramène l'équilibre dans l'organisation et le calme de la santé. Depuis Hippocrate jusqu'à nos jours, tous les médecins ont été frappés de ce grand phénomène pathologique auquel ils ont donné le nom de crise ; tout en voyant son importance, ils ne comprenaient ni son mécanisme ni ses effets ; ils l'ont attribué à une foule de causes imaginaires que je ne veux point énumérer ici : c'était tantôt une intervention des esprits animaux, tantôt une prétendue coction des humeurs, tantôt la réaction d'un principe intelligent caché au sein de l'économie, l'effort médicateur de la nature ; c'était une foule de choses qu'inventaient les hommes à imagination et sur lesquelles les pédans venaient gravement, lourdement et ennuyeusement disserter. En parlant des phénomènes qui produisent la guérison de la goutte, j'ai fait voir l'admirable mécanisme par lequel ces crises s'opèrent ; je ne puis rien ajouter ici à ce que j'ai dit alors, parce que les différentes maladies sont bien loin d'être assez connues pour qu'on puisse apprécier l'altération des humeurs qui les détermine et les modifications électriques qui en sont la cause. D'ailleurs nous n'avons presque point d'analyse des humeurs critiques, on n'a pas fait la moindre attention à l'état des organes qui les rendent. Je dois me borner à dire qu'aucune maladie ne peut se terminer sans que des organes sécréteurs n'éprouvent une modification qui ramène l'économie à son état normal; mais cette modification ne doit pas nécessairement amener une évacuation à sa suite ; elle peut produire, au contraire, un effet opposé et causer une diminution dans la quantité des évacuations, soit acides, soit alcalines: ainsi la constipation peut être une crise tout comme la diarrhée; cette modification peut aussi s'exercer sur la composition des humeurs sécrétées : nous avons justement un exemple de ces différens phénomènes critiques dans la crise si remarquable de la goutte.

Si la modification des sécrétions détermine d'abord les maladies et ensuite amène leur guérison, c'est elle aussi qui seule peut déterminer la mort : car elle seule peut altérer le sang et rompre l'équilibre dans l'action nerveuse. Il est fâcheux que Bichat, qui s'est occupé, avec tant de succès et de gloire, de la mort du poumon, du cœur et du cerveau, ne se soit pas aperçu que la mort de ces organes, ou du moins des deux derniers, ne peut jamais être que secondaire. Ils ne meurent en effet que quand les sécrétions troublées ne leur envoient plus l'électricité dont ils ne peuvent se

passer; s'il avait aperçu cette vérité, il l'aurait fé-
condée de son génie investigateur; il aurait fait
voir que l'individu meurt surtout à la suite de la
mort ou du moins de la diminution d'action des
intestins, du foie, des reins, du poumon et principalement de la peau, qui, de tous nos organes, est
celui qui est le plus exposé, celui qu'on soigne le
moins, et celui que les médecins ont le plus négligé, quoiqu'il soit plus facile à médicamenter et
à surveiller que les autres. Ce savant illustre nous
aurait fait voir ensuite comment la mort ou l'affaiblissement des organes sécréteurs réagit sur le
cœur, le cerveau et le poumon, pour produire ensuite la mort générale. Cependant, hâtons-nous de
le dire, ce n'est pas toujours par leur affaiblissement que les sécréteurs réagissent sur les centres
de la vie, pour en arrêter l'action; il est évident que,
dans beaucoup de cas, c'est le contraire qui a lieu,
et que c'est l'activité insolite des organes sécréteurs
qui, réagissant par l'excès de l'électricité qu'ils développent et par l'altération du sang, arrêtent les
mouvemens vitaux.

Ces recherches prouvent que les sécrétions ont,
dans l'économie animale, une importance plus
grande que celle qu'on leur avait accordée jusqu'à ce jour. On attribuait à ces fonctions un rôle
fort peu relevé; on regardait les organes sécréteurs
comme les égouts de l'organisation; on ne les
croyait bons qu'à éliminer les élémens devenus
nuisibles, par leur emploi, à repousser, comme on
le disait et comme on le dit encore, les matériaux
usés par la vie. Mais qu'est-ce donc que ces ma-

tériaux? comment la vie les a-t-elle usés? Nous avons encore évidemment là une de ces belles phrases qui tombent sonores de la chaire des professeurs, mais qui n'ont point de sens déterminé, et qui ne servent qu'à couvrir un des énormes vides dont la science médicale est criblée partout. Pourquoi, dans les sécrétions récrémentitielles, la vie vient-elle reprendre les matériaux qu'elle a non seulement usés, mais rejetés? et pourquoi les matériaux des sécrétions seraient-ils usés? Est-ce que les phosphates, les sulfates, les carbonates qui se trouvent dans tant de liqueurs excrémentitielles sont plus usés que celles de ces substances salines qui restent dans l'organisation? Pourquoi la soude, qui existe dans le mucus des fosses nasales, dans les larmes, dans la bile; pourquoi l'acide chlorhydrique du suc gastrique le seraient-ils? Et comment le chlorure de sodium qu'on rencontre dans toutes nos liqueurs, comme dans tous nos excrémens, serait-il plus usé que celui qui fait partie des substances alimentaires que nous consommons? enfin comment toutes ces matières s'usent-elles?

Il est évident que cette théorie qui assigne aux organes sécréteurs la tâche d'éliminer les matériaux usés par la vie est une des niaiseries nombreuses avec lesquelles les habiles en ont imposé à la multitude. Les sécrétions sont des fonctions qui ont un tout autre but et une toute autre importance. Retirant des élémens salins du sang, d'un côté des liqueurs acides, et de l'autre des liqueurs alcalines, elles ne peuvent pas en même temps ne

point dégager des quantités considérables d'électricité positive et négative qu'elles lancent au
sein de l'organisation pour en faire mouvoir les
nombreux rouages : aussi trouvons-nous les sécrétions établies au commencement de l'échelle animale et bien avant l'établissement de la circulation.
Non seulement les insectes ont des organes sécréteurs, mais il y en a évidemment dans les radiaires
mous et même dans les hydres : puisque ces petits
êtres digèrent des animaux plus durs qu'eux, comme
des poissons et des daphnies, il faut bien qu'ils
parviennent à les ramollir par un liquide qu'ils sécrètent, liquide analogue au suc gastrique.

Puisque les causes des maladies, qu'elles viennent de l'intérieur ou de l'extérieur, commencent
d'abord par agir sur les sécrétions et en troublent
l'harmonie, que la maladie persiste tant que le trouble continue, et qu'elle ne peut cesser qu'autant que
les sécrétions sont modifiées de nouveau, c'est vers
ces fonctions importantes que le médecin doit diriger
son attention et ses efforts, pour faire rentrer l'ordre au sein de l'organisation. Au lieu de chercher à
modifier de prétendues propriétés vitales, c'est sur
les organes sécréteurs qu'il faut agir, soit directement, quand nos remèdes peuvent les atteindre,
soit, dans le cas contraire, par l'intermédiaire de
ceux avec lesquels ils sont en rapport; mais d'ailleurs la médecine n'a jamais fait que cela; elle n'a
même jamais pu faire autre chose : seulement elle
le faisait en aveugle, dans l'ignorance où elle était
des grands principes que j'ai exposés; elle le faisait,
en un mot, sans le savoir. Avec des études nou-

velles on arrivera à donner à l'art de guérir l'exactitude et la sûreté des procédés qui distinguent aujourd'hui la chimie et la physique, et qui en font, sous tous les rapports, des sciences si supérieures à la nôtre.

D'après ce que nous avons dit du traitement de la goutte auquel la théorie nous a conduit, et que l'expérience confirme tous les jours, dans ma pratique et dans celle des médecins qui ont déjà adopté ma doctrine, on peut voir d'une manière générale ce qu'il conviendra de faire pour agir avec méthode dans le traitement des différentes maladies. Quand une affection dépendra de l'augmentation d'activité d'un ou de plusieurs organes appartenant au système positif; par exemple, quand les sécrétions y seront plus abondantes, que la tension électrique y sera plus forte, il faudra, comme dans le traitement de la goutte, diminuer autant que possible les sécrétions alcalines pour diminuer aussi le dégagement d'électricité positive, et augmenter au contraire autant qu'on le pourra les sécrétions acides. On remédiera ainsi à l'altération du sang si elle a lieu, et on augmentera le dégagement d'électricité négative qui diminuera directement la tension du fluide de nom contraire existant dans le système opposé. Point de doute à ce sujet : ce précepte est vérifié par le traitement de la goutte. Mais si une maladie dépend d'une diminution d'activité dans le système positif, il faudra tâcher d'exciter un ou plusieurs organes sécréteurs appartenant à ce système, pour y produire une plus grande quantité d'électricité, y déterminer une

tension générale qui excitera les organes languis-
sans : c'est alors sans doute que les purgatifs conviendront, et qu'il faudra provoquer la salivation,
la sécrétion du mucus des fosses nasales, etc. Si
cela ne suffisait pas, il serait probablement convenable de diminuer les sécrétions acides pour produire moins d'électricité négative, ce qui favorise-
rait nécessairement l'accumulation de l'autre électricité; les lotions acidules sur toute la surface de
la peau seraient alors très convenables.

Il peut se passer dans le système négatif des phénomènes analogues à ceux que je viens de supposer, et, sans que j'aie besoin de le dire, on voit déjà
la règle de conduite qu'il conviendra de tenir dans
ce cas. Il ne reste plus qu'à déterminer pour chaque
maladie quel est celui des deux systèmes qui la
produit par son altération, s'il pèche par trop de
langueur ou trop d'activité; mais ce qui reste là est
immense : c'est la plus grande partie de la science
qu'il faut reconstruire.

De ce que j'ai dit, il découle aussi un fait qui
doit expliquer une des incertitudes de la science
et mettre fin aux longs débats qui en ont été la
suite. Depuis bien long-temps, les médecins discutent pour savoir si, dans les inflammations, il faut
administrer des débilitans ou des stimulans, des
rafraîchissans ou des échauffans. Cette question
s'est présentée sous mille formes différentes, dans
les fastes de la science; mais au fond elle était toujours la même, déguisée seulement par un nouveau
langage. Dans tous les siècles, les deux méthodes de
traitement ont tour à tour prévalu; les partisans

de chacune d'elles ont compté leurs succès avec soin, les ont vantés avec éclat, en les attribuant à la bonté de leurs doctrines; ils ont caché avec non moins de soin leurs revers, et les ont rejetés sur la gravité du mal; mais quoiqu'il y eût de part et d'autres des défaites à déplorer, dans les deux camps on chantait le *Te Deum* pour s'encourager au combat. Cette guerre a duré jusqu'à nous; chaque parti a toujours son armée et publie ses bulletins. Il est cependant de toute évidence que cette longue querelle devrait être terminée depuis longtemps, si l'un des partis avait complétement raison et l'autre complétement tort; mais il n'en est pas ainsi. Ce grand débat tient à ce qu'on n'a pas su qu'il y a dans le corps deux systèmes d'organes différens, l'un positif et l'autre négatif. Quand on avait affaire à l'inflammation d'un organe appartenant au premier de ces systèmes, qu'on donnait des sudorifiques, des anti-spasmodiques, des remèdes dits échauffans, on excitait la peau, on provoquait une sécrétion acide, on guérissait le malade, et les partisans des remèdes stimulans triomphaient. Mais aussi quand ils voulaient appliquer la même méthode de traitement à l'inflammation d'un organe négatif, ils étaient battus à leur tour, et leurs adversaires entonnaient leurs chants de victoire. Hélas! ces chants se sont mêlés bien des fois à des pleurs, à des sanglots, à des cris funèbres qui suivaient, aux funérailles, les victimes des deux doctrines rivales!

On sent bien qu'en m'appuyant sur les faits divers que j'ai exposés dans cet ouvrage, et qu'en m'abandonnant aux suppositions, il me serait facile de donner un système complet de médecine ; mais je ne le veux pas ; je ne suis pas homme à présenter, pour me faire un nom et une réputation éphémère, des erreurs nouvelles qui remplaceraient pendant quelque temps les anciennes erreurs, et personne ne sent mieux que moi combien mes efforts seraient insuffisans aujourd'hui pour embrasser convenablement toutes les généralités de la science et pour élever un édifice durable. Mais si l'on juge mes travaux dignes d'être continués, il faudra, je le déclare encore, bien des hommes, bien des générations et bien des siècles peut-être pour débrouiller complétement le chaos où tant de génies se sont égarés ; mais déjà on pourra tirer de mon travail une foule d'applications nouvelles qui tous les jours deviendront plus nombreuses. Connaissant une grande partie du système positif et négatif, quand on saura exactement comment tous les organes de ces systèmes sont affectés, on pourra appliquer les remèdes sur des surfaces positives ou négatives, soit pour en augmenter, soit pour en diminuer l'action.

Indépendamment des vérités nouvelles que j'ai apportées, c'est rendre un grand service à la science et à l'humanité que de détruire des erreurs qui peuvent être dangereuses , et que d'ébranler une confiance qui n'est pas méritée. Le peu que j'ai dit, le peu que j'ai vu, suffira pour faire comprendre combien jusqu'à présent la médecine a été inintelligente, et, j'ose le dire dans ma conscience d'honnête homme, combien elle a été audacieuse et même coupable dans l'emploi de ses procédés, qu'elle appliquait en aveugle et souvent avec un fatal entêtement. Sans rien voir, sans rien comprendre au mécanisme des maladies, elle a inventé, chaque siècle, quatre ou cinq systèmes différens, en vertu desquels la même maladie a été médicamentée d'une manière opposée. Au milieu de ce gâchis scientifique, des médecins prétendus éclectiques, s'attribuant, dans leur orgueil, un tact supérieur, confondaient tout, mélangeaient tout, et prétendaient savoir choisir ce qu'il y a de bon dans des doctrines où réellement il n'y avait que du mauvais. On a purgé, on a saigné, on a prodigué tour à tour le quinquina, l'opium, les bains, les exutoires, les diurétiques, les sudorifiques, la chaleur et la glace, exactement sans savoir ce que l'on faisait et pourquoi on le faisait.

Si l'on veut avoir une idée de la légèreté et de la présomption avec laquelle les médecins établissent leurs théories et prennent les rêves de leur imagination pour les décrets de la nature, que l'on se rappelle ce qui s'est passé il y a quelques années à Paris, quand le choléra est venu exercer ses ravages au sein de cette vaste capitale. Ce fléau cruel avait été observé dans l'Inde, pendant une longue suite d'années, par les plus habiles médecins de l'Angleterre, sans qu'on pût découvrir sa nature, ni les moyens de la combattre d'une manière efficace. Eh bien! à peine était-il arrivé au milieu de nous que chaque professeur, que chaque médecin en renom, prétendait avoir découvert la nature secrète de ce mal et des moyens presque infaillibles de le conjurer. Mais ces prétendues découvertes faites à la hâte, annoncées avec emphase, appliquées avec une imperturbable assurance, ou, pour parler net, avec une coupable témérité, n'avaient aucune analogie entre elles, ou plutôt elles étaient tout à-fait contradictoires : elles n'avaient de commun que la jactance de leurs auteurs et que l'affectation avec laquelle ils parlaient de leurs succès particuliers, tandis qu'ils comptaient autant de revers que leurs rivaux. L'un prétendait guérir le choléra au moyen du punch ou par l'injection dans les veines d'une drogue qu'il osait appeler du sérum; un autre soutenait que les purgatifs étaient les seuls remèdes efficaces; plusieurs se disaient parfaitement sûrs de guérir les cholériques en les bourrant de quinquina, d'oxide de bismuth, de charbon, et même en les frottant avec de la glace; il en est qui adoptaient alternativement tous ces moyens et qui croyaient faire beaucoup mieux que les autres.

Une chose des plus curieuses et en même temps des plus déplorables que j'aie vues de ma vie, c'est la discussion d'une instruction que le ministre de la guerre avait demandée à l'Académie de médecine, pour régler l'hygiène des troupes de la garnison de Paris, et pour les mettre autant que possible à l'abri du fléau. L'un voulait qu'on fît camper les soldats; un autre qu'on les enfermât dans des chambres chaudes; là, on leur prescrivait une nourriture exclusivement végétale; un peu plus loin on prétendait au contraire qu'il ne fallait leur donner que de la viande; un orateur se levait pour demander qu'on saignât la garnison en masse; un de ses confrères pour qu'on la purgeât. Enfin, pendant toute la séance, les avis les plus opposés furent successivement émis, et c'est à travers ce conflit d'opinions que l'instruction fut rédigée.

Malheureusement cette dissidence n'existe pas seulement sur le choléra, on la retrouve sur presque tous les points de la médecine. Je le demande à tous les hommes de bonne foi, si l'hydrographie et l'astronomie ne donnaient que de semblables instructions, serait-il possible de naviguer? S'il y avait entre les physiciens et les chimistes de pareilles divergences d'opinions, non seulement sur les détails de leur science, mais même sur son ensemble et sur ses points fondamentaux, oserait-on dire qu'il y a une physique et une chimie? Ayons donc le courage de l'avouer, il n'y a point encore de médecine; mais avec du zèle, du courage, de la persévérance, on peut en avoir une rationnelle et sûre, qui ne variera plus suivant chaque siècle, suivant chaque professeur, et même suivant chaque praticien; elle sera toujours et partout la même; ses procédés seront invariables.

Que ceux qui se sentent du courage et de l'énergie, qui aiment la science et l'humanité pour elles-mêmes se mettent donc à l'œuvre; mais qu'ils évitent de faire ce que nos devanciers ont toujours fait et ce qui les a égarés toujours: qu'ils n'aient point la manie de créer un système général de médecine. Avant de construire un édifice, il faut d'abord en apporter les matériaux, et il faudra bien long-temps pour amasser tous ceux qui sont nécessaires; il faudra premièrement connaître parfaitement toutes les fonctions du corps humain, et nous ne

connaissons pas encore parfaitement celles de la
peau elle-même, qui, de tous les organes, est le plus
important et le plus facile à étudier; il faudra étudier ensuite les modifications que chacune des fonctions éprouve dans chaque maladie et même dans
chacune de ses phases, et quels sont ensuite les résultats de ces modifications; enfin il faudra connaître aussi comment les remèdes agissent et quelle
est leur action intime sur l'économie.

Mais je dois recommander surtout aux jeunes
médecins qui s'élanceront dans cette nouvelle carrière de se pénétrer d'une grande vérité : c'est
que la matière, pour être organisée, n'a pas cessé
d'être de la matière et d'être soumise aux lois qui
la régissent. C'est pour avoir ignoré ce fait, c'est
pour avoir trouvé plus commode d'imaginer les
causes de la vie que de les étudier avec les soins
convenables qu'on a jeté la médecine dans ces longues et déplorables vacillations qui l'ont agitée constamment sans la faire avancer : il faut, disons-le
tout net, étudier la vie au moyen de la chimie et de
la physique. On l'a tenté déjà à plusieurs reprises,
dans les siècles précédens; mais on l'a tenté sans
succès, parce que ces deux sciences accessoires
n'étaient point encore assez avancées.

Et d'ailleurs quoique les anciennes théories physiques ou chimiques n'aient pas été satisfaisantes,
néanmoins elles ont donné lieu à une pratique
plus heureuse, sans contredit, que celle des médecins de nos jours. Malgré sa doctrine erronée des
fermens , Silvius del Boë et les médecins de son
école ont obtenu des succès dont la science a con-

servé le souvenir ; et comme je l'ai dit, les ouvrages de ces médecins, et surtout les recettes qu'ils nous ont laissées, prouvent qu'ils sentaient toute l'importance de la transpiration. Depuis que la physique et la chimie sont plus avancées, on a compris de nouveau l'utilité de leur application à la médecine. Beaucoup de phénomènes expliqués par les prétendues propriétés vitales, le sont aujourd'hui par les lois qui régissent la matière inorganique. A la tête des savans qui ont le plus contribué à cette heureuse révolution, nous devons citer, après Galvani, les professeurs Lamarck et Fourcroy.

Ne voyons-nous pas partout les lois qui régissent la matière régir aussi les actes les plus importans de la vie ? Le sang circule, dans les nombreux vaisseaux qui lui sont affectés, en vertu des lois de l'hydraulique ; et si ces lois sont modifiées dans le système capillaire, elles le sont par l'électricité des tissus que ce système traverse, et là nous retrouvons encore les lois de la physique. N'est-ce pas aussi en vertu de ces mêmes lois que l'air, à chaque inspiration, se précipite dans la poitrine et qu'à chaque expiration il en est expulsé ? Les rayons lumineux sont-ils réfractés dans l'œil sous des angles différens que ceux qui sont calculés par la dioptrique ? Nos os n'agissent-ils pas exactement comme le veut la théorie des leviers ? Sans doute que la vie présente des phénomènes que nous ne saurions expliquer dans l'état où sont actuellement les sciences naturelles ; mais là où nous manquent les connaissances positives, nous devons nous ar-

rêter et attendre avec une patience investigatrice
que les explications nous viennent de travaux ul-
térieurs : cela vaut cent fois mieux, cela est infiniment plus philosophique que d'imaginer les pué-
riles explications dont la médecine est surchargée :
explications qui évidemment ne signifient rien.
Quand nous voyons les muscles se contracter, don-
nons-nous la raison de ce phénomène en disant qu'il
a lieu parce que les muscles sont doués de la contractilité? Est-ce expliquer la transmission de la sensation par les nerfs que de dire que ces organes
sont doués de la sensibilité? Reculons-nous les
bornes de la science en disant, d'une manière générale, que nos tissus vivent parce qu'ils sont
doués de la vitalité? Évidemment non. Il vaut
mieux se taire que de donner de si ridicules explications, et de les donner encore comme ce que
la médecine a de plus relevé, comme la philosophie de la science. Certes, si nous demandions à
la physique pourquoi les liquides s'écoulent vers
les parties déclives, et qu'elle nous répondît : C'est
parce qu'ils ont en eux une propriété d'écoulement, nous trouverions l'explication aussi misérable qu'elle est inutile. A quoi nous servirait-il
qu'elle nous apprît que les corps plongés dans
un milieu plus dense qu'eux tendent à s'élever
vers la surface parce qu'ils sont doués d'une propriété d'ascension ; que certains nuages nous envoient la foudre parce qu'ils ont une propriété
foudroyante? Il est évident que cela ne nous ser-
virait à rien et que nous refuserions le titre de
science à celle qui n'aurait à nous offrir que de

si absurdes et de si pédantesques explications. Je le demande à tout esprit juste et non prévenu, la contractilité, la sensibilité, la tonicité, la force d'assimilation et toutes les propriétés vitales inventées par les auteurs pour nous expliquer, chacun à sa manière, les mystères de la vie, nous apprennent-elles davantage ? nous expliquent-elles quelque chose ? A la vérité, on m'objectera que depuis les philosophes de l'ancienne Grèce jusqu'à Haller, Blumenbach, Lamarck, Bichat et même jusqu'à nos jours, les plus savans médecins, les plus grands génies ont admis l'existence des propriétés vitales, ont expliqué par elles les mystères de l'organisation ; que Haller, le grand Haller lui-même a écrit d'immenses volumes sur ce sujet : c'est vrai !.... En présence d'une pareille objection, on ne sait que répondre ; il faut gémir, se taire, ou se sentir assez de courage et d'énergie pour combattre les erreurs que le génie a mises au monde, que le temps a consacrées et que l'assentiment général a presque rendues respectables.

FIN.

TABLE DES MATIÈRES.

FIN DE LA TABLE.

Catalogue.

LIVRES DE FONDS.

Nota. Les articles qui sont à la suite de chaque ouvrage ont été pris dans divers Journaux de médecine où ces ouvrages ont été analysés.

ALIBERT (le Baron), chevalier de plusieurs Ordres, professeur de matière médicale et de thérapeutique à la Faculté de médecine de Paris, médecin en chef de l'hôpital Saint - Louis.— PHYSIOLOGIE DES PASSIONS, ou nouvelle doctrine des sentimens moraux, 2 vol. in-8. 3ᵉ édit. augmentée de deux chapitres sur les PASSIONS, l'AMOUR et la JALOUSIE. Paris, 1837, Ornée de 17 belles gravures.   16 fr.

La plupart des philosophes modernes appliquant aux sciences morales l'esprit de système qu'on admire avec raison dans les sciences exactes, ont cherché à établir sur un fait unique tous les phénomènes du cœur humain. C'est ainsi que La Rochefoucault croyait trouver dans l'amour-propre, le principe de toutes nos actions; Hobbes et Helvétius le plaçaient dans l'intérêt personnel, le docteur Hutcheson, à l'exemple des platoniciens, explique tout par la bienveillance, Adam Smith attribue tout à la sympathie.

L'auteur de la Physiologie des passions a reconnu, dans l'économie animale, quatre instincts primitifs ou lois fondamentales qui régissent tous les corps vivans, et dont il fait découler toutes les passions, ou si l'on veut tous les états de l'ame affectée; ces quatre instincts sont: *l'instinct de conservation, l'instinct d'imitation, l'instinct de relation, et l'instinct de reproduction.*

Ainsi l'ouvrage est divisé en quatre sections, dont les deux premières forment le premier volume, et les deux autres le second.

Première section. L'instinct de conservation est sans contredit le premier dont la nature ait gratifié l'homme, et tous les êtres qui partagent avec lui le bienfait de la vie; il prédomine chez l'enfant qui se porte par un mouvement naturel, vers le sein de sa nourrice; il se manifeste chez le sauvage, dont l'industrie étonne souvent l'homme civilisé; il se montre chez les animaux, et quelquefois avec une supériorité capable d'humilier notre superbe raison; il se fait admirer jusques dans les plantes, dont plusieurs donnent des signes frappans de prévoyance et de sensibilité. C'est donc une loi générale de la nature, et une loi immuable qu'atteste de mille manières le spectacle de l'univers.

L'auteur fai voir quelles passions naissent de cet instinct de conservation, il en trace le caractère et les effets avec une habileté remarquable ; l'égoisme, l'avarice, l'orgueil, sont considérés sous un rapport nouveau ; le courage est présenté comme le plus noble produit de cet instinct, soit qu'il enflamme l'ardeur guerrière, ou qu'il inspire le zèle religieux, soit qu'il soutienne le zèle du magistrat dans ses devoirs , ou le philosophe dans sa résignation.

Le charme des récits vient quelquefois se mêler à des observations pleines d'intérêt, les anime, et les met en quelque sorte en action. Ici, par exemple, on trouve, l'histoire de *ce pauvre Pierre*, que la nature seule avait fait éloquent et philosophe, et qui, dans l'asile du malheur, prêchait à ses compagnons la résignation et le stoïcisme, avec un succès dont les témoins étaient émerveillés, et dont la célébrité, franchissant cette triste enceinte, s'est répandue jusques dans les brillans salons de la capitale.

L'auteur de la Physiologie des passions s'est livré assez fréquemment à l'attrait des épisodes ; mais il en a varié les formes ; et les a toujours parfaitement adaptés au sujet. C'est ainsi que dans cette première partie, un excellent article sur l'intempérance considérée dans ses divers rapports avec l'instinct de conservation, est encore développé et embelli par un dialogue entre Epicure et Pythagore, où les doctrines de ces deux philosophes sont tres-bien exposées ; cette manière empruntée aux sages de l'antiquité qui conversaient avec leurs disciples, est peut-être la plus ingénieuse et la plus utile pour répandre l'instruction.

Deuxième section. Après avoir prouvé que l'instinct d'imitation est une loi primordiale du système sensible, qu'elle influe sur l'économie et le perfectionnement des corps vivans, que tous les êtres y sont soumis, qu'elle est inhérente à leur organisation, l'auteur nous fait connaître les merveilleux phénomènes de cette loi d'imitation, chez les individus, chez les peuples et dans le monde entier qui ne paraît à ses yeux qu'un grand et magnifique spectacle d'imitation mutuelle.

Cette faculté se développe chez l'homme avec tant de facilité et de promptitude, elle dirige si habituellement ses actions morales et intellectuelles, que quelques métaphysiciens l'ont regardée comme un véritable sens moral.

C'est d'elle que sont nées l'émulation, si utile aux progrès de l'esprit humain, à la gloire des nations, au perfectionnement de l'ordre social : l'ambition qui produit les évènemens les plus glorieux, et les plus épouvantables catastrophes ; l'envie qui s'afflige de tous les biens et se réjouit de tous les maux, passion également funeste à ceux qui l'éprouvent, et à ceux qui en sont l'objet.

Les tableaux que présente cette seconde section sont animés par deux épisodes, dont l'un a pour titre la *Servante romaine*, et l'autre le *Nouveau Diogène*, ou le *Fou ambitieux*.

Troisième section. L'instinct de relation est cette loi qui détermine les hommes à se réunir en société ; elle est dans la nature qui nous a faits sociables, parce qu'elle nous a faits faibles et dépendans ; notre bonheur est donc attaché à ce penchant qui nous fait mettre en commun nos besoins, nos moyens, nos affections, lie notre intérêt à l'intérêt général, et dispose nos cœurs à l'humanité. On a dit avec raison que le méchant seul pouvait s'éloigner de la société : cependant cette aversion se manifeste quelquefois dans des cœurs vertueux ; alors il faut la considérer comme une maladie.

L'instinct de relation produit sans doute des passions haineuses, le mépris, la vengeance, l'amour de la guerre si féconde en malheurs ; mais par une compensation bien avantageuse, nous lui devons aussi la bienveillance, l'estime, l'amitié, l'admiration, la pitié ; en traitant de cette dernière affection qui honore la grandeur, adoucit toutes les infortunes, se mêle à nos plaisirs, et s'associe aux bienfaits de la religion, notre auteur amène un épisode fort intéressant : c'est le tableau touchant et animé de la peste qui désola Viile-Franche de l'Aveyron, en 1628 ; il nous montre la pitié opérant plus de prodiges que tous les secours de l'art ; il consacre à la publique admiration, la conduite héroïque de son illustre compatriote le magistrat l'omairols.

Quatrième et dernière section. L'instinct de reproduction est relatif à la conservation de notre espèce : c'est encore une loi primordiale du système sensible ; le développement de cette loi conduit l'auteur à de hautes considérations sur les moyens employés par la nature pour assurer la perpétuité de ces œuvres, sur l'étonnante variété de ses modes de reproduction, et sur les mystères que sa sagesse interdit à notre pénétration. Car ce sujet ne présente que des faits épars, et désespère souvent notre téméraire curiosité.

Le but moral de cet ouvrage, sur lequel tout est dirigé dans les différentes parties qui le composent, a inspiré une foule de détails précieux, peu susceptibles d'analyse, et qu'on trouvera avec plaisir dans les chapitres sur l'amour conjugal, l'amour maternel, l'amour paternel, l'amour filial, dont les titres annoncent assez l'importance.

On lira surtout avec le plus grand intérêt l'épisode philosophique qui termine si agréablement l'ouvrage ; c'est le banquet de Plutarque avec sa famille ; le tableau des mœurs domestiques est peint ici avec tout le charme de son antique simplicité.

ALIBERT (le Baron), professeur de matière médicale , etc. — PRECIS sur les EAUX MINERALES de FRANCE les plus usitées. 1 fort vol. in-8, Paris, 1826.   8 fr.

BARRAS, docteur en médecine de la Faculté de Paris, médecin des prisons. — TRAITÉ SUR LES GASTRALGIES ET LES ENTERALGIES, ou maladies nerveuses de l'estomac et des intestins. 3ᵉ édit. revue, corrigée et considérablement augmentée. Paris, 1829. 1 vol. in 8.   7 f. 50 c.

BAUTIER. — TABLEAU ANALYTIQUE DE LA FLORE PARISIENNE, d'après la méthode adoptée dans la Flore française de MM. de LAMARCK et DE CANDOLLE, etc. 3ᵉ édition, corrigée et augmentée Paris, 1836. in-18 br.   3 f.

BECLARD, professeur d'anatomie à la Faculté de médecine de Paris, chirurgien en chef de l'hôpital de la Pitié , membre titulaire de l'académie royale de médecine, etc.—ELEMENS d'A-NATOMIE GENERALE ou description de tous les genres d'organes qui composent le corps humain. 2ᵉ édit. augmentée d'un portrait d'une parfaite ressemblance et d'une notice bibliographique sur l'auteur; par M. Ollivier d'Angers, docteur en médecine. 1 vol. in-8 de près de 700 pages. Paris, 1826.   9 f.

M. le professeur Béclard, livré depuis une dizaine d'années à l'enseignement de l'anatomie; et chargé de professer cette partie de la science médicale auprès de la Faculté de médecine de Paris, en publiant la première partie de l'anatomie de l'homme, nous fait regretter vivement qu'une mort prématurée soit venue l'enlever à la science et à ses amis, en les privant des autres parties qu'il se proposait de publier successivement sur ce sujet.

Reconnaissant envers Bichat, son maître et son prédécesseur, il commença par nous donner une nouvelle édition de son Anatomie générale avec des additions, et, guidé par une expérience plus éclairée, cet illustre professeur fit paraître son Traité d'Anatomie générale, dont la dédicace est consacrée entièrement à perpétuer la mémoire de celui qui a paru comme un éclair avec l'empreinte du génie.

BÉCLARD. (Portrait sur grand papier.)   2 fr.

BÉCLARD. Son portrait, avec la notice historique, par M. le docteur Ollivier d'Angers, in-8.   1 fr. 75

BICHAT. — RECHERCHES PHYSIOLOGIQUES SUR LA VIE ET LA MORT; 5ᵉ édition, augmentée de notes par M. Magendie, membre de l'Institut et de l'Académie royale de médecine. Paris, 1830. in-8. br.   6.50 c.

M. le docteur Magendie a rendu un grand service à la science en donnant pour la seconde fois une nouvelle édition de l'ouvrage de Bichat. Aujourd'hui qu'il est devenu classique et que sa réputation ne peut plus croître, il était utile de le mettre à la portée des étudians pour les garantir des écueils dans lesquels l'imagination de l'auteur l'a entraîné, et qui sont d'autant plus à craindre que, pour convaincre, Bichat a déployé tous les prestiges de son style animé.

Tel a été le but des notes jointes à cette édition, que l'on a cherché en outre à mettre au niveau des connaissances actuelles.

BOIVIN (Mad. Vᵉ), anc. élève, ex-surveillante en chef de l'Hospice de la Maternité, gratifiée de la médaille du mérite civil de Prusse.—NOUVEAU TRAITE SUR LES HEMORRAGIES DE L'UTERUS, d'Edouard Rigby et de Stewart-Duncan, avec 124 observations tirées de la pratique des deux auteurs; traduit de l'anglais accompagné de notes. Paris, 1813. 1 v. in-8. br. 6 f. 50 c.

BOUVENOT. — RECHERCHES sur le vomissement. Paris, an X. in-8. 1 vol. br.   2 f.

BOYER (le baron), professeur à la Faculté de médecine de Paris, chirurgien en chef de l'hôpital de la Charité , etc. — TRAITÉ COMPLET D'ANATOMIE DESCRIPTIVE DE TOUTES LES PARTIES DU CORPS HUMAIN ; 4ᵉ édition. Paris , 1815. 4 vol. in-8.   22 f.

BOYER (le baron) — TRAITÉ DES MALADIES CHIRURGI- CALES et des opérations qui leur conviennent ; 4ᵉ édition Paris, 1831, 11 vol. in-8.   60 f.

Les tomes 5 , 6 , 7 , 8 , 9 , 10 et 11 de la 3ᵉ édition se vendent sé- parément 5 f. 50 c. chacun.

TABLE ANALYTIQUE ET RAISONNÉE du Traité des ma- ladies chirurgicales de M. le baron Boyer. Paris , 1828. in-8. br.   3 f. 50 c.

Les personnes qui possèdent l'excellent ouvrage de M. le baron Boyer s'empresseront de se procurer cette table qui en est le complé- ment nécessaire.

BOYER (le baron Ph.) — TRAITÉ PRATIQUE DE LA SYPHI LIS, Paris, 1836. 1 vol. in-8°.   3 fr. 50 c.

BRACHET , médecin de l'Hôtel-Dieu de Lyon , membre corres- pondant de la société de médecine et de la société d'émulation. — TRAITÉ DES CONVULSIONS CHEZ LES ENFANS, et sur les moyens d'y remédier. Paris , 1824. in-8.   6 f.

BROWN. — ÉLÉMENS DE MÉDECINE traduits de l'original latin avec des additions et des notes de l'auteur, d'après la tra- duction anglaise, et avec la table de Linche ; par Fouquier, doc- teur en médecine. Paris, 1805. in-8. br.   5 f. 50 c.

BULLIARD. — HERBIER DE LA FRANCE , dictionnaire de botanique ; histoire des champignons et des plantes vénéneuses et suspectes de la France. Paris, 1780 - 1793 ; 7 vol. in-fol. fig. coloriées. Il n'en reste plus que 20 exemplaires parfaitement complets. Cartonné à la Bradel.   350 f.
    Relié en basane , filet.   400 f.
    Et en feuilles.   300 f.

CABANIS. — RAPPORTS DU PHYSIQUE ET DU MORAL DE L'HOMME , 4ᵉ édition revue et augmentée de notes par E. Pa- riset , secrétaire perpétuel de l'Académie royale de médecine. Paris, 1824. 2 vol. in-8. imprimé sur papier fin satiné.   14 f.

Dans cet ouvrage , l'auteur a recherché , non point quelle était la nature du principe qui anime les corps vivans , mais bien de quelle manière agit ce principe pour produire la vie avec toutes ses consé- quences. Locke, Condillac et leurs disciples , ont prouvé que toutes nos idées sont le produit des sensations. Cabanis a montré comment les sensations produisent les idées ; il a dévoilé les rapports qui exis-

tent entre l'organisation physique de l'homme et ses facultés intellectuelles et morales.

Cet écrit est un des plus beaux morceaux de haute philosophie que
nous ayons.

CAPURON, professeur d'accouchemens. — COURS THEORI-
QUE ET PRATIQUE D'ACCOUCHEMENS, 4e édition, re-
vue, corrigée et augmentée. Paris, 1828.   8 f.

CATALOGUES ou description des cabinets de la Faculté de
médecine de Paris, publiés par MM. Thillaye, docteurs en médecine, et conservateurs de ses collections. (Premier catalogue),
matière médicale. Paris, 1829. Le premier volume a paru ; les
autres sont sous presse, et paraîtront successivement ; prix de
chaque, br.   6 f.

CAZENAVE et **SCHEDEL**, docteurs en médecine, anciens internes de l'hôpital St-Louis. — ABREGE PRATIQUE DES
MALADIES DE LA PEAU, d'après les auteurs les plus esti-
més ; et surtout d'après les documens puisés dans les leçons de
cliniques de M. le docteur BIETT, médecin de l'hôpital St-Louis,
Un fort vol. in-8., 2e édition, figures coloriées. Paris, 1833.
                                                         8 f.

Cet ouvrage est d'un grand secours à tous les praticiens éloignés
de la capitale qui ont besoin d'apprendre à bien connaître une des parties les plus interessantes de l'art, d'approfondir les régles relatives
au traitement des maladies cutanées, qui sont si nombreuses et si variées. On ne saurait étudier ces maladies avec fruit à l'aide d'une traduction plus ou moins fidèle de l'ouvrage de Batemann, qui n'est
lui-même qu'un traité incomplet, et qui renferme des erreurs. Le
prix du grand ouvrage de M. Alibert, est trop élevé pour être à la
portée de tout le monde. Il fallait donc un livre essentiellement pratique, qui, dépouillé de tous détails inutiles, présentât les faits d'u-
ne manière succincte, mais exacte d'après l'ordre le plus généralement
suivi. Ce sont ces conditions que réunit l'Abrégé pratique de MM CAZE-
NAVE et SCHEDEL. Ajouter que cet ouvrage est publié sous les auspices
de M. le docteur BIETT, c'est offrir au public toutes les garanties possibles.

CHASSAIGNAC (E), docteur en médecine, prosecteur de la
Faculté de médecine. — DE LA FRACTURE DU COL DU
FEMUR. Paris, 1835. in-8.   2 fr.

CHASSAIGNAC (E). — DE LA CIRCULATION VEINEUSE.
                                                         3 fr.

CHASSAIGNAC (E). — LE COEUR, LES ARTÈRES ET
LES VEINES.   3 fr.

CHEVALLIER, professeur adjoint à l'école de phar. de Paris,
membre de l'acad. royale de méd. des sciences de Bordeaux, des

société de chimie médicale et de pharmacie de Paris. — ART
DE PRÉPARER LES CHLORURES DÉSINFECTANS, les
chlorures de chaux, de potasse et de soude, suivi de détails sur
les moyens d'apprécier la valeur réelle de ces produits, sur
leur application aux arts, à l'hygiène publique, à la désinfec-
tion des ateliers, des salles des hôpitaux, des fosses d'aisance,
à la préparation de divers médicamens et an traitement de
diverses maladies, etc., etc.; terminé par des considérations
sur le chlore et sur son emploi dans diverses circonstances pour
combattre la phthisie. Paris, 1829. 6 f.

CHEVALLIER, professeur adjoint à l'école de pharmacie de
Paris. membre de l'académie royale de médecine, etc. et **IDT**,
pharmacien à Lyon.—MANUEL DU PHARMACIEN, ou pré-
cis élémentaire de pharmacie, etc. 2 forts vol. in-8. 2ᵉ édition,
considérablement augmentée. Paris, 1831. 14 f.
Les auteurs ont, dans cette édition, apporté tous les changemens
que nécessitaient les progrès des sciences pharmaceutiques. Pour répondre au désir des pharmaciens, ils y ont ajouté un très grand nombre de formules; sans adopter la nouvelle nomenclature pharmaceutique, ils ont fait connaître 1º la nomenclature de M. Chéreau et ses
modifications; 2º celle donnée tout récemment par M. Béral.
Tous les pharmaciens et médecins doivent lire avec attention cet
ouvrage utile pour la pratique. La clarté, la précision et l'abondance
des matières contenues dans son cadre font de cet ouvrage un excellent traité de pharmacie qui sera toujours consulté avec fruit.

CHEVALLIER, prof. à l'école de pharmacie, etc. **RICHARD**,
membre de l'institut, professeur d'histoire naturelle et de botanique à la Faculté de médecine de Paris; membre de l'académie royale de médecine, et **GUILLEMIN**, membre de la
Société d'histoire naturelle de Paris. — DICTIONNAIRE DES
DROGUES SIMPLES ET COMPOSÉES, ou Dictionnaire d'histoire naturelle médicale, de pharmacologie et de chimie pharmaceutique. Paris, 1827-1829. 5 vol. in-8. figures. 34 f.
Cet ouvrage réunit toutes les connaissances relatives à la pharmacie. La botanique, l'histoire naturelle, la chimie, y sont traités avec
le plus grand soin; la description des instrumens, des procédés est
succincte, mais faite avec clarté et précision; les formules, tirées des
meilleurs auteurs, y sont rapportées avec exactitude. Chaque produit est traité de la manière suivante: 1º sa nomenclature; 2º l'historique de sa découverte; 3º sa description; 4º son mode de préparation; 5º ses usages; 6º s'il est vénéneux, les moyens les plus propres
à le faire reconnaître; 7º les antidotes à lui opposer lors de son introduction dans l'économie animale; 8º les résultats des analyses faites
par les chimistes français et étrangers; 9º les doses auxquelles on administre ce produit employé comme agent thérapeutique.
D'après l'un des rédacteurs du *Journal de Chimie médicale*, M.
Robinet, *cet ouvrage est exécuté avec tant de zèle, qu'on trouve dans*

le corps des deux premiers volumes des faits dont la découverte date a peine de quelques jours.

CHEVALLIER et **JULIA DE FONTENELLE.** — TABLE DES MATIÈRES ET DES AUTEURS de la première série du Journal de Chimie Médicale, de Pharmacie et de Toxicologie; par MM. Béral, Chevallier, Dumas, Fée, Guibourt, Julia de Fontenelle, Lassaigne, Orfila, Pelletan, Pelouze, A. Richard et Robinet ; rédigée par MM. Chevallier et Julia de Fontenelle. 1 vol. in-8. Paris, 1836. Prix : 3 fr. 5o c.

CLOQUET (Jules), chirurgien en chef de la clinique de la Faculté, professeur à la Faculté de médecine. — MANUEL D'ANATOMIE DESCRIPTIVE DU CORPS HUMAIN, représentée en planches lithographiées. Paris, 1826-1831. 56 livrais. in-4. fig. noires. 140 f.
Fig. coloriées. 280 f.

M. Béchet a l'honneur de prévenir MM. les médecins et élèves qu'il vient d'acheter à M. J. Cloquet, prof. à la Faculté de médecine, etc., le restant de l'édition de son MANUEL D'ANATOMIE DESCRIP-TIVE en 56 livraisons in-4°, à des conditions qui lui permettent de fixer le prix de la livraison, figures noires, à 2 f. 5o c. au lieu de 3 f. 75 c. ; et les figures coloriées à 5 f. au lieu de 7.

Un grand nombre d'élèves lui ayant témoigné le désir de se procurer cet ouvrage par souscription en retirant une ou plusieurs livraisons par mois, il s'empresse de se rendre à leur vœu et de leur annoncer qu'une souscription vient d'être ouverte chez lui. MM. les élèves pourront se faire inscrire et retirer le nombre de livraisons qui leur conviendra.

CLOQUET (Jules). — MEMOIRE sur l'existence et la disposition des voies lacrymales dans les serpens. Paris., 1821. in-4. fig. br. 2 f.

CLOQUET (Jules). — MEMOIRE sur les FRACTURES par contrecoup de la MACHOIRE SUPÉRIEURE. Paris , 1820, in-8. fig. broc. 1 f. 5o c.
Le nom de M. Jules Cloquet devient si recommandable par ses travaux en anatomie, en physiologie, en chirurgie, qu'on ne saurait trop faire l'éloge des écrits qui sortent de sa plume.

CODEX MEDICAMENTARIUS (Voir aux articles *sous presse.*)

CODE PHARMACEUTIQUE, ou Pharmacopée française, rédigé en latin par MM. LEROUX, VAUQUELIN, DEYEUX, JUSSIEU, RICHARD, PERCY, HALLE, HENRI, VALLÉE, BOUILLON-LAGRANGE et CHERADAME; publié, conformément à l'ordonnance royale du 8 août 1816, par la Faculté de médecine de Paris, et traduit par A. J.-L. JOURDAN, docteur en médecine de la Faculté de médecine de Paris. Deuxième édition, revue, corrigée et augmentée d'un grand nombre de *Formules.* 1 vol. in-8.   7 fr.

COOPER (Astley). — OEUVRES CHIRURGICALES COM-
PLÈTES, traduites de l'anglais, avec des notes par E. CHASSAI-
GNAC, professeur agrégé à la Faculté de médecine de Paris,
et G. RICHELOT, docteur en médecine de la Faculté de Paris.
Les OEuvres chirurgicales de sir A. Cooper se composent de
quatre Traités généraux et d'un grand nombre de Mémoires sur plu-
sieurs des points les plus importans de la chirurgie, tels que les *ané-
vrysmes, les maladies des voies urinaires, les tumeurs, la surdité,* etc.
Les quatre Traités sont les suivans : —TRAITÉ DES LUXATIONS
ET DES FRACTURES DES ARTICULATIONS; TRAITÉ DES
HERNIES; TRAITÉ DES MALADIES DU TESTICULE; TRAITÉ
DES MALADIES DU SEIN. Paris. 1837, 1 fort vol. in8-. pr. 14 fr.

CRUVEILHIER, professeur d'anatomie à la Faculté de médecine de Paris. — TRAITÉ D'ANATOMIE DESCRIPTIVE. Pa-
ris, 1834 et 1836 4 forts vol. in-8.   24 f.

DE CANDOLE, professeur d'histoire naturelle, président de la
Société des arts de Genève. — PHYSIOLOGIE VÉGÉTALE,
ou exposition des forces des fonctions vitales des végétaux.
Paris, 1832, 3 vol. in-8.   20 f.

DELAVAUD. — PHYSIOLOGIE D'HIPPOCRATE, extraite de
ses œuvres. Paris, 1802. in-8.   5 f.

DESCHAMPS et DESMYTÈRE. — PRÉCIS ÉLÉMENTAIRE
DE BOTANIQUE, DE LA SAIGNÉE ET DE LA VACCINE,
à l'usage des sage-femmes et des officiers de santé. 1 vol. in-8.
Paris, 1837.   6 fr.

DE LA BERGE (Louis), docteur en médecine, agrégé à la Faculté de Médecine de Paris, chef de clinique médicale à la
même Faculté, professeur particulier de pathologie interne, et
MONNERET (Ed.) docteur en médecine de la Faculté de Paris,
professeur particulier d'hygiène appliquée. — COMPENDIUM
DE MÉDECINE PRATIQUE, ou exposé analytique et raisonné des travaux contenus dans les principaux traités de pathologie interne.
Le *Compendium de Médecine pratique* sera publié par livraisons de
160 pages de texte, format grand in-8, équivalant à 40 feuilles imprimées en caractères ordinaires, et de format in-8., c'est-à-dire 625
pages d'impression ordinaire.
Le prix de chaque Livraison, pour les souscripteurs, est fixé à 3 fr.
50 pour Paris, et 4 f. 50 franc de port par la poste pour les départemens. Les non-souscripteurs paieront chaque livraison 4 fr., et 5 fr.
franc de port par la poste. Cette augmentation n'aura lieu qu'à la
mise en vente de la 6e livraison. (Les 1re, 2e 3e et 4e sont en vente.)

DEZEIMERIS, docteur en médecine, bibliothécaire à la Faculté de médecine de Paris.—DICTIONNAIRE HISTORIQUE
DE LA MÉDECINE ANCIENNE ET MODERNE, ou Précis

de l'Histoire générale, technologique et littéraire de la Médecine; suivie de la Bibliographie médicale du XIXe siècle, et d'un Répertoire bibliographique par ordres de matières. 3 vol. in-8 de 800 pages.

Le texte est semblable à celui du Dictionnaire de médecine, et la Bibliographie imprimée sur deux colonnes est en plus petit caractère. Chaque vol. sera divisé en deux parties : la 1re, 2e, 3e, 4e 5e et 6e parties ont paru; les autres paraîtront de trois mois en trois mois, à partir du 1er septembre prochain sans aucune interruption. Le prix de chaque livraison est de 5 francs 50 c. pour les souscripteurs et de 6 fr. pour les non-souscripteurs.

Un choix judicieux parmi les milliers de noms d'auteurs qui surchargent la légende médicale, et qui sont bien loin de mériter tous les honneurs de la biographie; du tact, de la mesure et une juste sévérité dans l'esprit qui a présidé à l'exclusion de tous temps, ont pullulé davantage que les bons; des jugemens impartiaux, concis et pourtant complets sur les hommes et sur leurs travaux; enfin, une manière large dans les aperçus historiques sur les diverses branches de la science, telles sont les qualités qui le distinguent et qui placent ce dictionnaire au rang des meilleures publications de notre époque.

Cet ouvrage ne peut manquer d'obtenir un brillant succès : indispensable à tous les médecins qui veulent écrire, il deviendra bientôt nécessaire à ceux même qui se livrent exclusivement à la pratique de l'art. Peut-être même sera-ce à ces derniers qu'il rendra le plus de services : n'ayant que peu de temps à consacrer à leurs lectures, ils trouveront là tout ce qu'il leur importe de savoir sur les théories et les doctrines pensées et surtout un guide sûr pour les diriger dans le choix des livres qu'ils auront à consulter sur chaque maladie.

DEZEIMERIS (Jean-Eugène). — MÉMOIRE qui a partagé le prix du concours ouvert devant l'Académie royale de médecine, en exécution du testament Moreau de la Sarthe (Histoire de l'anatomie pathologique depuis 30 ans.) Paris, 1830. 1 vol. in-8.

4 f. 50 c

DICTIONNAIRE DE MÉDECINE,
En 21 vol. in-8,

Par MM. Adelon, professeur à la Faculté de médecine de Paris : Béclard, professeur d'anatomie à la même faculté; Biett, médecin à l'hôpital Saint-Louis pour les maladies cutanées; Breschet, chef des travaux anatomiques près la Faculté de médecine, chirurgien de l'Hôtel-Dieu; Chomel, professeur à la Faculté de médecine de Paris, médecin de l'hôpital de la Charité; H. Cloquet, professeur à la Faculté de médecine; J. Cloquet, agrégé près la Faculté de médecine, chirurgien de l'hôpital Saint-Louis; Coutanceau, professeur à l'hôpital-militaire du Val-de-Grace; Desormeaux, professeur d'accouchemens à la Faculté de médecine de Paris; Ferbus, médecin de l'hospice de Bicêtre, pour les aliénés; Georget, médecin adjoint de la maison de santé

de M. Esquirol, pour les aliénés ; Guersent, médecin de l'hôpital des enfans ; Lagneau, docteur-médecin ; Landré-Beauvais,
doyen de la Faculté de médecine de Paris ; Marc, médecin lé-
giste ; Marjolin, professeur à la Faculté de médecine, chirurgien en chef de l'hôpital Beaujon ; Murat, chirurgien en chef
de l'hospice de Bicêtre ; Ollivier (d'Angers), docteur en médecine ; Orfila, professeur de chimie à la Faculté de médecine,
Pelletier, professeur à l'école de pharmacie ; Raige-Delorme,
docteur en médecine ; Rayer, docteur en médecine ; Richard,
professeur de botanique et agrégé près la Faculté de médecine ;
Rochoux, agrégé près la Faculté de médecine ; Rostan, professeur de médecine clinique, médecin de l'hospice de la Salpé-
trière ; Roux, professeur de pathologie externe à la Faculté de
médecine, chirurgien de l'hôpital de la Charité ; et Rullier,
agrégé près la Faculté de médecine de Paris, médecin de l'hôpital de la Charité, etc. Paris. 1821-1828. Prix br.   136 f. 50 c.

DICTIONNAIRE DE MÉDECINE,

Ou répertoire général des sciences médicales considérées sous les
rapports théorique et pratique ;

Par MM. Adelon, Béclard, Biett, Blache, Breschet, Calmeil,
Cazenave, Chomel, H. Cloquet, J. Cloquet, Coutanceau,
Dalmas, Dance, Desormeaux, Dezeimeris, P. Dubois, Ferrus,
Georget, Gerdy, Guersent, Itard, Lagneau, Landré-Beau-
vais, Laugier, Littré, Louis, Marc, Marjolin, Murat, Olli-
vier d'Angers, Orfila, Oudet, Pelletier, Pravaz, Raige-Delorme,
Reynaud, Richard, Rochoux, Rostan, Roux, Rullier, Soubeiran,
Trousseau, Velpeau, Villermé. 2e édition *entièrement re-
fondue.*

Conditions de la souscription.

Cette seconde édition du Dictionnaire de Médecine, en raison des
additions faites aux articles de médecine et de chirurgie pratique et
des parties toutes nouvelles qui y seront traitées, et particulièrement de la Bibliographie, se composera de 25 volumes. Les volumes
de 560 à 600 pages chacun, seront publiés au nombre de cinq par
année.

Le prix pour les souscripteurs est fixé à 6 fr. pour Paris, et 8 fr.
franc de port par la poste, pour les départemens — Les non-souscripteurs paieront chaque volume 8 fr., et 10 fr. par la poste.

Cette augmentation aura lieu incessamment.

Les 15 premiers volumes sont en vente.

DUBOIS (P.), professeur de clinique d'accouchemens à la Fa-
culté de médecine de Paris, professeur et chirurgien en chef à
l'hospice de la Maternité, etc — TRAITÉ DE L'ART DES
ACCOUCHEMENS, DES MALADIES DES FEMMES EN
COUCHES ET DES ENFANS NOUVEAUX-NÉS. 4 vol. in-8.
(*Sous presse.*)

(*Chaque traité se vendra séparément.*)

DUMAS, de l'Académie royale des sciences, de l'Institut de France, professeur de chimie à la Faculté des sciences, de l'Académie de Paris, à l'Ecole polytechnique; professeur fondateur à l'école centrale des arts et manufactures, etc.

— TRAITÉ DE CHIMIE APPLIQUÉE AUX ARTS. Cet ouvrage formera 6 vol. in-8 de 700 à 800 pages; chaque volume sera accompagné d'un atlas de pl. in-4 gravées en taille-douce, au nombre de 14 à 16.

Les tomes I, II, III, IV et V sont en vente; le VIe est sous presse. Prix de chaque volume. 9 f.
et de chaque atlas. 3 fr. 50 c.

Cet ouvrage, dont on a déjà publié deux traductions en Allemagne, est destiné à exercer une grande influence sur l'éducation industrielle. Il est fait avec conscience et scrupule. L'auteur cherche à réunir l'exactitude, la clarté et la profondeur. Il réussit presque toujours quand il cherche à populariser les idées les plus élevées, et qu'il veut en montrer l'application aux phénomènes les plus communs de l'industrie.

Le premier volume renferme un précis de philosophie chimique; l'histoire des corps non métalliques et de leurs combinaisons. On y remarque l'extraction du soufre, la fabrication des principaux acides. Le volume est terminé par l'histoire détaillée des combustibles et la description des appareils d'éclairage.

Le second volume renferme l'histoire des alcalis, celle des terres et celle de leurs combinaisons. Les applications qui en découlent sont fort nombreuses. Ainsi la préparation de l'alun, du sel marin, du nitre, de la soude, forment des chapitres étendus et tout-à-fait neufs. Il en est de même de la fabrication des mortiers, de celle de la poudre qui offrent des détails tout-à-fait nouveaux, et un ensemble de discussion qui ne se retrouve nulle autre part.

Les 3e et 4e volumes comprennent l'histoire de tous les métaux, celle de leurs combinaisons, et une foule de recettes d'analyses applicables aux matières de l'industrie. Les articles bronze, laiton, étamage, essais d'argent, et l'article fer surtout seront remarqués par les idées qui s'y trouvent énoncées. Jamais on n'a réuni, groupé, discuté autant de faits et d'idées relativement à chacun des métaux. Le 5e traite de la chimie organique.

L'auteur a rendu un service immense en cherchant à populariser la méthode d'analyse courante. On ne peut que l'engager à persévérer dans cette voie.

FODÉRÉ, professeur à la Faculté de médecine de Strasbourg.—
RECHERCHES SUR LA NATURE DES FIEVRES A PERIODES. 1 vol. in-8. 3 f.

FOUQUET, professeur à la Faculté de médecine de Montpellier.
—ESSAI SUR LE POULS. Nouvelle édition. Montpellier, 1818. in-8. fig. br. 4 f. 50 c.

FOUQUET. — ESSAI SUR LES VESICATOIRES. Nouvelle édition. Montpellier, 1818. in-8. fig. br.   1 f. 50 c.

FRANK. — DE CURANDIS HOMINUM MORBIS EPITOME ; Mediolani, 8 vol. in-8.   27 f.

FRANK. — DE CURANDIS HOMINUM MORBIS EPITOME, Libri VI. De Retentionibus. Viennæ, 1820.

Ce volume est le complément de l'*Epitome* de Frank, édition d'Allemagne, et se vend séparément   9 f.

GEORGET. — EXAMEN MEDICAL DES PROCÈS CRIMINELS de Léger, Feldtmann, Lecouffe, Papavoine, etc., dont l'aliénation mentale a été alléguée comme moyen de défense. Paris, 1825. in-8.   3 fr. 50 c.

GERDY, professeur de pathologie externe à la Faculté de médecine de Paris, chirurgien à l'hôpital Saint-Louis ; —ANATOMIE des FORMES EXTERIEURES à l'usage des peintres, sculpteurs et dessinateurs, 1 vol. in-8. accompagné de trois planches au trait, plus un atlas grand in-fol. Paris, 1829. 10 fr.

L'ouvrage de Gerdy donne successivement la description des formes extérieures et leur explication anatomique ; l'exposition des différences que présentent ces formes suivant les âges, les sexes, les tempéramens, les climats, le repos, les mouvemens ou les passions qui les modifient; enfin la description des os et de leurs articulations, des muscles, des veines superficielles, du tissu cellulaire sous-cutané, des quelques autres parties qui font saillie à l'extérieur, et de la peau qui les enveloppe toutes. Cet excellent traité n'est pas seulement utile aux artistes qui se livrent à la peinture et la sculpture, mais il renferme encore une foule de documens précieux qui intéressent directement les médecins praticiens et les étudians qui s'occupent soit d'anatomie, soit de chirurgie.

GERDY, professeur de pathologie externe à la Faculté de médecine de Paris. — RECHERCHES, discussions et propositions d'anatomie, de physiologie, de pathologie, etc., sur la langue, le cœur et l'anatomie des régions, etc. Paris, 1823. in-4. fig. 3 f. 50

Offrir aux médecins, aux savans, aux philosophes, des remarques pleines d'intérêt sur des points extrêmement variés, qui attestent les connaissances multipliées de l'auteur ; renfermer dans le cadre étroit d'une dissertation un mémoire sur l'alphabet des différentes nations ; considérées sous les rapports physiologiques et philosophiques ; un tableau complet de toutes les connaissances humaines, rangées d'après une base nouvelle de classifications; une description exacte de la structure du cœur, et de la langue de l'homme et des animaux; une esquisse de l'anatomie des régions; une nouvelle exposition de la circulation du sang ; un système de nosologie fondée sur des vues nouvelles : tel est le but qui se trouve rempli dans cet ouvrage.

GERDY, prof. à la faculté de méd. de Paris. — DES POLYPES ET DE LEUR TRAITEMENT, etc. Paris, 1833. in-8. br. 3 f. 50 c.

GIRARD. — NOTICE sur la maladie qui règne épizootiquement sur les chevaux. 3ᵉ édition. Paris, 1825, in-8.   1 f. 5o c.

GIRARD, directeur de l'école royale vétérinaire d'Alfort. — TRAITÉ DE L'AGE DU CHEVAL ; 3ᵉ édition publiée avec de grands changemens, et augmentée de l'âge du *Bœuf*, du *Mouton*, du *Chien* et du *Cochon*. Paris, 1834. 1 vol. in-8 orné de quatre planches gravées sur acier, prix :   3 f. 5o c.

GUIDE DES JURYS MEDICAUX, Lois, Arrêtés du gouvernement, Ordonnances royales, Arrêtés et Circulaires ministériels relatifs aux médecins, officiers de santé, pharmaciens, sages-femmes, herboristes et droguistes, etc. 1 vol. in-18. Paris, 1836.
       1 fr. 5o c.

HEURTELOUP. — LITHOTRIPSIE, Mémoires sur la lithotripsie par percussion, et sur l'instrument appelé percuteur courbe à marteau, deuxième édition, Paris, 1833, in-8 avec pl.   3 f.

HODGSON. — TRAITE des maladies des ARTERES et des VEINES, traduit de l'anglais et augmenté d'un grand nombre de notes par M. G. BRESCHET, chirurgien de l'Hôtel-Dieu, membre de l'acad. royale de méd., de l'institut de France, etc. Paris, 1819, 2 vol. in-8. br.   13 fr.

Cet ouvrage est du nombre de ceux que l'on rencontre dans toutes les bibliothèques, tant son importance a frappé les médecins et les chirurgiens qui ont voué une éternelle reconnaissance à l'auteur, dont le zele infatigable pour l'humanité et la science ne s'est jamais démenti.

Celui qui se trouve annoncé ici a été traduit de l'anglais par M. le professeur Breschet, et mérite d'être lu et d'être médité. Ce chirurgien distingué ne s'est pas contenté de faire une simple traduction, il y a ajouté des notes et un long article sur l'inflammation des veines. Enfin, dans l'appendice, au lieu des observations qu'avait mises M Hodgson et qui se trouvent maintenant placées dans les chapitres. auxquels elles appartient naturellement, M. Breschet l'a augmenté de plusieurs histoires d'opérations importantes pratiquées en Angleterre ou en Amérique, et dont la publication toute récente ne lui avait pas permis de les insérer dans le corps de l'ouvrage.

HUFELAND, docteur en médecine et professeur à l'université de Jena. — ART DE PROLONGER LA VIE HUMAINE, trad. sur la seconde et dernière édition allemande, 1 vol. in-8.   4 f.

JULIA-FONTENELLE, professeur de chimie médicale, commissaire-examinateur de la marine pour le service de santé, etc. — MANUEL DE CHIMIE MEDICALE à l'usage de MM. les élèves en médecine. 1 vol. in-12.   6 f. 5o c.

LALLEMAND, professeur de clinique chirurgicale à la Faculté de méd. de Montpellier, chirurgien en chef de l'hôpital civil et militaire de la même ville, etc., etc. — RECHERCHES ANA-

TOMICO PATHOLOGIQUES SUR L'ENCÉPHALE ET SES
DEPENDANCES, lettres, 1, 2, 3, 4, 5, 6, 7, 8 et 9. Paris,
1830, 1835, in-8. br.   27 f.
Les lettres 4, 5, 6, 7, 8 et 9 se vendent séparément chacune 3 f. 25 c.
La 9e lettre contient la table analytique des matières contenues
dans celles déjà publiées.)

**LALLEMAND. — DES PERTES SÉMINALES INVOLON-
TAIRES.** Paris, 1836, 1 vol. in-8.   4 f. 50 c.

LASSAIGNE (J.-L.), professeur de chimie à l'école royale vétérinaire d'Alfort, membre de la société de chimie et de pharmacie de Paris. —**ABRÉGÉ ÉLÉMENTAIRE DE CHIMIE,**
considérée comme science accessoire à l'étude de la médecine,
de la pharmacie et de l'histoire naturelle. DEUXIEME EDI-
TION, revue, corrigée et augmentée de la synonimie des corps
simples et de leurs composés les plus employés en médecine et
dans les arts chimiques Paris, 1836, 2 vol. in-8.   16 f.

Les deux volumes qui composent cet ouvrage mis à la portée des
élèves sont accompagnés d'un atlas de 7 grandes planches représentant les principaux appareils de chimie, et de 15 tableaux synoptiques
où sont figurés avec leurs couleurs naturelles, les précipités formés
par les réactifs dans les solutions des sels métalliques employés dans
la médecine et la pharmacie.

Ces tableaux rendus fidèlement pourront être consultés avec avantage dans plusieurs circonstances, ils retraceront toujours aux yeux
les teintes si variables et si difficiles à décrire qui se manifestent en
mettant ces corps en contact avec les réactifs ; ils représenteront à
tout moment, aux élèves, les effets dont ils auront été témoins dans
les cours qu'ils ont suivis, et pourront les guider dans les recherches
où il s'agirait de prononcer sur la nature d'une préparation métallique.

Dans cette nouvelle édition l'auteur s'est efforcé de réunir tous les
faits nouveaux et importans découverts depuis la première publication et d'offrir ainsi un résumé des acquisitions faites dans la scien
ce et de leurs applications à la médecine et aux arts.

Cet ouvrage, spécialement destiné aux jeunes gens qui commencent l'étude de la chimie, contient une exposition élémentaire de la
théorie atomique et du poids des atômes des corps simples ainsi que
ses notions, aussi étendues qu'il est possible de les donner dans un
cadre aussi resserré, sur *l'état naturel de chaque corps*, son *mode d'extraction*, ses *propriétés physiques et chimiques*, et sur *les composés
qu'il peut former* ainsi que sur *leurs caractères distinctifs* et *leurs usages*.

L'ouvrage est enfin terminé par l'exposé de quelques principes
analytiques, à l'aide desquels on peut reconnaître méthodiquement
la plupart des préparations chimiques usitées en médecine.

LATERRADE. — CODE DES PHARMACIENS, ou recueil des
édits, lois, ordonnances et réglemens concernant la pharmacie.
in-12. Paris, 1826.   2 f.

LISFRANC, chirurgien en chef de l'hospice de la Pitié, agrégé
à la Faculté de médecine, membre de l'académie royale de mé-

décine de Paris. — PRÉCIS DE MÉDECINE OPÉRATOIRE, 2 vol. in-8. avec un atlas. *Sous presse.*

LISFRANC. — DES RÉTRÉCISSEMENS DE L'URÈTRE. Paris 1824, in-8, br.   3 f. 5o c.

LONDE (Charles), docteur en médecine de la Faculté de Paris, membre de la Faculté de médecine pratique — GYMNASTI-QUE MÉDICALE, ou l'exercice appliqué aux organes de l'homme, d'après la loi de physiologie, de l'hygiène et de la thérapeutique, etc. Paris, 1821, in-8.   4 f. 5o c.

MANUEL (Nouveau) D'ANATOMIE DESCRIPTIVE, d'après les cours de MM. Béclard, Bérard, Blandin, Breschet, Cloquet, Cruveilhier, Gerdy, Lisfranc, Marjolin et Velpeau, etc.; nouvelle édition avec un précis d'Anatomie générale au niveau des travaux les plus récemment publiés sur cette science. 1 fort vol. in-18. Paris, 1837.   5 fr. 5o c.

MARIE DE SAINT-URSIN, docteur en médecine, ancien premier médecin de l'armée du Nord, et inspecteur-général du service de santé des armées.—MANUEL POPULAIRE DE SANTÉ à l'usage des personnes qui vivent à la campagne, ou instructions sommaires sur les maladies qui règnent le plus souvent et les moyens les plus simples de les traiter, suivies de potions chirurgicales et pharmaceutiques. 1 vol. in-8. Paris, 1818. 5 f. Cet ouvrage est suivi d'une Synonymie des anciennes mesures de capacité avec les nouvelles.

MAYGRIER, docteur en médecine de la Faculté de Paris, professeur d'anatomie, d'accouchemens, de maladies des femmes, etc. — NOUVELLES DÉMONSTRATIONS D'ACCOU-CHEMENS, avec des planches en taille-douce, accompagnées d'un texte raisonné, propre à en faciliter l'explication. 20 livraisons format in-fol.

Chaque livraison est ornée de quatre magnifiques planches gravées en taille-douce, formant un fort volume in-fol. Paris, 1827. Figures noires.   8o f.

— coloriées.   16o

Le même ouvrage en espagnol.   6o

Le portrait de l'auteur, qui est d'une parfaite ressemblance, se vend séparément.   2 f.

MÉMOIRES DE LA FACULTÉ DE MÉDECINE DE PARIS et de la Société établie dans son sein, comprenant les mémoires de MM. Laennec, sur les vers vésiculaires, et principalement sur ceux qui se trouvent dans le corps humain. — De Candole, recherches sur les ipécacuanhas.—Nysten, sur la contractilité.—Dupuytren, Cuvier, Richard, Baudelocque, Alphonse Leroy et Jadelot, Rapport sur un fœtus humain trouvé dans le mésentère d'un jeune homme de 14 ans. — Deyeux, analyse des eaux de Passy.—Nysten, sur la raideur cadavérique.—Bayle(G-L.),

sur l'œdème de la glotte ou angine laryngée œdémateuse.
Paris, 1812. 1 vol. in-4. 13 pl.   12 f.
MÉMOIRES ET PRIX DE L'ACADÉMIE ROYALE DE CHI-
RURGIE, nouvelle édit. entièrement conforme à l'éd. originale.
Elle se distingue des précédentes par les notes qui indiquent les
progrès de la science depuis la publication de l'ouvrage. On a donné
à celle que nous annonçons tous les soins possibles pour qu'elle soit
très correcte ; et pour rendre les recherches plus faciles, on a placé
à la fin du dernier volume une table alphabétique des noms des auteurs, ainsi qu'une table des matières qui sont traitées dans cette collection justement renommée.

« L'histoire si glorieuse pour la chirurgie, a dit M. le professeur
Richerand, est renfermée toute entière dans le recueil des Mémoires
et des prix de l'Académie royale de chirurgie, livre indispensable et
dont on ne saurait trop constamment méditer les diverses portions. »
Prix, br., 45 f. ; rel. en 10 vol.,   58 f.
MILLOT, bachelier-ès-sciences, membre du ci-devant collége et
académie royale de chirurgie de Montpellier et de Paris — ART
(l') DE PROCRÉER LES SEXES A VOLONTÉ, ou Histoire
physiologique de la génération humaine, etc. ; sixième édition
avec des notes additionnelles pour mettre cet ouvrage à la hauteur des connaissances modernes. Paris, 1828. 1 vol. in-8, orné
de 15 grav.   7 f.
MIQUEL, membre de l'Académie royale de médecine, des sociétés de médecine et de pharmacie de Paris, etc. — LETTRES à un
médecin de province sur la Doctrine de Broussais : 2e édit. Paris, 1826. in-8.   7 f. 50 c.
MOIROUD, prof. de matière médicale, dir. de l'école roy. vétérinaire de Toulouse. — TRAITÉ ÉLÉMENTAIRE DE MATIÈRE
MÉDICALE VÉTÉRINAIRE, suivi d'un formulaire pharmaceutique raisonné, etc. Un fort volume in-8. Paris, 1831.   8 f.
MONFALCON, médecin de l'Hôtel-Dieu de Lyon, membre du
conseil de salubrité du département du Rhône. — HISTOIRE
DES MARAIS, et des maladies causées par les émanations des
eaux stagnantes.

Ouvrage qui a obtenu le grand prix mis au concours par la
Société royale des sciences, etc. 2e édition, revue, corrigée et
considérablement augmentée. Paris, 1826. in-8.   7 f. 50 c.
MORGAGNI. — RECHERCHES ANATOMIQUES SUR LE
SIÈGE ET LES CAUSES DES MALADIES : précédées d'une
Notice sur la vie et les ouvrages de l'auteur, par TISSOT, trad.
du latin sur les édit. de Padoue et d'Yverdun, par DESOR-
MEAUX, professeur à la Faculté de méd. de Paris, membre
de l'ac. royale de méd., etc. et J.-P. DESTOUET, docteur de
la Faculté de méd. de Paris. Paris, 1821 à 1824. 16 v. in-8. 60 f.

Quoique cet ouvrage soit terminé, il est offert en souscription aux
personnes qui désirent se le procurer ; elles auront la facilité de

prendre un ou deux volumes par mois. La moitié du deuxième volume contient les tables de tout l'ouvrage.

Plus que jamais on est convaincu aujourd'hui que l'anatomie pathologique est non-seulement une science très-importante, mais encore d'une indispensable nécessité pour parvenir à la connaissance exacte des maladies. L'ouvrage que nous annonçons-ici est bien, sans contredit, le plus remarquable et le plus instructif, tant sous le rapport des nombreuses observations qu'il contient, qu'à cause de la sagacité de jugement de l'auteur, de son immense érudition, et des grandes difficultés vaincues. Peut-on former une bibliothèque de médecine, sans y mettre Morgagni?

MM. Desormeaux et Destouet ont rendu par conséquent un très-grand service à la science en le traduisant en français. C'était le seul moyen d'en rendre la lecture et plus générale et plus profitable, car le style quelquefois diffus de Morgagni ajoute encore à l'espèce de fatigue qu'il y a toujours à lire un livre écrit en latin, et en rend l'intelligence très-difficile.

ORFILA, doyen et professeur à la Faculté de médecine de Paris, membre du conseil royal de l'instr. publique, du conseil gén. du dép. de la Seine, du conseil général des hospices, etc. — TRAITÉ DE MÉDECINE LÉGALE. 3ᵉ édit., revue, corrigée et considérablement augmentée, suivi du TRAITÉ DES EXHUMATIONS JURIDIQUES. Paris, 1836. 4 forts vol. in-8. et atlas composé de 26 planches dont sept coloriées.   33 f.

Nota. Le 3ᵉ vol. contient les poisons, et le 4ᵉ les exhumations juridiques. Les trois premiers volumes avec l'atlas se vendent séparément.   24 f.

Le quatrième seul.   12 f.

Sans attacher beaucoup d'importance aux diverses classifications proposées jusqu'à ce jour pour décrire les objets dont se compose l'étude de la médecine légale, M. le professeur Orfila, dans l'ouvrage remarquable qu'il vient de publier, s'est contenté de nous donner une solution complète des diverses questions médico-légales dont le recueil forme en entier une science devenue si importante aujourd'hui.

Après avoir indiqué d'une manière générale les règles qui doivent servir de bases à la rédaction des rapports, des certificats et des consultations médico-légales, ainsi que les parties qui composent chacun de ces actes, il traite successivement des âges dans les diverses périodes de la vie, de l'identité, de la défloration, du viol, du mariage, de la grossesse, de l'accouchement, des naissances tardives et précoces, de la superfétation, de l'infanticide, de l'avortement, de l'exposition, de la substitution, de la suppression et de la supposition de part, de la viabilité du fœtus, de la paternité et de la maternité, des maladies simulées, imputées, des qualités intellectuelles et morales, de la mort, de la survie, de l'asphyxie, des blessures et de l'empoisonnement, de la fausse monnaie.

ORFILA. — SECOURS à DONNER aux PERSONNES EMPOI-

SONNEES , ou asphyxiées. 5e, édit., corrigée et augmentée. Paris, 1830. in-12. br. 3 f. 5o.

ORFILA , doyen et professeur à la Faculté de méd. de Paris, etc. — PORTRAIT , sur grand papier. 2 f.

PETIT (J.-Louis.) — TRAITÉ DES MALADIES CHIRURGI- CALES ET DES OPÉRATIONS qui leur conviennent. Paris, 1790. 3 vol. in-8. avec 90 fig. br. 15 f.

PETIT (Marc-Antoine) , docteur en médecine de la ci-devant université de Montpellier, ancien chirurgien en chef de l'Hôtel- Dieu de Lyon. — COLLECTION D'OBSERVATIONS CLINI- QUES. Lyon, 1815, iu-8. br. 6 f.

PEYRILHE. — HISTOIRE de la CHIRURGIE depuis son ori- gine jusqu'à nos jours. Paris , 1780 , in-4. br. 10 f.

PLAN D'ÉTUDES MÉDICALES , ou Guide de l'élève en mé- decine, contenant des renseignemens sur les formalités à remplir, sur les cours, les hôpitaux, l'internat aux écoles pratiques, la di- rection à donner aux études depuis la première inscription jus- qu'au grade de docteur en médecine ou en chirurgie, une notice bibliographique, etc., etc. par M. M***, docteur en médecine, ancien interne des hôpitaux. Paris , 1834. in-18. 2 f.

PORTAL. — OBSERVATIONS sur la nature et le traitement des maladies du foie. Paris. 1813. in-4. 10 f.
L'ouvrage de M. le professeur Portal , relatif à ce sujet , ne pouvait plus servir de guide pour le traitement des personnes empoisonnées ou asphyxiées. Il appartenait à M. Orfila de le reproduire en le met- tant au niveau des connaissances actuelles d'après les progrès de la chimie moderne. Le plus heureux succès en a couronné l'entreprise , et nous ne saurions trop en recommander l'usage à tous les médecins, chirurgiens, pharmaciens et autres personnes qui se trouvent appe- lées par leurs fonctions administratives à secourir les malades.

PROUT (W.) — TRAITE DE LA GRAVELLE , du calcul vési- cal et des autres maladies qui se rattachent à un dérangement des fonctions des organes urinaires ; trad. de l'anglais avec des notes , par MOURGUES. Paris , 1822. in-8. fig. br. 5 f.

PUJOL.— OEUVRES DIVERSES DE MÉDECINE-PRATIQUE, avec des additions , par M. F. G. BOISSEAU. Paris , 1823. 4 vol. in-8. 15 f.

RENAULT., professeur à l'Ecole royale d'Alfort. — TRAITÉ RAISONNE DU JAVART CARTILAGINEUX. Paris, 1831. 1 vol. in-8. fig. 3 f. 5o c.

RICHARD, professeur d'hist. nat. médicale, à la Faculté de méd. de Paris, membre de l'Institut, de l'Acad. royale de méd. des sociétés philomatiques et d'hist. nat. — DICTIONNAIRE ELEMENTAIRE ET RAISONNE DES TERMES DE BOTA-

NIQUE, contenant l'étymologie et la définition de tous les termes employés pour désigner les divers organes des végétaux, leurs modifications, leurs fonctions et leurs maladies, avec l'indication des mots qui doivent être préférés ou rejetés. 1 vol. in-8.°, à 2 colonnes, d'environ 40 feuilles. *Sous presse.*

La botanique est peut-être de toutes les sciences naturelles, celle où le besoin d'un dictionnaire explicatif des termes qui composent son langage, se fasse le plus vivement sentir. Il est peu de sciences en effet où les termes techniques soient plus multipliés, et aient autant varié suivant les opinions théoriques, quelquefois même suivant le caprice des auteurs qui ont écrit sur cette partie de l'histoire naturelle. Pendant plusieurs années, M. Richard s'est occupé de réunir les matériaux de cet ouvrage, et pour lui donner un degré d'utilité qui manque à tous les autres livres du même genre, il aura le soin, non seulement de donner une définition exacte de tous les mots qui ont été proposés par les divers auteurs, mais il assignera ceux qui doivent être préférés pour désigner chaque organe, soit à cause de leur antériorité, soit à cause de leur euphonie ou leur précision, en présentant les autres comme des simples synonymes. Ce travail long et difficile aura l'avantage de mettre sous les yeux du lecteur tous les noms par lesquels un même organe aura été désigné par les différens auteurs.

Sous Presse.

RICHARD (Achille), professeur. — **ELEMENS d'HISTOIRE NATURELLE MÉDICALE**, contenant la description, l'histoire et les propriétés des alimens, des médicamens et des poisons tirés des règnes végétal et animal, la description et la figure des vers intestinaux de l'homme ; précédé d'une classification générale des êtres de la nature. 2 forts vol. in-8, crné de huit planches dont trois coloriées. Paris, 1831.   18 f.

La première édition de cet ouvrage a paru sous le titre de *Botanique médicale*. L'auteur, dans cette seconde édition, a tellement modifié son plan primitif, qu'il a cru devoir en changer le titre et substituer au premier celui d'Elémens d'histoire naturelle médicale. En effet, cette deuxième édition renferme des considérations générales sur l'histoire naturelle, la classification générale des corps que cette science embrasse, et les caractères des classes établies dans le règne animal. La première partie est consacrée à la zoologie médicale, la deuxième à la botanique. Dans la première, l'auteur expose les caractères généraux des animaux observés dans toutes leurs modifications et passe ensuite à l'histoire spéciale de ceux qui fournissent quelque produit utile à la médecine, à l'économie domestique ou aux arts. Cette partie est terminée par l'histoire et la description des vers intestinaux de l'homme. La deuxième partie comprend la botanique médicale proprement dite, c'est-à-dire la description détaillée et les usages de tous les végétaux employés à titre de médicamens, d'alimens, ou de poisons.

Cette deuxième édition, singulièrement améliorée, ne peut man-

quer de continuer à être le manuel indispensable de tous les élèves
en médecine et en pharmacie, qui veulent acquérir des notions exactes
sur l'une des branches de leurs études.

RICHARD (Achille), professeur de botanique et d'histoire naturelle médicale, à la Faculté de médecine de Paris, membre de
l'Institut, de l'Académie royale de médecine, des sociétés philo-
matique et d'hist. nat.—PRÉCIS ÉLÉMENTAIRE DE MINÉ-
RALOGIE , contenant des notions générales sur la Minéralogie
et la description de toutes les espèces employées dans les arts et
particulièrement la médecine. Paris, 1835, in-8. fig.   6 f.

RICHARD , professeur de botanique à la Faculté de Médecine
de Paris, etc.— FORMULAIRE de POCHE. 6.ᵉ édition , augmentée d'un grand nombre de formules nouvelles et des substances alcalines végétales , telles que la quinine, la morphine,
l'émétine, la strychnine, l'iode , etc., et d'un tableau de tous
les contre-poisons en général, des préparations et de l'emploi de plusieurs nouveaux médicamens. Paris, 1834. 1 vol.
in-52. Imprimé sur papier vélin. 2 f. 50 c

D'après toutes les réformes introduites depuis plusieurs années
dans l'administration des médicamens , nous ne devons plus attacher
autant d'importance aux formulaires qui se distinguent par le nombre
des recettes. Le petit ouvrage de M. Richard , à l'abri de ce reproche,
n'offre réellement au médecin qu'un tableau bien coordonné des formules les plus accréditées par l'expérience est dont l'usage est presque
devenu spécifique.

RICHARD , professeur de botanique , etc. — HISTOIRE NA-
TURELLE et MÉDICALE des différentes espèces d'ipécacuanha du commerce. 1 vol. in-4. fig.   3 f. 50 c.

RICHARD , membre de l'institut , professeur de botanique et
d'histoire naturelle médicale à la Faculté de médecine de Paris.
— NOUVEAUX ELEMENS DE BOTANIQUE ET DE PHY-
SIOLOGIE VÉGÉTALE. 5ᵉ édit. revue, corrigée et augmentée
des caractères des familles naturelles des plantes , ornée de 166
planches intercallées dans le texte , représentant les principales
modifications des organes des végétaux, etc. Paris, 1833. Un
fort vol. in-8. papier satiné. — OUVRAGE ADOPTÉ PAR LE CONSEIL
ROYAL DE L'INSTRUCTION PUBLIQUE POUR L'ENSEIGNEMENT DANS
TOUS LES ÉTABLISSEMENS DE L'UNIVERSITÉ.   9 fr.

M. Richard s'est efforcé de simplifier les élémens de la botanique ;
il en a élagué les vaines hypothèses et les détails fastidieux. Comme
cet ouvrage est principalement destiné à ceux qui veulent se livrer à
l'art de guérir, l'auteur ne leur a présenté que les notions de cette
science qui leur étaient à-peu-près indispensables. Son travail consiste
1° dans la connaissance des organes des végétaux; 2° dans les modifications que peuvent éprouver ces organes; 3° dans le choix d'un système. Cette méthode simple et facile est la meilleure que l'on puisse
suivre; elle est le fruit de l'observation: employée pendant cinq ans
par M. Richard, à l'école-pratique, elle attirait un nombre con-

sidérable d'élèves. C'est le plus bel éloge que l'on en puisse faire.

RICHERAND (le baron), professeur à la Faculté de médecine de Paris, chirurgien en chef de l'hôpital St-Louis, chirurgien consultant du roi. — ERREURS (des) POPULAIRES relatives à la médecine. Paris, 1812, in-8. br.   6 f.

Quoique l'on ne croie pas aujourd'hui ni aux sorciers, ni à la vertu des amulettes, il est encore un très grand nombre d'erreurs, de préjugés dont les gens du monde, et peut-être aussi quelques médecins, ont de la peine à se défaire, et qui ne sont pas seulement ridicules, mais presque toujours plus ou moins dangereux.

Il appartenait à un médecin éclairé, à un véritable philosophe, et surtout à un écrivain aussi sévère qu'élégant, de combattre ces hypothèses absurdes qui, reçues et transmises d'âge en âge, finissent par acquérir un certain degré d'autorité, et deviennent funestes à l'humanité.

RICHERAND, professeur, etc. — HISTOIRE DE PROGRÈS RÉCENS DE LA CHIRURGIE. Paris, 1825. in-8. br.   6 f.

RICHERAND. — HISTOIRE D'UNE RÉSECTION DES COTES ET DE LA PLEVRE. Paris, 1818. in-8.   1 f. 50 c.

Cette opération, la plus hardie peut-être qui ait jamais été pratiquée, dont les fastes de l'art n'offrent aucun exemple, et qui a été suivie d'un succès complet, est un beau témoignage en faveur de la supériorité de la chirurgie française, et fait preuve, non-seulement de l'habileté, mais encore du génie de celui qui l'a conçue et exécutée.

On lira donc avec le plus grand intérêt cette petite brochure, où l'auteur a émis quelques idées nouvelles sur le traitement de l'hydropisie du péricarde.

RICHERAND (le Baron), chirurgien en chef de l'hôpital Saint-Louis, etc. — NOUVEAUX ELEMENS DE PHYSIOLOGIE, revue, corrigée et augmentée par l'auteur, et par M. BERARD, professeur de Physiologie à la même Faculté. 3 vol. in-8.º 20 f.

Les *Nouveaux élémens de Physiologie* de M. le professeur Richerand ont acquis une célébrité trop grande et trop justement méritée pour avoir besoin des éloges obligés de toute réimpression nouvelle. Annoncer une DIXIÈME ÉDITION de cet ouvrage, n'est-ce pas d'ailleurs en proclamer le mérite? Cependant la physiologie a été enrichie, depuis plusieurs années, de découvertes nombreuses et importantes; le désir de faire connaître la plupart des travaux que les savans, tant français qu'étrangers, ont accomplis, a nécessité la création d'un troisième volume. Plusieurs théories anciennes, qui n'étaient plus en rapport avec les connaissances actuelles, ont été modifiées.

Voici, au reste, les principales additions qui ont été faites à l'ouvrage :

Le chapitre de la digestion renferme une description plus étendue des alimens, de la faim ; une analyse plus exacte de la salive, d'après MM. Tiedemann et Gmelin, Leuret et Lassaigne ; une histoire complète des sucs gastriques d'après les travaux des physiologistes précités et ceux de MM. Prout, Stevens, Bostock, etc., travaux d'après squels il est aujourd'hui permis d'expliquer les célèbres expériences de Spallanzani sur les digestions artificielles, et les résultats si variés des auteurs qui les ont répétées ; les recherches intéressantes de l'influence du pneumogastrique sur la chimification, faites par MM. Leuret et Lassaigne, Magendie, Milne Edwards, Vavasseur, Clarke, Brodie, Sédillot, Fourcade; quelques additions au mécanisme du vomissement, d'après MM Graves et Stoskel, Béclard, Gerdy, etc.

Le chapitre de l'absorption a été entièrement reDndu; il comprend l'historique de cette fonction, la description des diverses espèces d'absorption soit normales, soit éventuelles, la Aéorie de M. Dutrochet sur l'endosmose, l'opinion de M. Tiedemann.

RICHERAND (le Baron), chirurgien en chef de l'hôpital Saint-Louis, professeur à la Faculté de médecine de Paris.—DES OFFICERS DE SANTÉ ET DES JURYS-MEDICAUX CHARGÉS DE LEUR RÉCEPTION. in-8.°, 1834.   1 f. 25 c.

RICHERAND. — DE LA POPULATION DANS SES RAPPORTS AVEC LA NATURE DES GOUVERNEMENS. Paris, 1837, 1 vol- in-8.   5 fr,

RIGOT, chef des travaux anatomiques à l'École vétérinaire d'Alford — ELEMENS DE BOTANIQUE MÉDICALE ET HYGIÉNIQUE à l'usage des élèves vétérinaires. Paeis, 1831. 1 vol. in-8.° br.   4 f.

RIGOT, professeur adjoint à l'Ecole vétérinaire d'Alfort. — TRAITE DES ARTICULATIONS DU CHEVAL. 1 v. in-8. Paris. 1837.   2 f. 50 c.

RISTELHUEBER — RAPPORTS ET CONSULTATIONS DE MEDECINE LEGALE. Paris, 1821. in-8 br.   2 f. 50 c.

ROBERT, docteur en médecine, médecin en chef du Lycée impérial de Marseille. — ART DE PREVENIR LE CANCER AU SEIN CHEZ LES FEMMES qui touchent à leur époque critique ou qui peuvent craindre cette funeste maladie, à la suite d'un dépôt laiteux ou d'une contusion, etc. in-8.° br.   7 f.

ROCHOUX, docteur en médecine, médecin de l'hospice de la vieillesse (homme), agrégé à la Faculté de médecine de Paris, membre de l'Académie royale de méd. , etc — RECHERCHES SUR l'APOPLEXIE. 2e édition. revue, corrigée et considérablement augmentée. Paris, 1833.   7 f.

ROCHOUX. — RECHERCHES SUR LA FIEVRE JAUNE, et preuves de sa non-contagion dans les Antilles. Paris, 1822, in-8.°   6 f.

Pour pouvoir se former une idée exacte de l'ouvrage de M. le docteur Rochoux sur la fièvre jaune, les lecteurs doivent satisfaire complétement leur curiosité en lisant le rapport de MM. Duméril et Guersent fait à l'Académie royale de médecine.

La maladie dont il est traité dans cet ouvrage n'étant pas encore suffisamment éclairée, nous pouvons, en nous étayant de l'opinion de MM. les rapporteurs, avouer a juste titre que M. Rochoux est un des Médecins qui ont le plus approché du but. Les faits nombreux et survoibqe ése qu'il contient, contribueront en second lieu à mieux faire connaître l'une des épidémies désignées aux Antilles, sous le nom de fièvre jaune.

ROCHOUX.—RECHERCHES sur les différentes maladies qu'on appelle FIEVRE JAUNE, etc. Paris, 1828, 1 fort v. in-8.º 8 f.

ROEDERER ET WAGLER. — TRAITÉ DE LA MALADIE MUQUEUSE, mis au jour par WRISBERG ; trad. du latin par LEPRIEUR. Paris, 1816. in-8. br. 5 f.

ROSTAN, professeur de médecine clinique à la Faculté de méd. de Paris, etc.—COURS ÉLÉMENTAIRE d'HYGIÈNE, 2.e éd. revue, corrigée et augmentée. Paris, 1828, 2 vol. in-8.e 14 f.

La lecture de cet ouvrage peut être regardée comme une introduction nécessaire à l'étude de la pathologie. Elle peut aussi se recommander aux personnes qui, étrangères à la médecine, cherchent sagement dans les livres sur cette science, plutôt ces préceptes propres à les préserver des maladies, que des moyens pour s'en guérir ; aux personnes avides d'instruction qui veulent connaître l'influence des divers corps de la nature sur l'homme.

L'Ouvrage de M. Rostan se distingue autant par la profondeur et la justesse des pensées que par la grâce et l'élégance du style, de tous ceux qui on été publiés sur le même sujet, et qui laissaient depuis long-temps désirer qu'un médecin physiologiste et praticien à la fois s'en emparât de nouveau. Une nouvelle division, fondée sur la division même des fonctions de l'économie animale, présente sous le jour le plus naturel et le plus lumineux, les diverses modifications qu'éprouve l'exercice de chacune de ces fonctions, et les causes nombreuses de ces modifications.

L'auteur a su mettre à profit dans son ouvrage les savantes leçons de M. le professeur Hallé, et diminuer par là les regrets de ne pas posséder un ouvrage sur l'hygiène, que cet homme célèbre avait professé avec tant d'éclat.

ROSTAN, professeur de médecine clinique à la Faculté de médecine de Paris. — RECHERCHES SUR UNE MALADIE ENCORE PEU CONNUE, QUI A REÇU LE NOM DE RAMOLLISSEMENT DE CERVEAU. Paris, 1823, 2e éd. in-8.º br. 7 f.

ROSTAN, professeur de médecine clinique à la Faculté de médecine de Paris. — TRAITÉ ÉLÉMENTAIRE DE DIAGNOSTIC, DE PRONOSTIC, D'INDICATIONS THÉRAPEUTIQUES, OU COURS DE MÉDECINE CLINIQUE. 3 vol. in-8. 2e édit., revue, corrigée et augmentée. Paris, 1830. 23 f.

ROUSSEL. — SYSTÈME PHYSIQUE ET MORAL DE LA FEMME, suivi du système physique et moral de l'homme, et d'un fragment sur la sensibilité, etc., par Alibert. Sixième édition. Paris, 1801. in-8. fig. br.

Rien ne prouve mieux tout l'intérêt de cet ouvrage que la rapidité avec laquelle ses nombreuses éditions se sont épuisées.

En effet, ce sujet déjà si attrayant par lui-même, a été traité par le docteur Roussel avec toute la finesse d'esprit, toute la pénétration et toute la sensibilité qu'il exigeait ; et si les gouts, les passions, les mœurs et les habitudes de la femme y sont tracés avec une grâce infinie, la peinture physique et morale de l'homme ne laisse non plus rien à désirer sous le double rapport de la profondeur des pensées et de l'élégance du style.

RECUEIL DE MÉDECINE VÉTÉRINAIRE - PRATIQUE. — Voir à la fin du catalogue : articles journaux.

SABATIER-DUPUYTREN. — DE LA MÉDECINE OPÉRATOIRE; avec des additions et des notes, par L.-J. SANSON, chev. de la Lég.-d'Honn., doc. en chir. et agrégé près la Faculté de méd. de Paris, chir. de l'Hôtel-Dieu, etc., etc., et J.-L. BEGIN, doct. en chir., prof. de méd. opératoire à la Faculté de méd. de Strasbourg; NOUVELLE ÉDITION, augmentée de généralités sur les opérations et les pansemens, de l'anatomie chirurg. des parties, de l'indication des procédés récemment découverts, et enfin, de l'appréciation des méthodes et des procédés relatifs à chaque opération. Paris, 1832, 4 vol. in-8. 18 fr.

La médecine opératoire de Sabatier, ouvrage extrêmement recommandable, laissait, sous quelques points de vue, beaucoup à désirer. MM. Begin et Sanson, sous la direction du baron Dupuytren, en en donnant une nouvelle édition, ont pensé que des généralités sur les opérations et les pansemens seraient d'une grande utilité, non-seulement pour les élèves, mais encore pour les praticiens; en indiquant les nouveaux procédés, et l'emploi de ces procédés, ils ont placé cet ouvrage au niveau de la science, et l'ont rendu indispensable aux élèves, et en général à toutes les personnes qui s'occupent de l'art de guérir.

SANSON, docteur en chirurgie de la Faculté de Paris, chirurgien en second de l'Hôtel-Dieu, etc. — MOYENS DE PARVENIR à la VESSIE par le RECTUM, suivis d'un Mémoire sur la méthode d'extraire la pierre de la vessie urinaire; par A.-V. BERLINGHIERI, professeur de clinique chirurgicale à l'Université impériale et royale de Pise, etc. Paris, 1821, in-8.° fig. br. 3 f. 50 c.

SCARPA. — ADDITIONS AU TRAITÉ DE L'ANÉVRISME, trad. de l'italien par Ollivier. Paris, 1821. in-8. br. 1 f. 50 c.

SCARPA. — MEMORIA SULLA LEGATURA DELLE PRINCIPALI ARTERIE degli arti con una appendice all'opera sull'aneurisma. Pavia, 817, in-4.° 9 f.

SCUDAMORE. — TRAITÉ SUR LA NATURE ET LE TRAITEMENT DE LA GOUTTE ET DU RHUMATISME, traduit de l'anglais sur la dernière édition, augmenté d'un long mémoire sur l'emploi des bains de vapeurs dans les maladies goutteuses et rhumatismales, avec des planches représentant tous les appareils de l'hôpital Saint-Louis, etc. Paris, 1823. 2 vol. in-8. 12 f.

« La médecine, a dit Sydenham, ne fera des progrès qu'en recueillant l'histoire ou la description exacte et complète de toutes les maladies, en basant dessus une méthode fixe de traitement. » C'est en suivant ce précepte que Ch. Scudamore est parvenu à nous donner un Traité complet sur la nature et le traitement de la goutte rhumatique, renfermant des considérations générales sur l'état morbide des organes digestifs, des remarques sur le régime et des observations pratiques sur la gravelle. M. le docteur Goupil l'a augmenté d'une addition contenant les principes de la nouvelle doctrine médicale de M. le professeur Broussais sur la goutte. Tels sont les détails instructifs et utiles que contient l'ouvrage que nous annonçons et qui occupe le premier rang parmi les ouvrages en ce genre.

SPRENGEL.—INSTITUTIONES MEDICÆ. Mediolani, 1816. 11 vol. in-8. br. 35 f.

TAVEAU (O^{ie}). — HYGIÈNE DE LA BOUCHE, ou traité des soins qu'exigent l'entretien de la bouche et la conservation des dents, etc., etc. 4e édition. 1 vol. in.12, Paris, 1833. 3 f.

TOMMASINI, professeur de clinique interne à l'Université de Bologne. — EXPOSITION PRECISE DE LA NOUVELLE DOCTRINE MEDICALE ITALIENNE, ou considérations pathologico-pratiques sur l'inflammation et la fièvre continue. Traduit de l'italien par J.-T.-L. Paris, 1821. 1 vol. in-8. 5 f.

L'importance de la question qui occupe aujourd'hui le monde médical sur la nature de l'inflammation et l'essentialité des fièvres, rend cet ouvrage utile aux médecins qui suivent de bonne foi les progrès de la science médicale et qui s'efforcent d'en reculer les bornes par leurs recherches pratiques basées sur l'observation la plus rigoureuse et éclairées par les notices de l'anatomie pathologique.

TRÉBUCHET, avocat à la Cour royale de Paris. —CODE ADMINISTRATIF DES ÉTABLISSEMENS DANGEREUX, INSALUBRES OU INCOMMODES. Paris, 1832. 1 vol. in-8. 5 f.

TRÉBUCHET, avocat, ELOUIN, ancien magistrat, et E. LABAT, archiviste de la préfecture de police.—NOUVEAU DICTIONNAIRE DE POLICE, ou Recueil analytique et raisonné des Lois, Ordonnances, Réglemens et Instructions concernant la police judiciaire et administrative en France, précédé d'une introduction historique sur la police depuis son origine jusqu'à nos jours. Paris, 1835, 2 très-forts vol. in-8°. 14 fr.

TROUSSEL, docteur en médecine de la Faculté de Paris. — DES PREMIERS SECOURS à administrer dans les maladies et accidens qui menacent promptement la vie. etc. 1 v. in-12. 3 f. 50 c.

Ouvrage contenant l'indication précise des soins à donner dans les cas d'empoisonnement, de mort apparente, d'asphyxie, de coup de sang et d'apoplexie, de blessures, de plaies envenimées, d'hémorragies, de brûlures et de corps étrangers introduits dans les ouvertures naturelles, terminé par l'énumération des secours à donner dans quelques affections graves des femmes enceintes et des enfans nouveau-nés, et par l'indication de la conduite que doit tenir le médecin, quand il est appelé pour un cas de médecine légale.

TROUSSEAU, docteur en médecine, agrégé à la faculté de médecine de Paris, professeur de matière médicale et de thérapeutique. — PIDOUX, docteur en médecine, professeur de matière médicale et de thérapeutique. — TRAITÉ ÉLÉMENTAIRE DE THÉRAPEUTIQUE CLINIQUE ET DE MATIERE MÉDICALE. 2 forts vol. in-8;

Le premier, de plus de 700 pages, est en vente. Le second se composera de deux parties, ensemble de près de 1000 pages, dont la première est également en vente. La seconde, qui complétera l'ouvrage, est sous presse et paraîtra le 1er mai prochain. Prix de l'ouvrage complet : 18 fr. pour les souscripteurs, et 20 fr. pour ceux qui n'auront pas souscrit avant la mise en vente de la dernière partie du tome second.

Le prix du premier volume et de la première partie du tome second est de 14 fr.

VAN SWIETEN. — COMMENTARIA in Hermanni BOERHAVE APHORISMOS, DE COGNOSCENDIS ET CURANDIS MORBIS. Editio tertia. Paris, 1769, 5 vol. in-4°. br.   25 f.

VELPEAU. — EXPOSITION D'UN CAS REMARQUABLE DE MALADIE CANCEREUSE AVEC OBLITERATION DE L'AORTE, et réflexions en réponse aux explications données à ce sujet par M. Broussais. Paris, 1825. in-8. br.   2 f.

VIRAMOND. — ESSAI SUR LA FIEVRE BILEUSE-ADYNAMIQUE DES GRANDS ANIMAUX. Paris, 1824. in-8. br. 1 f.

VITET. — MEDECINE EXPECTANTE, contenant les maladies fébriles, les maladies inflammatoires et la matière médicale. Lyon, 1818. 6 vol. in-8.   36 f.

WENZEL (de), médecin oculiste.—MANUEL de l'OCULISTE, ou Dictionnaire ophthalmologique. Paris, 1818, 2 vol. in-3.°, avec 24 planches en taille-douce.   12 f.

WEST, docteur en médecine, ancien interne de première classe de hôpitaux de Paris, et de la Maison d'accouchement. — DES MALADIES INFLAMMATOIRES DES FEMMES EN COUCHES. Paris. 1824, in-8.°   2 f.

ZIMMERMANN, conseiller aulique et médecin de sa majesté britannique.—LA SOLITUDE CONSIDEREE RELATIVEMENT A L'ESPRIT ET AU COEUR. Ouvrage traduit de l'allemand par Mercier. 3e édition. Paris, 1817. 2 vol. in-12 br.   5 f.

MANUEL à l'usage des Aspirans au grade de bachelier es-sciences, conprenant toutes les parties exigées sur les mathématiques, la chimie, la botanique, la zoologie et la géologie; 1 vol. in-18°, de dix-huit à vingt feuilles d'impression, en caractère mignonne, avec planches au trait, etc.; par MM. Dorbigny, Garnot, Leblond et Rivière, docteurs es-sciences, etc., etc.

JOURNAUX DE MÉDECINE.

ET DES SCIENCES ACCESSOIRES (1836).

LE PRIX POUR L'ÉTRANGER EST LE DOUBLE DU PORT INDIQUÉ POUR LES DÉPARTEMENS.

Abonnement pour un an, à partir de janvier; 12 cahiers, par an.

ARCHIVES GÉNÉRALES DE MÉDECINE.

Ce journal, spécialement consacré à recueillir tous les travaux qui peuvent servir à l'avancement de la théorie et de la pratique de la médecine, paraît par cahiers de 8 à 9 feuilles d'impression, les premiers jours de chaque mois. Chacun des numéros est divisé en plusieurs sections; la première contient les *Mémoires originaux sur divers points de la Science*; dans la deuxième se trouvent les traductions ou extraits des *Travaux importans publiés à l'Etranger*. Les dernières sections, imprimées en caractère très-fin, contiennent la matière de 5 à 6 feuilles ordinaires au moins, elles sont consacrées à une *Revue générale* de tous les faits isolés intéressans à connaître, que peuvent offrir les divers Recueils, périodiques ou non, publiés en France comme à l'Etranger; aux *Bulletins des Sciences de l'Académie de Médecine, et de l'Académie des Sciences*, à la *Bibliographie* ou analyse et annonce des ouvrages publiés sur la médecine.

Le prix de l'abonnement est fixé à 20 f. par an, pour Paris, et 25 f. par la poste pour les départemens.—Les lettres, mémoires, observations, exemplaires d'ouvrages, devront être adressés franc de port, au bureau des *Archives générales de Médecine*, place de l'Ecole de Médecine, n. 4.

Les archives générales de médecine sont rédigées par la plupart des auteurs du dictionnaire de médecine en 25 volumes : MM. Adelon, A. Bérard, P. H. Bérard, Biett, Blache, Breschet, Calmeil, Al. Cazenave, Chomel, J. Cloquet, Dalmas, Dezeimeris, P. Dubois, Ferrus, Gerdy, Guérard, Guersent, Itard Lagneau, Littré, Louis, Marc, Marjolin, Murat, Ollivier, Oudet, Pelletier, Pravaz, Raige-Delorme, Reynaud, Richard, Rochoux, Rostan, Roux, Bullier, Soubeiran, Velpeau, Villermé.

Ce journal a recueilli depuis son origine et continue de recueillir les travaux les plus remarquables de la littérature médicale française, et donne la traduction ou l'extrait des travaux publiés dans les pays étrangers.

Pour donner une idée de ce journal, nous donnons ici le titre de quelques-uns des mémoires contenus dans les six premiers numéros de 1835 :

Mémoire sur l'emploi de l'eau froide comme anti-phlogistique dans le traitement des maladies chirurgicales; par BÉRARD jeune. — Remarques sur l'emploi du calomélas; par JOBERT. — Mémoire sur le diagnostic des fractures du col du fémur; par W. MURPHEY. — Mémoire sur la dysenterie épidémique de Maine-et-Loire, en 1834; par GUÉRATIN. — Leçons de clinique chirurg. sur les luxations de l'avant-bras, sur celles du bras, de la jambe et sur les fractures du genou, par le professeur GERDY. — Observations thérap. sur diverses névralgies, par MONDIERE. — Observ. de névralgie sus-orbitaire, traitée avec succès par l'incision et la cautérisation, suivie de quelques réflexions physiologico-pathologiques; par BELLINGERI. — Observ. et réflexions sur la péricardite rhumatismale; par HEYFELDER. — De la suppuration des vaisseaux lymphatiques de l'utérus à la suite de l'accouchement; par DUPLAY. — Recherches sur les épidémies de Grippe et en particulier sur l'épidémie qui a regné en 1833, à Paris; par G. RICHELOT. — Observ. propres à confirmer la doctrine de l'antagonisme nerveux de BELLINGERI. — Considér. sur les signes obscurs de la grossesse et sur ceux qui peuvent indiquer la mort du fœtus; par INGLEBY. — Observ. de ligatures des artères axillaires, cubitale et tibiale postérieure, avec quelques remarques sur les hémorrhagies traumatiques et leur traitement; par le prof. BÉRARD aîné. — Recherches sur la dysenterie; par THOMAS. — Observations diverses de clinique chirurgicale; par le prof. LALLEMAND. — Mém. sur plusieurs points de la respiration; par le prof. GERDY. — Observ. relatives à divers procédés opératoires employés contre des tumeurs érectiles; par le prof. LALLEMAND.—Observ. d'une oblitération complète de l'aorte abdominale, suivie de réflexions, recueillie dans le service de M. LOUIS. — Recherches sur les caractères cliniques de la salive, considérés comme moyen de diagnostic de quelques affections de l'estomac; par Al. DONNÉ. — Considér. sur les abcès du cou, suivies de quelques observations; par FRORIEP. — Mémoires sur les maladies du système lymphatique; par le professeur VELPEAU. — De la congestion atonique du cerveau et de son traitement par les moxa, par R. WADE.

La première série de ce Journal qui se compose de 30 volumes in-8, (dix années) et dont il ne reste qu'un petit nombre d'exemplaires est du prix de 250 fr. Chaque année séparément, 25 fr., excepté les années 1823, 1824, et 1825 qu'on ne peut détacher de la collection.

JOURNAL

DE

CHIMIE MÉDICALE, DE PHARMACIE, DE TOXICOLOGIE,

ET REVUE

DES NOUVELLES SCIENTIFIQUES NATIONALES ET ÉTRANGÈRES;

Par les membres de la société de chimie médicale; MM : BÉRAL, pharmacien, membre de la société de pharmacie de Paris; CHEVALLIER, professeur adjoint à l'École de pharmacie de Paris, membre de l'Académie royale de Médecine et du conseil de salubrité; DUMAS, de l'Académie royale des sciences, de l'institut de France, professeur de chimie à la Faculté des sciences de l'Académie de Paris, etc., etc; FÉE, professeur d'histoire naturelle médicale à la Faculté de Médecine de Strasbourg;

Guibourt, pharmacien, membre de l'Académie royale de Médecine, professeur à l'Ecole de pharmacie de Paris ; Julia de Fontenelle, professeur de chimie ; membre de la Commission Sanitaire du quartier de l'Ecole de Médecine, etc ; Lassaigne, professeur de chimie à l'Ecole royale vétérinaire d'Alfort : Orfila, professeur et doyen de la Faculté de Médecine de Paris, membre du conseil royal de l'instruction publique : Payen, chimiste manufacturier, membre du Comité des arts chimiques de la société d'encouragement : G. Pelletan, docteur en médecine: Pelouze, répétiteur à l'école polytechnique, etc.: Richard, professeur de botanique à la faculté de médecine de Paris ; Robinet, pharmacien, membre de l'Académie royale de médecine , etc.

DEUXIÈME SERIE, ANNÉE 1836.

CONDITIONS D'ABONNEMENT.

Le prix de l'abonnement du Journal est de 12 fr. 5o c. pour toute la France, et de 15 fr. pour l'étranger.

La première série de ce journal, qui a commencé en 1825, se compose de dix années, formant chacune un fort volume in-8, avec planches; le prix annuel était de 12 francs.

RECUEIL DE MEDECINE VETERINAIRE-PRATIQUE publié par MM. Girard, ancien directeur de l'Ecole royale vétérinaire d'Alfort, Vatel, ancien professeur , Yvart, directeur actuel de la même école; Grognier, Rainard, professeurs à l'Ecole vétérinaire de Lyon; Renault, professeur à l'école d'Alfort, Rigot, professeur-adjoint, et Moiroud, professeur et directeur de l'école royale vétérinaire de Toulouse, (*commencé en* 1824). Pour Paris, 13 fr. — les départemens, 14 fr. 5o c.

Les années 1824 à 1835, se vendent, chacune séparément, 10 f. , excepté les trois premières qu'on ne peut détacher des collections.

Sous presse pour paraître incessamment.

TRAITÉ de l'art des accouchemens , des maladies des femmes en couches et des enfans nouveau-nés, 4 vol. in-8; par M. P. DUBOIS, professeur de clinique d'accouchemens à la Faculté de médecine de Paris, professeur et chirurgien en chef à l'hospice de la Maternité. Chacun des traités se vendra séparément.

TRAITÉ DES MANIPULATIONS CHIMIQUES par M. PÉLIGOT, professeur à l'école centrale des arts et manufactures, 1 vol. in-8. fig.